Neurosurgical Treatments for Psychiatric Disorders

精神疾病的神经外科治疗

孙伯民　[美] 安东尼奥·德塞勒斯　主编

李殿友　金海燕　张陈诚　主译

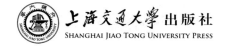

上海交通大学出版社
SHANGHAI JIAO TONG UNIVERSITY PRESS

内容提要

本书是基础神经科学和临床应用丰富知识的融合,既涉及大脑和行为相互作用,又针对性地介绍了临床上对传统手段疗效不佳的精神疾病患者的理性诊断和神经外科治疗。全书囊括了常见难治性精神疾病如强迫症、厌食症、药物成瘾、抑郁症、精神分裂症、攻击行为等的治疗方法,讨论了所采用的神经外科技术和临床证据,同时全面介绍了相关的机制研究。本书在回顾精神疾病神经外科治疗领域的历史、现状及相关伦理问题后,谨慎地鼓励临床医生考虑脑深部电刺激和毁损技术作为严重和难治性精神疾病的潜在疗法。本书内容可供神经病学、精神病学专业人员特别是神经外科临床医生及研究人员参考使用。

图书在版编目(CIP)数据

精神疾病的神经外科治疗/孙伯民,(美)安东尼奥·德塞勒斯主编;李殿友,金海燕,张陈诚主译. —上海:上海交通大学出版社,2019
ISBN 978-7-313-18042-1

Ⅰ.①精…　Ⅱ.①孙…②安…③李…④金…⑤张…　Ⅲ.①精神病-神经外科学-治疗学　Ⅳ.①R749

中国版本图书馆 CIP 数据核字(2017)第 203472 号

精神疾病的神经外科治疗

主　　编:孙伯民　〔美〕安东尼奥·德塞勒斯

出版发行:上海交通大学出版社

邮政编码:200030

印　　制:苏州市越洋印刷有限公司

开　　本:787mm×1092mm　1/16

字　　数:318 千字

版　　次:2019 年 1 月第 1 版

书　　号:ISBN 978-7-313-18042-1/R

定　　价:198.00 元

主　　译:李殿友　金海燕　张陈诚

地　　址:上海市番禺路 951 号

电　　话:021-64071208

经　　销:全国新华书店

印　　张:13.25

印　　次:2019 年 1 月第 1 次印刷

中文版序言

　　应用现代神经外科方法治疗精神疾病的历史已有一百二十余年,既往的发展过程中一直伴随着争议和曲折。近年来,随着临床精神病学、神经外科学、神经影像学以及立体定向技术的深入研究与发展,精神疾病的神经外科治疗又逐渐得到了国际精神医学界的广泛关注。目前美国食品药品管理局(U.S. Food and Drug Administration,FDA)已经批准脑深部电刺激(deep brain stimulation,DBS)应用于难治性强迫症的治疗和迷走神经刺激术(vagus nerve stimulation,VNS)应用于难治性抑郁症的治疗。但国内精神科同道对于该领域国际前沿进展的了解相对不足,为推动国内精神外科学事业的发展,2016 年 9 月 1 日第十四次全国精神医学年会(CSP)在国内精神医学界首次开设精神外科学专题会议,会议盛况空前,引发参会代表的强烈反响,得到了全国精神科同道的广泛赞誉,成为精神外科学事业在中国发展与普及的里程碑事件。

　　会议期间,《精神疾病的神经外科治疗》一书的主编孙伯民教授邀请我为该书题序,接到稿约后便利用工作之余认真通读了此书的英文版原著,感觉受益匪浅。孙教授是我国功能神经外科创始人许建平教授首批培养的功能神经外科医生之一,1994－1999 年赴美国洛杉矶加州大学医学中心神经外科,师从国际著名功能神经外科专家 De Salles 教授和 Engel 教授,进行功能神经外科基础研究与临床治疗训练。回国后率先采用 DBS 治疗难治性强迫症、神经性厌食症以及帕金森病等神经精神障碍,临床和科研成果得到了国际功能神经外界的高度评价。由孙教授联合多位功能神经外科领域世界顶级专家共同编写的该本学术专著,总结梳理了精神障碍的神经外科治疗的发展史,并从多个角度阐释了精神障碍相关的神经环路和突触连接,详尽描述了针对不同精神障碍的神经外科治疗术式,同时将精神外科治疗领域的国内外最新进展呈现给了读者。

孙教授在神经外科和精神科以及神经调控领域都有很高的学术造诣,取得了在国际上有影响的研究成果;近几年来,他已经培养了大量的功能神经外科学的医生和研究生,建立了很好的学术梯队,这必将对我国精神外科学事业的发展起到积极的推动作用。

本书的英文版本已经得到读者的广泛认可,我相信此书的中文版一定会受到国内广大读者的好评。书籍是人类进步的阶梯,希望通过书籍的推广,能够进一步促进我国精神疾病外科学治疗工作的蓬勃发展!

陆 林

北京大学第六医院院长

国家精神心理疾病临床医学研究中心主任

中国疾病预防控制中心精神卫生中心主任

2016 年 10 月

目　录

第1章
精神疾病的相关环路和突触连接

Jean-Jacques Lemaire

摘　要

　　揭秘支撑精神疾病的脑功能连接是临床神经科学的重要挑战。精神疾病的神经联接并未为人所熟知，这是因为面对"生物-医学-社会心理"概念的复杂性而极难开展实验研究。尽管人类还没有广泛认知如此复杂的问题，但可以总结人类、较高等级物种和啮齿类动物中已知的最主要的宏观或微观神经环路。受到神经生物学环路的规模和功能的启示，人们开始揭示执行-行为系统与精神疾病的解剖-功能关联，本章主要关注于精神病性症状、焦虑、情绪、物质滥用和记忆这些最常见的范畴。

1.1　神经生物学环路的网络规模和功能

　　分子和连接组的规模都能描述精神疾病涉及的环路功能。在分子层面上仍未被广泛掌握的神经元信息传递可分为两大类：①线性传递，依赖于突触、兴奋性神经递质如谷氨酸或抑制性神经递质如 γ-氨基丁酸（gamma-amino-butyric acid，GABA）及门控离子通道；②体积传递，依赖于胞外空间和脑脊液的神经调节因子如多巴胺和 5-羟色胺单胺环路，从而通过 G 蛋白偶联受体影响大量神经元。神经元可释放多种神经递质，快速传递如谷氨酸和 GABA，以及神经调质如多巴胺；中型多棘神经元多见于纹状体，包含 GABA 以及 P 物质或内啡肽。皮质内神经调质和神经递质受体的复杂分布使其难以用于分析分子信息传递的环路功能，特别是精神疾病。在微观水平，结构微解剖研究仍有赖于体外组织取样。通过轴突示踪已获得大量人类和其他物种微连接数据，但大规模外推仍然复杂。使用正电子扫描的分子成像能够活体探索神经元信号传导过程的成分，如多巴胺能神经递质。细胞内外信号传导的纳米级环路不属于本章目的，本章限于微环路，如神经元内连接。当前研究对基于生物分子的脑功能控制难题，应当在不久的将来有所帮助。另外，中观-宏观或毫米级连接组

J.-J. Lemaire（通信作者）
法国克莱蒙费朗奥弗涅大学影像引导临床神经科学和连接组学
e-mail：jjlemaire@chu-clermontferrand.fr

规模有赖脑功能分隔与灰质(gray matter，GM)分割；这相当接近功能解剖层面所述，当前用于临床诊断的环路组成规模，很可能适用于揭秘，至少部分揭秘精神疾病的病理生理学。近期光遗传学的发展为未来结合电与药理学调控技术，从而在神经环路核心精细调谐神经调控带来希望。扩散张量成像(diffusion tensor imaging，DTI)纤维束跟踪(fiber tracking，FT)实现了活体分析大脑宏观连接，探测连接皮质区域和深部 GM 区的白质(white matter，WM)结构。DTI 是一种快速磁共振成像(magnetic resonance imaging，MRI)序列，可以多方向连续探测水分子运动，通常为 6～20 个方向。在每个 MRI 体素分辨水分子运动的主要取向，经纤维束跟踪计算机处理后产生 MRI 体素数据全集，从而呈现 3D 彩色纤维。可以认为神经纤维(或轴突)束产生的 WM 组织各向异性解释了 DTI 的 FT 纤维分析结果。开拓性的神经解剖学家使用脑解剖样本硬化技术探究 WM 组织，引入术语 WM 束，后定义为微观可辨的神经纤维束。束和通路是指促进功能和系统的神经纤维束支：束或管是指纤维集，如促进运动系统的皮质脊髓束；通路或路径是指神经元链，如视觉通路。实际上，如 DTI 的 FT 所示，宏观 WM 束是结构性的，而束或通路与已知功能相关；这些术语经常混淆。随着近期活体分析功能连接和连接组的发展，搞清这些差异是重要的。连接组是指结构和功能的功能性连接，但这些仍无法同时研究，至少无法以同一技术研究，如功能 MRI(fMRI；静息和激活时)、3D 脑电图、分子成像和脑磁图探索功能；结构 MRI 是最精确的活体成像技术，用于探测大脑中微观和宏观结构。通过 DTI 探索精神疾病的宏观连接能促进对异常的理解。

填补精神外科微观和中观-宏观连接的空白至关重要并具有挑战性，正如我们无法掌握执行-行为系统的所有功能。所以，我们必须以宏观和微观方法处理病理学和相关环路：宏观环路解剖-功能组成的局部解剖学和微观环路的分子功能。执行-行为系统的生物化学神经调控和传递的丰富信息实现微观和宏观连接的整合，但远没有广泛掌握。在执行-行为系统环路中，参与犒赏和情感障碍的中脑边缘环路标志着涵盖的漫长通路，以及仍需覆盖的可观距离。中脑边缘系统大致反映了带有新皮质和过渡皮质的腹侧被盖区(ventral tegmental area，VTA)输出连接，如感觉运动皮质、内侧前额叶皮质和岛叶，边缘结构如伏隔核、中隔区、扣带和海马-杏仁复合体。VTA 投射至纹状体与 SN 致密部共同形成 VTA-黑质复合体。中脑边缘系统常称为犒赏系统是因为大部分神经元、多巴胺能(VTA A10 神经元)或 GABA，在信号传导显著事件时可修改其活动。谷氨酸神经元在异质性 GABA 能神经元的控制下激活 VTA 多巴胺能神经元，针对调节性中间神经元。多巴胺能神经元投射至苍白球和纹状体，并使用特异性多巴胺受体控制直接和间接通路。纹状体的 GABA 中型多棘神经元投射至苍白球外侧部和内侧部，并通过同时传递信息分别以内啡肽和 P 物质诱发电位：①直接通路正性强化行为，抑制苍白球内侧部，因而促使丘脑激活；②间接通路负性强化行为，抑制苍白球外侧部，因而激活丘脑底核(subthalamic nucleus，STN)从而抑制丘脑(见图 1.1)。胆碱能调节中间神经元出现在纹状体内，在前额基底大量存在，如苍白球、无名质、中隔、Broca斜角带、下丘脑外侧，特别是 90% Meynert 核为胆碱能，而啮齿类动物豆状袢核 50% 为胆碱能。

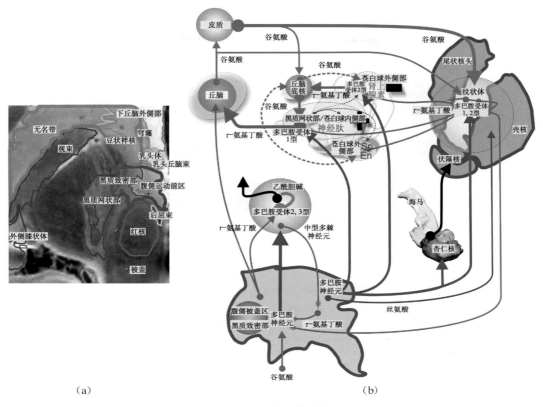

图 1.1　中脑边缘系统

（a）轴位高场 MRI 薄层与执行-行为系统解剖结构重叠，主要包含多巴胺（蓝色）或乙酰胆碱（橙色）神经元　（b）中脑边缘系统

1.2　执行-行为系统的解剖-功能关联

　　额叶、颞叶和边缘叶结合基底节、丘脑、下丘脑和中脑核上部是调节行为表型的主要结构，且和精神疾病完全或部分相关。小脑可通过小脑-丘脑-皮质-脑桥环路参与精神病性症状，在窝后部表现为小脑认知情感症状和其他认知情感障碍。支持精神疾病神经关联的核心系统是包含前额叶、扣带回以及包括边缘叶其余边缘系统的执行-行为系统（见图 1.2）。从临床经验来看，整个额叶可参与执行-行为系统，但需要谨慎解释，即便近期数据显示内侧运动皮质的辅助运动区可参与动作-监督系统，根据动作结果调整行为。功能成像应有助于分离额叶内支持执行-行为功能的功能。

　　执行-行为系统支持中所谓的"情感大脑"和"社会大脑"，这些概念来自 Broca 引入"边缘叶"术语的开创性工作、Papez 提出情感的皮质丘脑关联概念以及 MacLean 延伸 Papez 的内脏脑工作（见图 1.3）。虽然没有完全了解环路生理和病理生理学功能，但已经清楚这些结构的许多连接。

　　执行-行为系统组成被内囊的 WM 束广泛推到边上，分成两组：①内侧组，下丘脑、底丘脑、丘脑、尾状核头、伏隔核;②外侧组,海马-杏仁复合体、外侧纹状体(壳核与尾状核尾)、苍白球复合体、无名质、屏状核与岛叶。由弧形束划分的 GM 区域连接内侧组和外侧组:上部(背侧)系统、扣带回、海马、副海马(包括嗅区)、胼胝体下和前边缘下回、嗅束、终纹、穹隆和

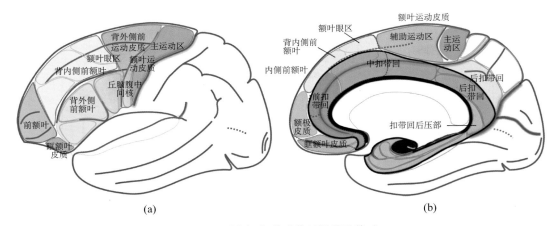

(a)   (b)

图 1.2   额叶、扣带功能区以及边缘叶

(a)示额叶和扣带回皮质分隔为功能区;额叶皮质分为运动和前额叶区域。运动皮质由主运动(M-Ⅰ;B4)、前运动背侧(DPM;B6)、前运动腹侧(VPM;B6,44 和 45)和前运动内侧皮质(或辅助运动区;MⅡ-SMA;B6)组成。(b)前额叶皮质由腹外侧前额叶、背外侧前额叶(dorsolateral prefrontal,DLPF)、额极(FPc)、眶额叶和内侧前额叶皮质组成,包括(a)DLPF 内侧部和 FPc 皮质;(b)前扣带回(anterior cingulate cortex,ACc)和中扣带回喙部。边缘叶由边缘(B27,51 和 34)和副边缘皮质(灰色)、胼胝体下和扣带回、峡部和副海马回和边缘下回(黑色)组成,并分为 3 部分,前部、上部和下部或海马(超白线)。

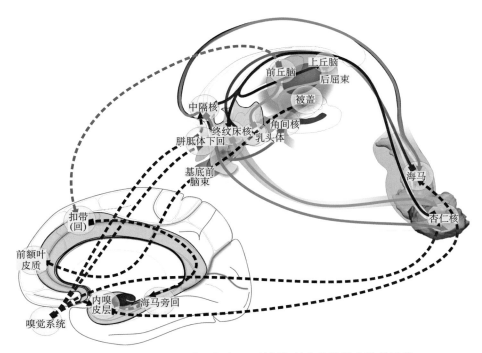

图 1.3   Broca、Papez 和 Maclean 对情感、社会和边缘大脑的贡献

尾状核体；下部（腹侧）系统，豆状袢核与豆状袢、泛杏仁核、Broca 斜角带和腹侧苍白球。连接结构连接执行-行为系统左右侧部分，如胼胝体、穹隆和前联合。图 1.4 总结了执行-行为系统的解剖组成。

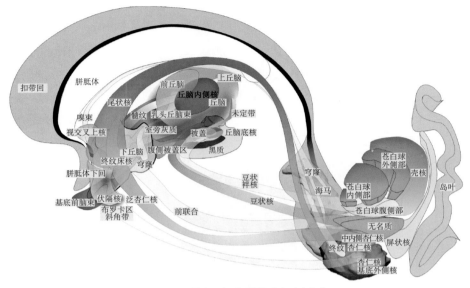

图 1.4　执行-行为系统的解剖成分

　　扣带回（见图 1.5）由 3 束组成：前部连接前穿质和额叶；水平部连接额叶、边缘叶和顶叶脑回；后部连接内侧和外侧枕-颞脑回和颞叶脑回。近期进展为扣带束增添新的理解，显示为多束连接纤维合并。猴子扣带回还包括连接前额叶背外侧皮质和海马结构的纤维。末端、喙部和前扣带回是胼胝体下区域的一部分，包括胼胝体下（或胼胝体扣带回）回和 Broca Carrefour 嗅区（副嗅区）。直回与前扣带回和 Carrefour 嗅区内的胼胝体下回合并。胼胝体下区 WM 组织显示连接的复杂性，将前额叶皮质连接执行-行为系统组分外侧和内侧组（见图 1.6）。穹隆连接海马（乳头和结节乳头）、中隔、缰核与阿蒙角（海马槽；内侧）和齿状回（海马伞；外侧）。嗅束通过胼胝体连接中隔后部、扣带回和前中隔核、前穿质，并借由 Broca 斜角带延续至杏仁核、无名质和钩回。终纹连接中隔、副中隔区域（或终纹床核）和杏仁核；泛杏仁核是额叶喙部内侧基底部离散细胞与连接的网络，位于下丘脑外侧和豆状核下方，桥接终纹床核和中内侧杏仁核。由 11 核组成的下丘脑具有皮质和脑深部的大型连接（见图 1.7），部分特征似乎是特异性的：背内侧核最常连接内侧丘脑核中线灰质；腹内侧区域（腹内侧与邻近结节乳头核）紧密连接于前额叶皮质；视前区主要连接中隔区、Reichert 无名质和前穿质区。下丘脑后部属于腹侧被盖区，与黑质致密部和红核后核（或红核后区），所谓的啮齿类动物 VTA-黑质复合体在功能上紧密联系。VTA 分为中内侧和外侧部，分别投射至伏隔核核与壳部；VTA 还投射至背侧纹状体、中隔、外侧缰核与杏仁核，并与皮质特别是前额叶皮质相互连接。丘脑由许多核团组成，可以一种简化方式根据人脑取向标记分为 9 组：前或嘴部、背部、中间、腹侧、内侧、层状、后部或尾部、表面和相关核团（见图 1.8）。纹状体-苍白球系统的功能边缘区是喙部-腹侧，称为腹侧苍白球、内侧和外侧，以及腹侧纹状体。内侧腹侧苍白球良好定义为前联合下，虽然外侧会重叠苍白球外侧和内侧部与无名质。伏隔核也称为腹侧纹状体，可分隔为 2 个功能区，背部的核部和腹侧的壳部（见图 1.9）。腹侧纹状

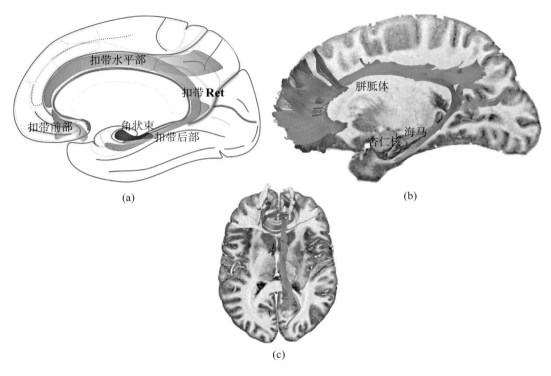

(a)

(b)

(c)

图 1.5　扣带回

（a)扣带回束；(b)扣带回 DTI 纤维束成像显示不同部分；(c)注意胼胝体喙部的前联合纤维与扣带回前部纤维合并

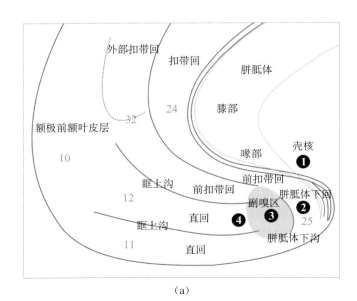

(a)

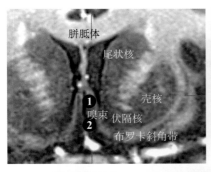
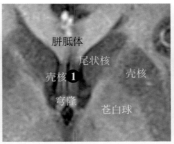
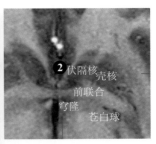
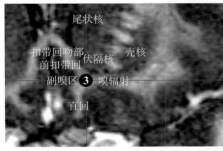
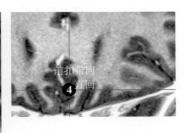
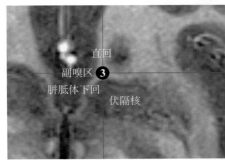
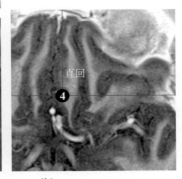

图 1.6　扣带-胼胝体下区

(a)半示意图,内侧观;(b)MRI薄层经过 1 和 2(顶排;左,冠状,中间和右轴位),3(左栏;顶部,冠状,和,底部,轴位)和 4(右栏;顶部,冠状,和,底部,轴位)。

(b)

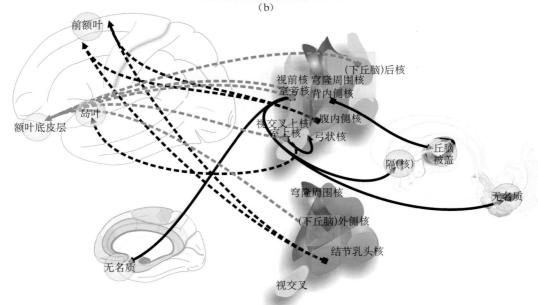

图 1.7　下丘脑连接皮质和脑深部连接

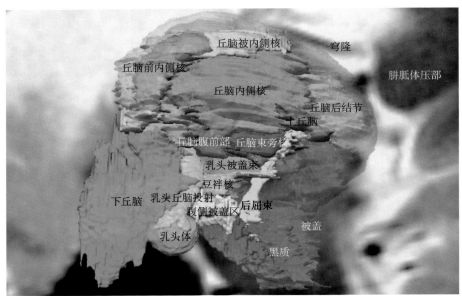

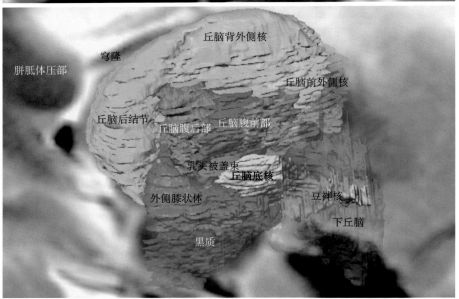

图 1.8   丘脑、下丘脑和底丘脑

人脑高场 MRI 重建解剖结构内侧(顶部)和外侧(底部)观(背景,矢状位 MRI 薄层)

体也包括前穿质嗅区。屏状核起源于皮质并在腹侧连接前联合纤维和嗅束。此外,岛叶属于边缘。纹状体-边缘的 Reichert 无名质有许多连接(见图 1.10),包括 Meynert 核基底(内侧)与豆状袢核合并。丘脑-被盖网状系统连接感觉运动输入和执行-行为系统间的联系。该系统极大程度由中央中核-束旁核复合体和脑干网状结构组成,与皮质-纹状体-苍白球-下丘脑-丘脑-皮质环路有众多连接。迷走神经刺激缓解药物难治性抑郁症的有效性可以通过丘脑-被盖网状系统的作用解释。γ-氨基丁酸(GABA)能丘脑网状核团位于皮质和丘脑核团之间,可参与精神分裂症的病理生理学过程。

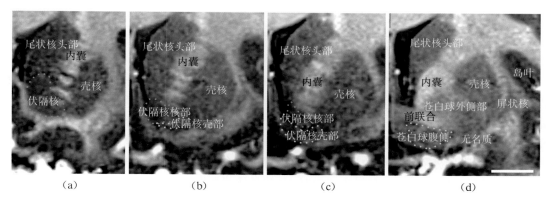

图 1.9　伏隔核

伏隔核冠状位 MRI 部分(从(a)～(d)即从喙部到尾部),描绘核与壳部的轮廓(点状线)。注意尾状核与腹侧苍白球混合,白条＝10 mm

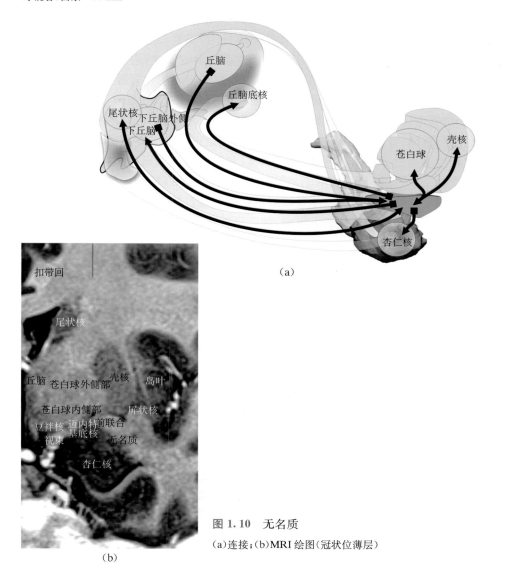

图 1.10　无名质

(a)连接;(b)MRI 绘图(冠状位薄层)

1.3　精神疾病的解剖-功能关联

情感脑的概念已经逐渐涵盖所有脑深部结构,特别是感觉运动结构以及其边缘部分值得注意。精神疾病中,皮质和 GM 深部核团间相互作用的重要性通过所谓的皮质-基底节环路突显。强迫症(obsessive compulsive disorder,OCD)和孤独症谱系障碍观察到强迫和重复行为是与皮质-纹状体-苍白球-底丘脑-丘脑-皮质环路相关的最具特征性的症状。基底节环路背侧-腹侧分隔为腹侧的边缘-情感、中部的联想-认知和背侧的感觉运动部分,系统示额叶皮质的基底节和丘脑在行为控制时,尤其是情感控制的结构间相互作用。例如,情感中的愉快感可通过腹侧纹状体-苍白球环路调节,而动机("需要")使用背侧纹状体- GPi/SNr 环路。感觉-运动环路,特别是皮质和丘脑底核 STN 之间的超直接通路[见图 1.11(a)]对包含许多腹侧连接的皮质-皮质下环路内有所影响[见图 1.11(b)]。长期电刺激(DBS)的临床报道表明基底节参与执行-行为系统,特别是 STN 在非常有限的体积内集中于 3 个功能区。前部和内侧部的 DBS 可改善 OCD 患者的强迫行为,感觉-运动部分的 DBS 可引发严重帕金森病的抑郁症状。在严重帕金森病中,有报道刺激 STN 的边缘部分可产生轻躁狂,而且触点在黑质内也会出现。苍白球 DBS 也可以引发帕金森患者轻躁狂。

情感情绪状态已知和假设性的神经关联,如抑郁、焦虑(负性效价)和躁狂、轻躁狂(正性效价),成为情绪-情感障碍的环路模型,如抑郁症、OCD 和双相障碍。抑郁情感障碍与长期紧张相关,由下丘脑-垂体-肾上腺轴(室旁核)支持。长期紧张也和肥胖相关,因而代谢控制和情绪作用很大程度上通过下丘脑(室旁核与弓状核)和海马的瘦素通路影响。下丘脑是控制代谢和行为的食物摄取(见神经调控示例)管理的关键结构。STN 和内侧苍白球 DBS 的作用也显示基底节参与食物摄取;此外,体重增加也就能够通过代谢和进食行为的调整而解释。焦虑和害怕会在焦虑症的病理状态下出现,如广泛性焦虑症。物质使用障碍中,滥用和

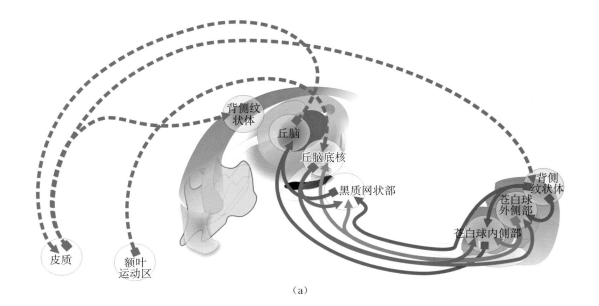

(a)

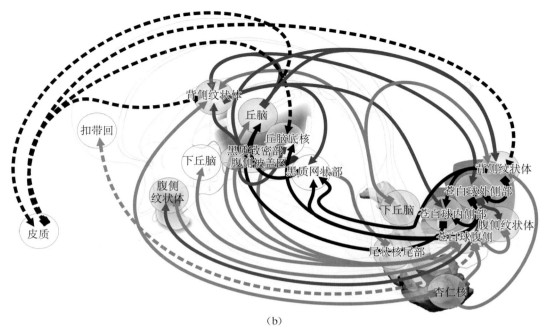

（b）

图 1.11　皮质-皮质下环路

（a）运动环路；（b）皮质-皮质下环路

依赖是指持续地强迫和重复行为，以及相关伤害，结果产生犒赏。情绪和犒赏并不像食物摄取行为那样独立。

　　情感可由两个系统支持：腹侧为杏仁核、岛叶、腹侧纹状体、腹侧前扣带回和前额叶皮质；背侧为海马、背侧前扣带回和前额叶皮质。情感管理过程可支持双相障碍模型（见图 1.12）。前额叶皮质根据管理类型，各结构的参与不尽相同：内侧前额叶和海马、副海马皮质参与自动情感管理；外侧前额叶皮质参与自主情感管理。调节情绪的扣带-胼胝体下前额叶区域在抑郁症和双相情感障碍中表现为胶质细胞萎缩，抑郁症所增加的代谢活动在治疗后消失。扣带回-胼胝体下区域内的 DBS 调节情绪和焦虑，而且还有神经性厌食相关的OCD。较全面的情感-边缘大脑，包括内侧丘脑和室下中继，可调节情感和相关疾病，涉及大多数基底节环路直至岛叶。执行-行为系统的关键在于海马-杏仁核复合体。海马调节颞叶-顶叶的事件编码和回忆，并与杏仁核在畏惧情况下共同激活；短连接功能性联系杏仁核与海马。杏仁核参与许多情感过程，包括畏惧、犒赏、注意、感觉和外显记忆；杏仁核连接于海马、皮质、丘脑、下丘脑、腹侧纹状体、中脑导水管周围黑质和自主神经系统。已经提出终纹床核参与酒精滥用障碍。最后，杏仁核应该在精神病中有所作用，特别是通过输出多巴胺，大多数基底前脑结构参与。犒赏是正性情感刺激，如食物、性和社交，可强化行为而产生条件行为。犒赏环路包绕许多内侧基底结构，如 VTA、下丘脑、腹侧纹状体和内侧前额叶皮质，特别通过在腹侧纹状体、杏仁核与前额叶皮质释放多巴胺调节（见图 1.13）。岛叶也参与成瘾。内囊前肢，在腹侧纹状体、苍白球、伏隔核与外侧下丘脑附近长期电刺激（DBS），可在强迫活动和抑郁方面得到改善 OCD 和难治性抑郁症患者。右半球可能存在掌控情感和犒赏控制。当触点位于前肢腹部-伏隔核区域时，可以观察到刺激产生的畏惧、惊恐和微笑。

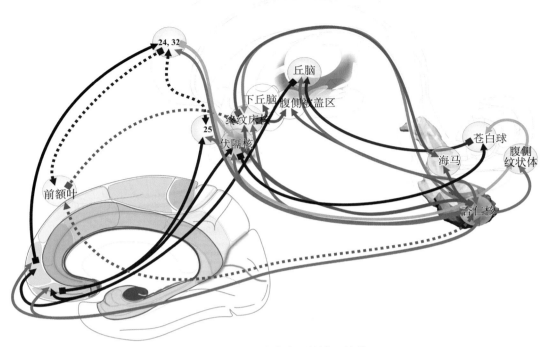

图 1.12 双相情感障碍的神经关联

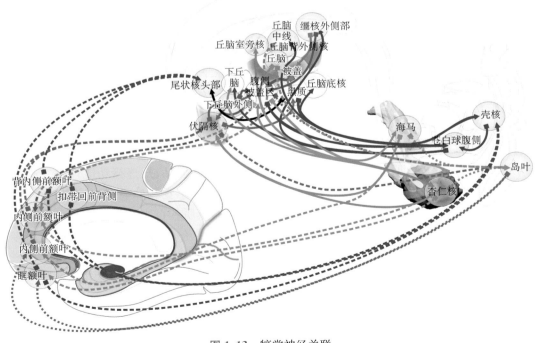

图 1.13 犒赏神经关联

　　OCD 的伏隔核 DBS 可缓解抑郁、焦虑和快感缺乏症状。

　　记忆的神经关联（见图 1.14）在 20 世纪初首次描述，当时在诊所分析记忆缺陷（综述参见"Defect of memorizing of hippocampal mammillary origin：A review"一文）；它们包含了乳头体、穹隆和海马，常称为 Papez 环路。近期临床研究已经显示，刺激嗅皮质和穹隆区可增强记忆。Gudden 的腹侧被盖核团参与记忆处理；前丘脑承担下丘脑和海马的整合中继。记忆环路是执行-行系统的关键，两个结构特别参与了记忆过程：内侧前额叶皮质和情感维度的杏仁核。

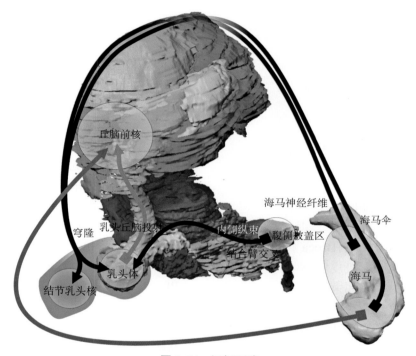

图 1.14　记忆环路

图中所用简写列表

AC	前联合	Av	海马槽
ACc	前扣带回	Bfb	基底前脑束
Ach	乙酰胆碱	Bst	终纹床核
Ag	杏仁核	CAg	中内侧杏仁核
Al	豆状袢核	Cao	Broca 家乐福嗅区（副嗅区）
Alat	前外侧核（丘脑）	Cd，h，t	尾状核，头，尾
Am	前内侧核（丘脑）	Cg	扣带（回）
Ant	前丘脑	Ci	扣带（边缘回纵束）
Ap	前穿区	Clau	屏状核
Ar	弓状核（下丘脑）	Cs	扣带沟

D1，2	多巴胺受体：1 和 2 型	Mb	乳头体
DA	多巴胺神经元	MCc	中扣带皮质
DACg	背侧前扣带回	MFc	额叶运动皮质
Db	Broca 斜角带	M - II，SMA	辅助运动区
DLPF	背外侧前额叶皮质	MiT	中线丘脑
Dl	背外侧核（丘脑）	M - I	主运动区
DMPF	背内侧前额叶皮质	MPF	内侧前额叶皮质
Dm	背内侧核（丘脑）	Msn	中型多棘神经元
Dom	背内侧核（下丘脑）	Mtb	乳头丘脑束
DPM	背侧运动前区	Mt	乳头-被盖束
Ea	泛杏仁核	Nac(c，s)	伏隔核（核，壳）
ECg	外侧扣带回	Nal	豆状袢核
Ent	内嗅皮质	NM	Meynert 核
Ep	上丘脑	Oc	眶额叶皮质
Epl	外侧缰核	OFg	眶额回
Fa	角束	Ol	嗅觉系统
Fbc	额叶-基底皮质	Ot	视束
FEF	额叶视区	ParaHg	海马旁回
Fi	海马伞	PCc	后扣带回
Fo	嗅束，Broca 斜角带	PCs	扣带旁沟
FPc	额极皮质	PFc	前额叶皮质
Fr	后屈束	Pf	束旁核（丘脑）
Fx	穹隆	Pfo	穹隆旁核（下丘脑）
Gaba	γ-氨基丁酸	Pol	颞-极区
Glu	谷胺酸	Pos	嗅旁或胼胝体下沟
gR	直回	Post	后核（下丘脑）
Gp，e，i，v	苍白球外侧部，内侧部，腹侧部	Pr	视前核（下丘脑）
		PreCuneus	内侧顶叶-扣带区前楔叶区
Hi	海马		
Hy，l	下丘脑，外侧	Pu，a	壳核，前部
Ical	内囊前肢	Pul	丘脑枕
Ida	岛叶非颗粒区	Pvg	室旁灰质
Ifs	额下回	Pv	室旁核（下丘脑）
Ins	岛叶	Pvt	室旁丘脑
Ipn	角间核	RCc	胼胝体辐射
Isth	峡部	Rn	红核
Lat	外侧核（下丘脑）	Ro	嗅辐射
LBco	杏仁核外侧基底复合体	Rrn	后红核或区
Lgb	外侧膝状体	RSC	压后扣带回皮质

Sc	视交叉上核（下丘脑）	Stv	腹侧纹状体
SCg	胼胝体下回	Teg	被盖
Se	中隔（核）	Thal	丘脑
Ser	血清素或 5-羟色胺	Tm	结节乳头核（下丘脑）
Si	无名质	Trg	横回
Sm	髓纹	Vc	丘脑腹-尾部
Sn，c，r	黑质，致密部，网状部	VLPF	腹外侧前额叶皮质
So	视上核（下丘脑）	VMPF	腹内侧前额叶皮质
Sos	眶上沟	Vm	腹内侧核（下丘脑）
Spl	胼胝体压部	Vo	丘脑腹-嘴部
Sq	Q 物质	VPM	腹侧运动前区
Std	背侧纹状体	Vta，L，CM	腹侧被盖区，外侧和尾-内侧部
Stn	丘脑底核		
St	终纹	Zi	未定带

参考文献

[1] Agnati L F，Guidolin D，Guescini M，et al. Understanding wiring and volume transmission [J]. Brain Res Rev. 2010,64:137-159.

[2] Borisovska M，Bensen A L，Chong G，et al. Distinct modes of dopamine and GABA release in a dual transmitter neuron [J]. J Neurosci off J SocNeurosci, 2013,33:1790-1796.

[3] Govindaiah G，Wang Y，Cox CL. Substance P selectively modulates GABA（A）receptor-mediated synaptic transmission in striatal cholinergic interneurons [J]. Neuropharmacology, 2010,58:413-422.

[4] McCollum L A，Roche J K，Roberts R C. Immunohistochemical localization of enkephalin in the human striatum: a postmortem ultrastructural study [J]. Synapse, 2012,66(3):204-219.

[5] Price J L，Drevets W C. Neurocircuitry of mood disorders [M]. Neuropsychopharmacol: Neuropsychopharmacol off Publ Am Coll; 2009.

[6] Niciu M J，Kelmendi B，Sanacora G. Overview of glutamatergic neurotransmission in the nervous system [J]. Pharmacol Biochem Behav, 2012,100:656-664.

[7] Brüstle O. Developmental neuroscience: miniature human brains [J]. Nature, 2013,501:319-320.

[8] Dani A，Huang B，Bergan J，et al. Superresolution imaging of chemical synapses in the brain [J]. Neuron. 2010;68:843-856.

[9] Markram H. The blue brain project [J]. Nat Rev Neurosci. 2006;7:153-160.

[10] Zhou Y，Chen C-C，Weber AE，et al. Potentiometric-scanning ion conductance microscopy for measurement at tight junctions [J]. Tissue Barriers, 2013,1: e25585.

[11] Nieh E H，Kim S-Y，Namburi P，et al. Optogenetic dissection of neural circuits underlying emotional valence and motivated behaviors [J]. Brain Res, 2013,1511:73-92.

[12] Dejerine J. Anatomie des centres nerveux（Tomes 1 and 2）[M]. Rueff et Cie. ed. Paris;1901.

[13] Klingler J. Erleichterung des makroskopischen praeparation des gehirns durch den gefrierprozess [J]. Schweiz Arch Neurol Psychiatr. 1935;36:247-256.

[14] Riley H. An atlas of the basal ganglia, brain stemand spinal cord [M]. Williams & Wilkins:

Baltimore;1953.

[15] Heng S, Song A W, Sim K. White matter abnormalities in bipolar disorder: insights from diffusion tensor imaging studies [J]. J Neural Transm, 2010,1996(117):639-654.

[16] Ikemoto S, Wise R A. Mapping of chemical trigger zones for reward [J]. Neuropharmacology. 2004;47(1):190-201.

[17] Oades R D, Halliday G M. Ventral tegmental (A10) system: neurobiology. 1. Anatomy and connectivity [J]. Brain Res Rev, 1987;12:117-165.

[18] Creed M C, Ntamati N R, Tan K R. VTA GABA neurons modulate specific learning behaviors through the control of dopamine and cholinergic systems [J]. Front Behav Neurosci, 2014;8:8.

[19] Haber S N, Adler A, Bergman H. The basal ganglia [M]. In: Mai JK, Paxinos G, editors. The human nervous system. 3rd ed. Amsterdam: Academic Press, 2011.

[20] Oldenburg I A, Ding J B. Cholinergic modulation of synaptic integration and dendritic excitability in the striatum [J]. Curr Opin Neurobiol, 2011,21(3):425-432.

[21] Heimer L, Harlan R E, Alheid G F, et al. Substantia innominata: a notion which impedes clinical-anatomical correlations in neuropsychiatric disorders [J]. Neuroscience, 1997,76:957-1006.

[22] De Smet H J, Paquier P, Verhoeven J, et al. The cerebellum: its role in language and related cognitive and affective functions [J]. Brain Lang, 2013,127:334-342.

[23] Mignarri A, Tessa A, Carluccio MA, et al. Cerebellum and neuropsychiatric disorders: insights from ARSACS [J]. Neurol Sci. 2013.

[24] Andrés P. Frontal cortex as the central executive of working memory: time to revise our view [J]. Cortex J Devoted Stud Nerv Syst Behav, 2003,39:871-895.

[25] Bonini F, Burle B, Liégeois-Chauvel C, et al. Action monitoring and medial frontal cortex: Leading role of supplementary motor area [J]. Science, 2014;343:888-891.

[26] Tsuchida A, Fellows L K. Are core component processes of executive function dissociable within the frontal lobes? Evidence from humans with focal prefrontal damage [J]. Cortex. J Devoted Stud Nerv Syst Behav, 2013,49:1790-1800.

[27] Fossati P. Neural correlates of emotion processing: from emotional to social brain [J]. Eur Neuropsycho pharmacol, 2012,22: S487-491.

[28] LeDoux J. The emotional brain, fear, and the amygdala [J]. Cell Mol Neurobiol. 2003;23:727-738.

第2章

磁共振高角度分辨率扩散成像技术在奖赏环路相关精神疾病中的应用

俞文文，吕启明，张陈诚，沈庄明，孙伯民，王　征

摘　要

描绘健康以及疾病状态下复杂的脑网络结构图谱，对于帮助人们了解大脑功能的工作机制至关重要。扩散加权磁共振成像以及由此衍生的相关技术是目前唯一能够实现活体检测神经系统轴突组织的非侵入性检查方法。该技术的发现，开创性地向人类揭示了大量前所未见的大脑局部微小结构，其未来的发展无可限量。本章首先简要介绍扩散张量成像（diffusion tensor imaging，DTI）的基本原理，并讨论单个体素内解析多条纤维的方法，特别是扩散谱成像（diffusion spectrum imaging，DSI）技术；随后简要介绍这类数据的一般流程，包括全脑白质（white matter，WM）定量分析和特定白质纤维束的可视化；最后简要总结该技术近期在精神疾病中的应用。

2.1　引言

扩散加权成像（diffusion-weighted imaging，DWI）是自20世纪80年代中期新兴的一种磁共振成像（magnetic resonance imaging，MRI）方法，它能够非侵入性地探测活体生物组织中水分子的扩散过程。

扩散张量成像（diffusion tensor imaging，DTI）技术，是由扩散加权成像技术改进和发展而来的，主要通过测量水分子扩散的轨迹来推算WM纤维束架构，是近年来MRI技术探究大脑结构的一项重大技术进展和突破。此外，由于这种技术可以借助多种扩散指数评价轴突纤维微观结构的完整性，在神经系统或精神疾病研究中也得到越来越多的关注。

本章将首先介绍与扩散相关的MRI方法的理论背景，包括已被普遍认可的DTI技术

俞文文、吕启明、沈庄明、王征（通信作者）
中国上海（邮编 200031）岳阳路 320 号中国科学院上海生命科学研究所神经科学研究所
张陈诚、孙伯民
中国上海（邮编 200025）上海交通大学医学院附属瑞金医院功能神经外科

和新近发展起来的扩散谱成像(diffusion spectrum imaging，DSI)技术；随后介绍一些常见的纤维追踪成像算法，并以一些经典的 WM 纤维束为例加以说明；最后，将简要总结该技术目前在诊疗多种精神疾病的临床上应用。希望通过交流、探讨，并能够推动相关技术的进步以满足临床需求，从而促进更多以疾病诊断为目的的相关应用的发展。

2.2 扩散张量成像(diffusion tensor imaging，DTI)

人体的 70% 由水组成，这些水分子在生物体中的随机运动受不同种类的扩散屏障(如细胞膜、细胞骨架和大分子)的影响。由于质子的随机运动受到限制，组织中水分子的扩散呈现各向异性特征，由此，可以借助磁共振扩散成像技术所测得水分子的扩散特征来揭示其所处的局部组织微观环境的几何结构特征，从而达到研究人体相关功能的目的。这一技术的发现，犹如在平静的湖面投入了一颗石子，激起了生物医学相关领域的研究热潮，并由此发展出许多基于扩散张量成像技术的定量测量纤维扩散特征的应用。特别是在脑疾病诊断中，DTI 已成功用于多种神经疾病(包括卒中、多发性硬化、失读、精神分裂症和阿尔兹海默病等)的微细结构异常研究，目前正成为许多临床治疗方案中不可或缺的影像学依据。

水分子的扩散模式可借由扩散张量模型简化，从而显示整体纤维方向，并提供各向异性分数(fractional anisotropy，FA)、扩散系数等量化指标。凭借这些指标可以获得对局部组织微观结构更深入的了解。例如：各向异性程度能够有效地指证脑白质完整性；通过计算扩散的主方向来描绘轴突纤维的方向，以实现脑白质纤维追踪成像等。通过 DTI 技术获得的这些前所未有的信息，对于临床医生和科研人员而言，是极具价值的。

因为篇幅有限，本章将仅对 DTI 方法的基本原理做简要介绍，读者可查询相关文献以获取更为深入的技术细节。本质上，扩散 MRI 是检测在扩散敏感梯度脉冲的作用下，质子自旋的失相位差异。对于扩散较强的水分子而言，当施加了扩散敏感梯度脉冲后，由于水分子扩散产生了随机位移，第一个梯度脉冲所导致的质子自旋失相位离开了原来的位置，无法被第二个脉冲再聚焦，从而导致自旋回波信号衰减。而对静态(无扩散)分子而言，第一个梯度脉冲所致的质子自旋失相位会被第二个梯度脉冲完全聚焦，因而没有因扩散导致的信号损失。也就是说，在梯度施加方向，扩散运动将引起信号的相位改变，从而产生净相位差。因此在扩散梯度作用下，水分子将积累不同相位，而扩散相位分布将引起 S 信号衰减。

$$S = S_0 e^{-bD} \tag{2.1}$$

式中：S 为扩散加权信号；S_0 为不施加扩散梯度(除此之外，其他成像参数均相同)时的信号；D 为扩散系数；b 为扩散敏感系数，也称"b 因子，b 值"。MRI 信号与体素内所有水分子的磁化强度总和成正比，与扩散梯度脉冲面积紧密相关，而这一面积由 G(梯度场强)，δ(每个梯度脉冲施加时间)，Δ(脉冲施加时间间隔)共同定义。以上所有这些参数的作用可归纳为"b 因子"，具体式如下：

$$b = \gamma^2 G^2 \delta^2 (\Delta - \delta/3) \tag{2.2}$$

式中：γ 为旋磁比。

通过施加合适的梯度磁场，磁共振成像可能会对沿梯度场方向的水分子随机热运动(扩散)非常敏感。因为轴突和髓鞘膜对于不平行其方向的水分子运动起屏障作用,水分子在WM 纤维束中的扩散是呈现各向异性的(具有方向依赖性),而扩散最大的方向恰好与 WM 纤维束方向相同。

简言之,DTI 技术的基本概念是:水分子在组织中的扩散差异高度依赖于组织类型、完整性、结构和屏障的存在,从而生成水分子扩散的方向和量化各向异性信息,这些信息借助扩散张量来体现。凭借扩散各向异性和主要扩散方向,DTI 可实现三维扩散图的绘制等空间定位功能,还可进一步用于估计全脑白质网络的连接属性。

凭借着其对水分子扩散运动无与伦比的敏感性,又因为可以借助现有 MRI 技术而无需投入新设备、无需注射造影剂或放射化学示踪剂,DTI 技术已成为目前能够活体绘制大脑架构蓝图独一无二的手段。然而,在使用该工具时仍存在生物样本的实际操作及 DTI 纤维束追踪成像相关解释等技术问题。例如,经过扩散编码图像的单个体素内,只能分解出单个(即最主要的)纤维方向,而不能分辨复杂大脑区域的碰触、交错、分叉纤维。因此,其估计的纤维取向是实际纤维方向的平均(即便平均方向无法代表真正的纤维方向)。该方法也无法准确确定纤维的始末端,如想要确定这一信息,则需要更全面的证据证实,甚至需要联合使用其他先进的技术手段。

2.3　扩散谱成像

近年来,MRI 方法的技术发展已致力于解决上述问题,从而更好地显示复杂纤维图形的特征并分辨纤维取向。事实上,无论基于模型的方法或是无模型方法,都已证实可以解决每个确定组织体积(体素)内的纤维取向异质性,并观察脑白质纤维束的精确构造细节。这里将集中关注无模型的扩散 MRI 衍生技术。

无模型方法,也称 q-空间成像法,是指不借助任何基本扩散函数形式的先验假设,直接测量扩散函数。当然,这种方法仍须计算扩散磁共振信号和实际扩散位移的傅里叶变换关系。首先,获得在三维空间内的扩散位移概率密度函数(probability density function,PDF)或方向分布函数(orientation distribution function,ODF),然后计算通用的定量指标来表征微观结构属性,在 DSI 技术中为广义各向异性分数(generalized fractional anisotropy,GFA),这一指标在生理学意义上等价于通过 DTI 技术计算得到的各向异性分数(fractional anisotropy,FA)。FA 值目前已广泛用于测量白质束完整性,可以反映白质纤维的方向一致性、髓鞘形成以及轴突纤维直径的程度。举例来说,高 FA 值或 GFA 值意味着白质纤维在微观结构上方向一致性较高、髓鞘形成较多或突触直径较大。

各个 ODF 间连接越频繁,越能更好地推测纤维连接图。以下主要讨论两种常用的、通过扩散磁共振信号计算 ODF 的 q-空间(扩散编码空间)重建方法,并着重介绍 DSI 方法。

Q-ball 成像(Q-ball imaging,QBI): 由 Tuch 及其合作者介绍的 q-ball 成像(QBI)技术,一般使用 Funk-Radon 变换(也称球面 Radon 变换),以高强梯度脉冲和密集时间采样为代价重建 ODF。同样可以使用高角度分辨率扩散成像(high angular resolution diffusion imaging,HARDI)方案(在 q-空间的一层壳上采集数据)计算体素内交叉纤维。Funk-Radon 变换关系构成了 QBI 重建方法的基础,从而避免对扩散过程(例如正态分布或多元正态分布)的任何假设,进而获得更好的准确性和有效性。

　　扩散谱成像（diffusion spectrum imaging，DSI）：Wedeen 及其同事提出了使用栅格采样方案获得扩散 MR 信号，然后将傅里叶变换应用于 q‑空间数据来估算扩散位移图，从而进一步计算 ODF。DSI 采样方案产生了一组在 q‑空间球面上分布的栅格点。每个栅格点对应一个特定的扩散敏感度（b 值）和方向，b 值由 0 逐渐递增至最大 b 值（b_{max}）。因为扩散编码采样 $S(q)$ 与相应的 PDF 组成傅里叶变换对，当 q‑空间内所有扩散编码采样被采集后，通过傅里叶变换（Fourier transform，FT）即可获得 PDF。总之，DSI 通过获取上百个不同扩散梯度编码（即不同的梯度强度和方向）的扩散加权图像（diffusion-weighted images，DWI）来计算 ODF。用这种方法能推测单个体素内的纤维成分数量及其相对大小，不仅如此，还可以通过重建 ODF 局部极大值来推测空间取向。它使 DSI 能够在单体素的水平上分辨碰触、交错或分叉纤维的方向，如图 2.1 所示。

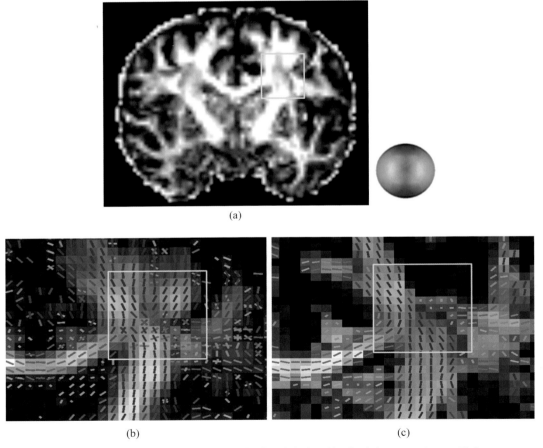

(a)

(b)　　　　　　　　　　　　　　(c)

图 2.1　同一被试的大脑半卵圆中心白质纤维方向比较（分别采用 DTI 和 DSI 技术）

　　(a)为由 DTI 技术计算得到的 FA 图；(b)图中显示，采用 DSI 技术，胼胝体纤维束（红色）以及与之垂直的放射冠纤维束（蓝色）和沿胼胝体喙部至尾部方向的长的联络纤维（绿色）相互交错；(c)采用 DTI 技术，单体素内只能观察到一个纤维方向；(a)、(b)、(c)图中的黄框区域表示半卵圆中心位置。ODF 或 SDF 的方向用伪彩色表示：红色表示左右方向，绿色表示前后方向，蓝色表示上下方向，如(a)图中的彩球所示。灰色背景分别代表各自计算得到的 GFA 值(b)和 FA 值(c)。

尽管如此,在使用这两种 q-空间成像法来推导扩散 ODF 时,有一些注意事项仍需谨记。关于 QBI 方法,需要注意的是,获取的扩散 MR 信号实际上受所有方向的扩散位移影响,而非仅仅是垂直于扩散梯度矢量的位移。所以 q-ball 的 ODF 由于未考虑三维空间的所有扩散位移而只能视为一种良好的估计。另一方面,DSI 虽然能通过 q-空间 MR 信号的傅里叶变换显示扩散概率密度函数的特征,但仍需要依赖数值估算来计算 ODF。由于需要额外的数据处理(如使用 Hanning 滤波对 PDF 进行平滑),在傅里叶变换时常导致截断伪影。

通用 q-采样成像(generalized q-sampling imaging, GQI): 与扩散 ODF 代表扩散位移的概率分布不同,自旋分布函数(spin distribution function,SDF)用于定量描述单个体素的自旋扩散分布。由此概念产生的名为通用 q-采样成像(generalized q-sampling imaging,GQI)的方法,可通用于 q-空间数据集,包括由球壳或栅格采样方案获得的数据。仔细观察 GQI 和 DSI 重建方程就会发现,它们具有相同的理论基础。因此,GQI 和 DSI 重建可产生相似的扩散图案。值得注意的是,GQI 的重建过程无需反卷积,其 SDF 值可在体素间进行比较。

2. 4　纤维追踪成像

纤维追踪成像(tractography)技术的发展是为了改进对于大脑扩散成像数据的描述,并有助于图像的解读。纤维追踪成像的主要目的是通过整合最大扩散一致性通路来厘清神经纤维具有方向性的架构。计算机的算法通常追踪各个体素的最大扩散值,并以此模拟白质纤维束在大脑中的生长。通过纤维追踪成像获得的白质纤维,常用来表示单个轴突或神经纤维,但可更准确地理解为它们可以表征平行于局部扩散最大值方向的主扩散线路。之所以强调这种差别,主要是因为在某些图像分辨率和信噪比情况下,在某些脑区,最大扩散方向线路与轴突架构还是有差异的。例如,DTI 提供实际位移分布的高斯近似,由于该分布受限于椭圆变化,所以该方法在纤维追踪成像结果中产生多种偏倚。而且纤维追踪成像结果依赖于所用的追踪算法。DTI 确定性追踪方法使用主要扩散方向整合纤维束轨迹,但忽略在 DTI 数据中常常难以确定纤维束方向的事实。

事实上,由纤维追踪成像获得的连接图,会随获取扩散数据的成像模式的变化而变化。Hagmann 及其同事将张量当作纤维方向概率分布,并基于此考虑提出了统计纤维追踪法。将该纤维追踪方法应用于数据,例如由 DSI 或 QBI 方式获取的数据,可得到更多大量具有复杂几何结构的纤维束。之所以能够得到更为复杂的结构,是因为这种方法考虑了大量的可分解的纤维交叉。从这个意义上来说,DSI 纤维追踪成像克服了上述的许多偏倚,从而更真实地绘制连接。图 2.2 显示了由 DSI 技术重建得到的 6 种典型白质纤维束示例。

总之,纤维追踪成像提供了更多有趣、有价值的、能够描述人的活体神经解剖学的信息。

2. 5　数据分析过程

在此,我们使用中国科学院神经科学研究所脑影像中心(Brain Imaging Center,CBI)收集的 DSI 影像数据说明扩散 MRI 数据分析的一般步骤。希望能够为有兴趣应用这些神经影像技术来研究精神疾病相关机制的人提供支持。扩散 MRI 数据处理过程的工作流程,

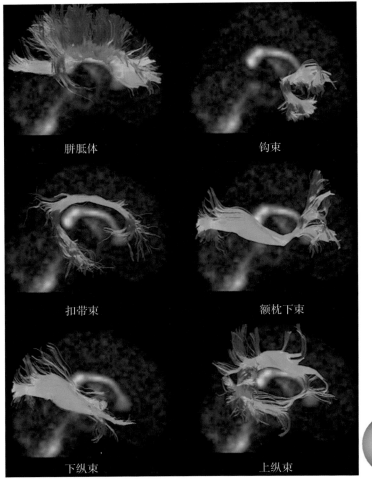

胼胝体   钩束

扣带束   额枕下束

下纵束   上纵束

图 2.2   由 DSI 技术重建得到的 6 种典型白质纤维束示例（白质纤维图衬于矢状位
         GFA 图之上）

如图 2.3 所示。

    详细的扫描参数将在其他地方描述，这里只做简要总结。3.0 T 磁共振成像系统（机器型号：Magnetom Trio，厂家：西门子，产地：德国），12 通道相控阵头线圈（T1 加权结构像参数：重复时间 $TR=2\ 300$ ms，回波时间 $TE=3$ ms，反转时间 $TI=1\ 000$ ms，翻转角 $Flip\ angle=9°$，视野 $FOV=256$ mm×256 mm，体素尺寸 $Voxel\ size=1.0$ mm×1.0 mm×1.0 mm，176 层，层间无间隔）。扫描期间，被试佩戴耳塞减小噪声，同时使用软海绵垫填塞空隙从而减小被试头部运动。DSI 数据由双次再聚焦自旋回波 EPI 脉冲序列获取。本项目中所使用的扩散编码方案遵循 DSI 框架，即由三维扩散编码空间（q-空间）球面上分布的栅格点，对应具有不同 b 值的扩散梯度来获取扩散加权图像。重复时间 $TR=9\ 500$ ms，回波时间 $TE=152$ ms，翻转角 $Flip\ angle=90°$，视野 $FOV=80$ mm×80 mm，体素尺寸 $Voxel\ size=2.4$ mm×2.4 mm×2.4 mm，最大 b 值 $b_{max}=7\ 000$ s/mm²。为缩短扫描时间，我们只采集半个球面上的 DSI 数据。即 DSI 数据由半个 q-空间球面上所分布的栅格点对应的

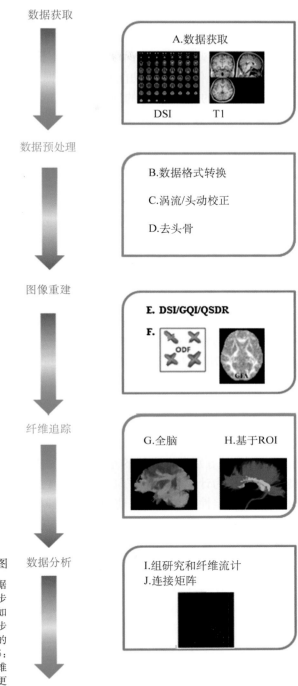

数据获取

数据预处理

图像重建

纤维追踪

数据分析

结果解释

图 2.3　典型的 DSI 数据处理工作流程示意图

步骤 1：数据获取（A）；步骤 2：预处理包括原始数据格式转换（B），涡流和头动校正（C）、去头骨（D）；步骤 3：图像重建。一些常用的重建方法列举于此，如 DSI、GQI 或 QSDR（E）；计算 ODF 或 GFA 进一步分析（F）；步骤 4：纤维追踪。根据不用的研究目的选择全脑（G）或基于 ROI 的纤维追踪（H）；步骤 5：数据分析。使用统计方法比较组水平（I 和 J）纤维束差异，而网络层面分析可从结构连接矩阵提取更多特征。

128 个扩散编码方向获取。采集时间为 21 min。为修正磁化率所导致的图像扭曲变形，采用 2 个回波时间的 GRE 序列（采集时间 91 s，重复时间 TR500ms，2 个回波时间 TE 分别为 3.38 ms 和 5.84 ms）获取场图。场图的矩阵尺寸和视野与 DSI 序列所用参数一致。

　　利用 q - 空间的对称性，根据已采集的半球数据来推断并填充未采集数据的半球，其余未采样的立方体的 8 个角全部填零。每幅图像，首先使用其对应的场图对由磁化率导致的图像扭曲畸变进行矫正，然后使用 FSL 软件（http://www.fmrib.ox.ac.uk/fsl）对每一个个体的图像进行头动校正和涡度补偿。接下来，使用 DSI Studio 软件（http://dsi-studio.labsolver.org）提供的 GQI 功能对 DSI 数据进行重建。选择 162 个 ODF 重建方向（对应 4 倍均分册格化的正 20 面体的顶点投射至球面的方向）。为提高可分辨纤维的角度分辨率，在这里，我们选择使用扩散反卷积方法。获得 ODF 后，生成的 GFA（与 FA 相似）可用来定量标度水分子的扩散方向性，从 0（完全随机扩散）到 1（仅单方向扩散）。生成 GFA 值为 ODF 标准差与其均方根的比值。类似于 FA，GFA 常用于推测白质纤维束的微观结构完整性。

除针对个体的重建方法外，我们还使用 QSDR（q-space diffeomorphic reconstruction，QSDR）方法在 MNI－152 空间（脑图谱国际联合组织推荐的标准空间，http://www.bic.mni.mcgill.ca/ServicesAtlases/ICBM152NLin2009）重建 DSI 数据，从而提供更为直接的分析组间差异的方法，同时方便直接进行纤维追踪比较。QSDR 是 GQI 的通用化，使用户在任何给定模板空间（如 MNI 空间）构建 ODF。DSI Studio 首先计算各向异性量化（quantitative anisotropy，QA）图，然后将其标准化成为 NTU－90 QA 图。NTU－90 模板图集是 90 个个体数据配准到 NMI－152 空间后的平均。

所有纤维追踪数据均使用 DSI Studio 软件进行追踪分析。在大多数临床研究中，通常选用流线化 ODF 以及基于感兴趣区域（region of interest，ROI）的方法分辨患者组和对照组之间的差异。针对不同种类的研究对象，有许多种不同的方式可用来定义被试的 ROI。在 QSDR 重建法中，我们使用 DSI Studio 软件提供的"JHU White Matter tractography atlas"的标准空间 ROI；在 GQI 重建算法中，我们在 JHU 模板中挑选需要的 ROI 并将其配准到个体空间中（通过 T_1 加权图像进行配准）。使用 FACT 确定性追踪算法的流线化 ODF 来生成神经束，并分别研究大脑的左、右半球。如果一个 ODF 有超过一个峰值取向，那么追踪的起始方向作为计算出来的方向中的"主要方向"。"主要方向"的优势在于追踪出的纤维束的结果的稳定性和一致性。使用三线性插值估计追踪的传播方向。追踪的纤维的以合适的步长行进，如选用 1 mm 作为步长（1 mm 为使用 QSDR 重建方法得到的空间分辨率的一半），最小纤维长度约 10 mm，转角阈值（通常设定为 $40°\sim70°$）。为平滑每条神经束，每个体素的下一运动方向须联合之前的输入方向和最近纤维取向加权进行估计。一旦追踪完成，所有流线均保存为 TrackVis 文件格式。纤维束分割使用 TrackVis 软件（http://trackvis.org）。

2.6　扩散 MRI 在精神疾病中的应用

扩散 MRI 已成为多种精神疾病（如精神分裂症、抑郁症、进食障碍、注意缺陷障碍和成瘾等）研究不可或缺的工具。它颇有见地地阐明了我们对神经连接的理解以及连接异常可能导致精神疾病发病机制的方式。本节将简要概括近期 DTI/DSI 技术在精神疾病的应用，更具体地说，在此仅关注那些基于奖赏环路的脑疾病。

强迫症（obsessive-compulsive disorder，OCD）：基于 DTI 方法的相关研究提示，强迫症的病理与皮质-纹状体-丘脑-皮质（cortico-striato-thalamo-cortical，CSTC）环路白质纤维束

的改变密切相关。以往的报道中可见,强迫症患者的许多脑区都能观察到 FA 值的改变,如前扣带回、内囊、右侧尾状核上外侧脑白质区域、胼胝体、顶骨右下壁和额叶内侧区域、延伸至岛叶下脑白质的双侧半卵圆中心。但这些现有研究得出的结论并不一致。例如,关于前扣带回 FA 值的报道,OCD 患者和正常被试者相比,既有升高、降低也有/无差别,令人非常迷惑。

　　丘脑前辐射(ATR)的研究结果似乎也不一致。Cannistraro 等报道内囊前肢左侧 FA 值增加,但 Yoo 等发现 ATR 穿过的右侧尾状核上外侧区域 FA 增加。众所周知,大脑的网络结构极其复杂,基于 DSI 的纤维追踪成像,已在非人灵长类动物和人类实验中证明,复杂脑网络结构中存在相互交叉的神经纤维束而这些基于 DTI 的研究结果的差异,恰恰是因为这一点。因此,Chiu 等使用 GFA 值描述白质束微观结构的完整性。他们发现 OCD 被试右侧 ATR 和左侧前段扣带回束的 GFA 均值低于正常对照的 ATR 和扣带束的 GFA 均值。除了 GFA 外,还计算了左、右脑纤维束 GFA 均值的不对称性,这一指标可能为上述不同报道观察结果的差异提供一种保守解释。尽管出现了新的证据,但仍需进一步研究来完全阐明这些明显矛盾的结果。此外,更广泛分布的白质异常,如位于眶额叶皮质和前扣带回额叶-基底通路的微观结构变化,提示与 OCD 有关。Menzies 等报道外侧额叶和顶叶区域的解剖连接被改变,会出现连接前额叶皮质不同区域到后顶叶和枕叶联络皮质的半球内纤维束微观结构异常。

　　抑郁症(major depressive disorder,MDD): 在未服药的 MDD 年轻成人中发现右侧额中回、左侧枕颞回和右顶叶回下和角回 FA 值减小。前扣带回外侧区域 FA 值较低与老年抑郁缓解发生率较低有关。年龄较大的 MDD 患者已显示出背外侧前额叶皮质和前扣带回皮质、弥漫性额叶和颞叶的 FA 值较低。有趣的是,电休克治疗(electroconvulsive therapy,ECT)后抑郁症老年患者额叶 FA 值增加而且临床症状改善,但颞叶白质区域 FA 值未增加。研究发现,生命晚期抑郁症患者 FA 值减少的脑白质区域包括前扣带回和背外侧额叶通路是抗抑郁药物西酞普兰反应差的强预测因子。未来将越来越多利用扩散 MRI、针对疾病风险和反应要素(最终是为了早期干预或预防)预测的精神科研究能够增大临床转化性效用。

　　进食障碍(eating disorder,ED): 进食障碍是与自我驱动拒绝食物、异常消瘦、躯体知觉异常和体重异常相关的严重精神疾病,通常包括 3 种主要类型:神经性厌食(anorexia nervosa,AN)、神经性暴食(bulimia nervosa,BN))和非典型性进食障碍(eating disorder not otherwise specified,EDNOS)。Kim 和 Whalen 发现,在 AN 患者中左侧腹侧杏仁核对害怕和中性脸的反应与杏仁核-腹内侧前额叶皮质通路内脑白质纤维的局部 FA 值呈正相关。有趣的是,这些显著相关的体素集群延伸至左侧腹侧纹状体并终止于左内侧眶额叶皮质。研究发现 AN 患者边缘和情感通路的异常以及白质完整性可用于解释进食紊乱、情感处理和躯体知觉异常。而且,左右穹隆海马伞的 FA 值改变能够预测 AN 患者的有害回避行为,提示穹隆海马伞白质通路可能参与 AN 的高水平焦虑。Frieling 等识别出双侧枕颞叶白质联络和连合纤维紊乱,提示自我躯体形象扭曲可与连接外侧纹状体视皮质和其他参与躯体知觉脑区白质束的微观结构改变相关。而且他们识别出 AN 患者双侧丘脑后辐射,包括视辐射和左侧背内侧丘脑的 FA 减少。另一方面,研究观察到 BN 患者 FA 值在延伸至内囊后肢的双侧放射冠、胼胝体、右侧岛叶下 WM 和右侧穹隆广泛减少。结果提示 BN 患者 WM 纤维束的完整性大幅改变,特别是被视为解释味道和大脑犒赏过程的放射冠。

　　物质依赖(substance dependence，SD)：与正常人对照相比，长期嗜酒男女均显示胼胝体膝部和半卵圆中心 FA 值降低。男性被试中还发现胼胝体压部 FA 值减小。膝部 FA 值减小与胼胝体膝部及体部的体积减小相关，FA 值减小已显示出与酒精摄入量、人体免疫缺陷综合征感染共病相关。酒精依赖男性显示所有胼胝体部分 FA 值普遍较低。最受影响的是互联双侧眶额叶皮质的部分。

　　日常生活中，另一种主要的物质依赖是可卡因滥用，可导致许多神经系统并发症，包括头痛、抽搐和卒中。有证据显示可卡因会有害干扰磷脂髓鞘。可卡因滥用患者的 DTI 研究揭示，额叶、胼胝体膝部和喙部的 FA 值减小，而胼胝体的 FA 值检测结果与冲动呈负相关。

2.7　结论

　　扩散 MRI 技术凭借其高灵敏度，逐渐在精神疾病诊断以及大脑对治疗干预的反应监测中流行起来。一种更具有吸引力的应用前景就是，以每个个体自身基线作为参考，通过纵向随访，确定其组织微观结构属性随时间变化的情况。这种方式，可以更好地表征不同阶段的异常，并容易预测治疗效果。凭借扩散图像，对疾病病程和治疗反应提供预后指标，对个性化治疗将极具价值。因为，借助具有预测性的影像学检测，能够提早对治疗方案进行干预。至今，只有少量的 DSI 相关研究来检测精神疾病的大脑白质架构和连接性。由于方法学、扫描序列和图像处理算法差异，需要更谨慎地解读采用扩散 MRI 方法研究临床精神病学所得结果的生理学意义。

　　鸣谢　本工作得到中国科学院技术百人计划(王征)支持。我们感谢 Franz Schmitt、Renate Jerecic、Thomas Benner、Kecheng Liu、Ignacio Vallines 和刘慧的帮助以及为我们搭建 MRI 设备 AC88 嵌入式梯度系统做出的贡献。

参考文献

[1] Alexander A L. Analysis of partial volume effects indiffusion-tensor MRI [J]. Magn Reson Med，2001,45:770 - 780.

[2] Alexander A L，Lee J E，Lazar M，et al. Diffusiontensor imaging of the brain [J]. Neurotherapeutics，2007,4:316 - 329.

[3] Alexander D C，Barker G J. Optimal imaging parameters for fiber-orientation estimation indiffusion MRI [J]. Neuroimage，2005,27:357 - 367.

[4] Alexopoulos G S，Kiosses D N，Choi S J，et al. Frontal white matter microstructureand treatment response of late-life depression：a preliminary study [J]. Am J Psychiatry，2002,159:1929 - 1932.

[5] Ardekani B A，Nierenberg J，Hoptman M J，et al. MRI study of white matter diffusion anisotropy in schizophrenia [J]. Neuroreport，2003,14:2025 - 2029.

[6] Bae J N，MacFall J R，Krishnan K R，et al. Dorsolateral prefrontal cortex and anterior cingulate cortex white matter alterations in late-life depression [J]. Biol Psychiatry，2006,60:1356 - 1363.

[7] Basser P J，Mattiello J，LeBihan D. MR diffusion tensor sepctroscopy and imaging [J]. Biophys J. 1994,66:259 - 267.

[8] Basser P J，Pajevic S，Pierpaoli C，et al. In vivo fiber tractography using DT-MRI data [J]. Magn Reson Med，2000,44:625 - 632.

[9] Beaulieu C. The basis of anisotropic water diffusion in the nervous system—a technical review [J]. NMR Biomed, 2002,15:435 - 455.

[10] Callaghan P T. Principles of Nuclear Magnetic Resonance Microscopy [M]. Oxford: Oxford University Press; 1993.

[11] Callaghan P T, Eccles C D, Xia Y. NMR microscopy of dynamic displacements—K-space and Q-space imaging [J]. J Phys E: Sci Instrum, 1988,21:820 - 822.

[12] Cannistraro P A, Makris N, Howard J D, et al. A diffusion tensor imaging study of white matter in obsessive-compulsive disorder [J]. Depress Anxiety, 2007,24:440 - 446.

[13] Catani M. Diffusion tensor magnetic resonance imaging tractography in cognitive disorders [J]. Curr Opin Neurol, 2006,19:599 - 606.

[14] Chenevert T L, Brunberg J A, Pipe J G. Anisotropic diffusion in human white matter: demonstration with MR techniques in vivo [J]. Radiology, 1990,171:401 - 405.

[15] Chiu CH, Lo YC, Tang HS, et al. White matter abnormalities of fronto-striatothalamic circuitry in obsessive-compulsive disorder: astudy using diffusion spectrum imaging tractography [J]. Psychiatry Res, 2011,192:176 - 182.

[16] Cory D G, Garroway A N. Measurement of translational displacement probabilities by NMR—an indicator of compartmentation [J]. Magn Reson Med, 1990,14:435 - 444.

[17] Descoteaux M, Angelino E, Fitzgibbons S, et al. Regularized, fast, and robust analytical Q-ball imaging [J]. Magn Reson Med, 2007,58:497 - 510.

[18] Frieling H, Fischer J, Wilhelm J, et al. Microstructural abnormalities of the posteriorthalamic radiation and the mediodorsal thalamic nuclei in females with anorexia nervosa—a voxel based diffusion tensor imaging (DTI) study [J]. J Psychiatr Res, 2012,46:1237 - 1242.

[19] Gorczewski K, Mang S, Klose U. Reproducibility and consistency of evaluation techniques for HARDI data [J]. MAGMA, 2009,22:63 - 70.

[20] Granziera C, Schmahmann J D, Hadjikhani N, et al. Diffusion spectrum imaging shows the structural basis of functional cerebellar circuits in the human cerebellum in vivo [J]. PLoS One, 2009,4: e5101.

[21] Hagmann P, Cammoun L, Gigandet X, et al. Mapping the structural core of human cerebral cortex [J]. PLoS Biol, 2008,6(7)4159.

[22] Hagmann P, Jonasson L, Deffieux T, et al. Fibertract segmentation in position orientation space from high angular resolution diffusion MRI [J]. Neuroimage, 2006,32:665 - 675.

[23] Hagmann P, Thiran J P, Jonasson L, et al. DTI mapping of human brain connectivity: statistical fibre tracking and virtual dissection [J]. Neuroimage, 2003,19:545 - 554.

[24] Hsu Y C, Hsu C H, Tseng W Y I. Correction for susceptibility-induced distortion in echo-planar imaging using field maps and model-based point spread function [J]. IEEE Trans Med Imaging, 2009,28:1850 - 1857.

[25] Johansen-Berg H. Behavioural relevance of variationin white matter microstructure [J]. Curr Opin Neurol, 2010,23:351 - 358.

[26] Johansen-Berg H, Behrens TEJ. Diffusion MRI: from quantitative measurement to in-vivo neuroanatomy [M]. In: Johansen-Berg H, Behrens TEJ, editors. DiffusionMRI. San Diego: Academic Press; 2009.

[27] Jones D K, Knosche T R, Turner R. White matter integrity, fiber count, and other fallacies: the do's and don'ts of diffusion MRI [J]. Neuroimage. 2013;73:239 - 254.

[28] Kazlouski D, Rollin M D, Tregellas J, et al. Altered fimbria-fornix white matter integrity in anorexia nervosa predicts harm avoidance [J]. Psychiatry Res. 2011;192:109 - 116.

[29] Keel P K, Brown T A, Holland L A, et al. Empirical classification of eating disorders [J]. AnnuRev Clin Psychol, 2012,8:381 - 404.

[30] Kim M J, Whalen P J. The structural integrity of an amygdala-prefrontal pathway predicts trait anxiety [J]. J Neurosci, 2009,29:11614 - 11618.

[31] Kuo L W, Chen J H, Wedeen V J, et al. Optimization of diffusion spectrum imaging and q-ball imaging on clinical MRI system [J]. Neuroimage, 2008,41:7 - 18.

[32] Kyriakopoulos M, Frangou S. Recent diffusion tensorimaging findings in early stages of schizophrenia [J]. Curr Opin Psychiatry, 2009,22:168 - 176.

[33] Le Bihan D. Looking into the functional architecture of the brain with diffusion MRI [J]. Nat Rev Neurosci, 2003,4:469 - 480.

[34] Le Bihan D, Breton E, Lallemand D, et al. MR imaging of intravoxel incoherent motions: application to diffusion and perfusion in neurologic disorders [J]. Radiology, 1986,161:401 - 407.

[35] Lim K O, Wozniak J R, Mueller B A, et al. Brain macrostructural and microstructural abnormalities in cocaine dependence [J]. Drug Alcohol Depend, 2008,92:164 - 172.

[36] Menzies L, Chamberlain S R, Laird A R, et al. Integrating evidence from neuroimaging and neuropsychological studies of obsessive-compulsive disorder: the orbitofrontostriatal model revisited [J]. Neurosci Biobehav Rev, 2008,32:525 - 549.

[37] Merboldt K-D, Hanicke W, Frahm J. Self-diffusion NMR imaging using stimulated echoes [J]. J Magn Reson, 1985,64:479 - 486.

[38] Mettler L N, Shott M E, Pryor T, et al. White matter integrity is reduced in bulimia nervosa [J]. Int J Eat Disord, 2013,46:264 - 273.

[39] Milad M R, Rauch S L. Obsessive-compulsive disorder: beyond segregated cortico-striatal pathways [J]. Trends Cogn Sci, 2012,16:43 - 51.

[40] Moeller F G, Hasan K M, Steinberg J L, et al. Reduced anterior corpus callosum white matter integrity is related to increased impulsivity and reduced discriminability in cocainedependent subjects: diffusion tensor imaging [J]. Neuropsychopharmacology, 2005,30:610 - 617.

[41] Moeller F G, Hasan K M, Steinberg J L, et al. Diffusion tensor imaging eigenvalues: preliminary evidence for altered myelin in cocaine dependence [J]. Psychiatry Res, 2007,154:253 - 258.

[42] Mori S, van Zijl P C M. Fiber tracking: principles and strategies—a technical review [J]. NMR Biomed, 2002,15:468 - 480.

[43] Mori S, Zhang J. Principles of diffusion tensor imaging and its applications to basic neuroscience research. Neuron, 2006,51:527 - 539.

[44] Moseley M E, Cohen Y. Diffusion-weighted MR imaging of anisotropic water diffusion in cat central nervous system [J]. Radiology, 1990,176:439 - 445.

[45] Nakamae T, Narumoto J, Shibata K, et al. Alteration of fractional anisotropy and apparent diffusion coefficient in obsessive-compulsive disorder: a diffusion tensor imaging study [J]. Prog Neuropsychopharmacol BiolPsychiatry, 2008,32:1221 - 1226.

[46] Nobuhara K, Okugawa G, Minami T, et al. Effects of electroconvulsive therapy on frontal white matter in late-life depression: a diffusion tensor imaging study [J]. Neuropsychobiology, 2004,50: 48 - 53.

[47] Nobuhara K, Okugawa G, Sugimoto T, et al. Frontal white matter anisotropy and symptom severity of late-life depression: a magnetic resonance diffusion tensor imaging study [J]. J Neurol Neurosurg Psychiatry, 2006,77:120 - 122.

[48] Pfefferbaum A, Adalsteinsson E, Sullivan EV. Dysmorphology and microstructural degradation of the corpus callosum: interaction of age and alcoholism [J]. Neurobiol Aging, 2006,27:994 - 1009.

［49］ Pfefferbaum A，Adalsteinsson E，Sullivan E V. Supratentorial profile of white matter microstructural integrity in recovering alcoholic men and women［J］. Biol Psychiatry，2006,59:364 - 372.

［50］ Pfefferbaum A，Rosenbloom M J，Adalsteinsson E,et al. Diffusion tensor imaging with quantitative fibre tracking in HIV infection andalcoholism comorbidity: synergistic white matter damage［J］. Brain. 2007;130:48 - 64.

［51］ Pfefferbaum A，Sullivan E V. Microstructural but not macrostructural disruption of white matter in women with chronic alcoholism［J］. Neuroimage. 2002;15:708 - 718.

［52］ Pfefferbaum A，Sullivan E V. Disruption of brain white matter microstructure by excessive intracellular and extracellular fluid in alcoholism: evidence from diffusion tensor imaging［J］. Neuropsychopharmacology，2005,30:423 - 432.

［53］ Pierpaoli C. Diffusion tensor MR imaging of the human brain. Radiology. 1996;201:637 - 648.

［54］ Pierpaoli C，Basser PJ. Toward a quantitative assessment of diffusion anisotropy［J］. Magn ResonMed. 1996;36:893 - 906.

［55］ Reese T G，Heid O，Weisskoff R M，et al. Reduction of eddy-current-induced distortion indiffusion MRI using a twice-refocused spin echo［J］. Magn Reson Med，2003,49:177 - 182.

［56］ Roberts R E，Anderson E J，Husain M. White mattermicrostructure and cognitive function［J］. Neuroscientist，2013,19:8 - 15.

［57］ Saito Y，Nobuhara K，Okugawa G，et al. Corpus callosum in patients with obsessive-compulsive disorder: diffusion-tensor imaging study［J］. Radiology，2008,246:536 - 542.

［58］ Schmahmann J D，Pandya D N，Wang R，et al. Association fibre pathways of thebrain: parallel observations from diffusion spectrum imaging and autoradiography［J］. Brain，2007,130:630 - 653.

［59］ Stejskal E O，Tanner J E. Spin diffusion measurements: spin echoes in the presence of a time-dependent field gradient［J］. J Chem Phys，1965,42:288 - 292.

［60］ Szeszko P R，MacMillan S，McMeniman M，et al. Amygdala volume reductions in pediatric patients with obsessive-compulsive disorder treated with paroxetine: preliminary findings［J］. Neuropsychopharmacology，2004,29:826 - 832.

［61］ Tang P F，Ko Y H，Luo Z A，et al. Tract-specific and region of interest analysis of corticospinal tract integrity in subcortical ischemic stroke: reliability and correlation with motor function of affected lower extremity［J］. Am J Neuroradiol，2010,31:1023 - 1030.

［62］ Taylor D G，Bushell M C. The spatial-mapping of translational diffusion-coefficients by the NMR imaging technique［J］. Phys Med Biol，1985,30:345 - 349.

［63］ Taylor W D，MacFall J R，Payne M E，et al. Late-life depression and microstructural abnormalities in dorsolateral prefrontal cortex white matter［J］. Am J Psychiatry，2004,161:1293 - 1296.

［64］ Tuch D S. Q-ball imaging［J］. Magn Reson Med，2004,52:1358 - 1372.

［65］ Tuch D S，Reese T G，Wiegell M R，et al. High angular resolution diffusion imaging reveals intravoxel white matter fiber heterogeneity［J］. Magn Reson Med，2002,48:577 - 582.

［66］ Tuch D S，Reese T G，Wiegell M R，et al. Diffusion MRI of complex neural architecture［J］. Neuron，2003,40:885 - 895.

［67］ Wakana S，Caprihan A，Panzenboeck M M，et al. Reproducibility of quantitative tractography methods applied to cerebral white matter［J］. Neuroimage，2007,36:630 - 644.

［68］ Wedeen V J，Hagmann P，Tseng W Y，et al. Mapping complex tissue architecture with diffusion spectrum magnetic resonance imaging［J］. Magn Reson Med，2005,54:1377 - 1386.

［69］ Wedeen V J，Rosene D L，Wang R，et al. The geometric structure of the brain fiberpathways［J］. Science. 2012;335:1628 - 1634.

［70］ Wedeen V J，Wang R P，Schmahmann JD，et al. Diffusion spectrum magnetic resonance imaging (DSI) tractography of crossing fibers [J]. Neuroimage. 2008;41:1267 - 1277.

[71] Wiegell M R. Fiber crossing in human brain depicted with diffusion tensor MR imaging [J]. Radiology，2000，217.

[72] Yeh F C，Wedeen V J，Tseng W Y. Generalized q-samplingimaging [J]. IEEE Trans Med Imaging，2010，29:1626 - 1635.

[73] Yoo S Y，Jang J H，Shin Y W，et al. White matter abnormalities in drug-naive patients with obsessive-compulsive disorder：a diffusion tensor study before and after citalopram treatment [J]. Acta Psychiatr Scand，2007，116:211 - 219.

第 3 章

精神病学的神经影像学

左传涛，张慧玮

摘　要

精神疾病通常定义为个体如何感受、行为、思考或感知的结合。疾病可能与特定脑区、功能单位或整个神经系统相关，并常在特定社会情景下诊断。过去数十年，神经影像学已发展到研究特定疾病的特定脑区。神经影像学已应用于神经精神症状和疾病的鉴别诊断，特别是在其他临床手段诊断困难的情况下。神经影像学方法也可为研究多种精神疾病的神经机制和异常神经环路提供参考。另外，神经影像学是药物研制与开发的重要工具。

3.1　现状

随着神经影像学技术和软件的进步，现在可以可靠且毫不费力地将大脑分割成灰质（gray matter，GM）、白质（white matter，WM）和脑脊液（cerebrospinal fiuid，CSF）。影像学研究可分为结构灰质研究、检测脑白质连接性的研究、功能磁共振（functional magnetic resonance imaging，fMRI）研究以及检测神经递质和神经递质受体改变的研究。结构脑影像研究大概可分为感兴趣区域（region of interest，ROI）研究和基于体素的形态学（voxel-based morphometric，VBM）分析。前者选择一个脑区，使用特定跟踪准则，然后以后续体积计算和比较划分区域。例如，精神分裂症患者和健康者之间。后者（如 VBM）使用更简单的分割方法和更自动化体积比较方法。用于评价脑白质完整性的扩散张量成像（diffusion tensor imaging，DTI）基本原理是，水分子在 CSF 中限于所有方向均等扩散（各向同性扩散），但在脑白质和灰质不是按此扩散，水分子在脑白质表现为各向异性强扩散；而在灰质表现为各向异性弱扩散。精神疾病的 fMRI 研究数量增长迅速。fMRI 有助于理解大脑和行为的关系。利用 fMRI 研究的一项主要目的在于显示对神经系统刺激失败（研究证据显示，

左传涛（通信作者）、张慧玮
中国上海复旦大学附属华山医院 PET 中心
e-mail：zuoct_cn2000@126.com

在尝试刺激神经系统时，测试对象血流较对照组减少）如何引起患者的行为缺陷。磁共振波谱（magnetic resonance spectroscopy，MRS）是非侵入性分析技术，已用于研究大脑代谢改变。该技术用于研究反映特定脑功能代谢。另外，引入诸如正电子发射计算机断层扫描（positron emission tomography，PET）和单光子发射计算机断层扫描（single photon emission tomography，SPECT）的技术已能直接检测活体大脑神经递质功能。PET/SPECT 已用于许多研究以量化不同脑区的代谢或血流、检测神经递质受体结合的潜能，量化给定类型受体的区域密度，在药理学或生理学中的难题，即确定受体结合移位，以及量化神经递质释放。

3.2　精神分裂症

磁共振成像（magnetic resonance imaging，MRI）研究已经从多个层面检测精神分裂症，从确立脑连接损害的结构脑缺陷，到神经递质和受体改变以外的功能损害层面。结构 MRI 成为理解精神分裂症生物学基础和制订集中干预计划的有用工具，因而特别在疾病早期阶段可以协助临床医生。当前精神分裂症的病理生理学研究已经转移到通路异常而非特定区域损害，即便明确指出受影响的特定通路还有困难。神经心理学缺陷一致报道精神分裂症在诸如规则定势转换、反应抑制和选择性注意等测试时存在执行功能损害。有关处理速度、语言能力、工作记忆以及语言和视觉记忆缺陷也有报道。症状的多样性也反映有多脑区参与。

使用 VBM 或其他定量结构 MRI 技术的研究已经显示初发精神分裂症（first-episode schizophrenia，FES）患者在前额叶皮质、颞叶皮质、海马以及前内侧丘脑有显著区域性灰质减少。类似结构改变可受抗精神病药物影响。精神分裂症患者及未受影响的兄弟姐妹的 VBM 研究揭示其可能共同存在左侧颞中回灰质体积减小。该区域性减少可能是精神分裂症的潜在内表型。但荟萃分析认为精神分裂症及其未受影响亲属的 GM 改变差异较大，虽然某些区域有轻微重叠。

fMRI 除识别精神分裂症心理病理学基础外，已用于评价许多层面，如认知、情感处理和社会认知。fMRI 研究已检测并说明静息态功能脑异常和精神分裂症引起的多种假设的认知异常。还能提供一些重要经典的精神分裂症相关症状的神经基础理解，如听幻觉。另外，通过检测特定眼球活动和神经心理学检测间的关系，反向眼跳错误是提示精神分裂症患者广泛神经心理学缺陷的指征。fMRI 和 $H_2^{15}O$ PET 扫描已经揭示这些患者前额叶、扣带回皮质和内侧颞叶的异常激活，以及这些结构之间异常的相互作用。刺激范式期间的静息态脑网络抑制减少也已在精神分裂症中有报道。

结构体积 MRI 研究已集中于精神分裂症先验的相关脑区。VBM 研究也已识别参与皮质-小脑-丘脑-皮质环路的区域。该环路及组成参与监督和协调顺利执行精神活动的过程。研究提出该环路紊乱引起"认知辨距障碍"从而导致曲解认知和精神分裂症症状。DTI 研究已经提供精神分裂症皮质-皮质和皮质-皮质下失联的证据。这些改变似乎广泛，而且 VBM 研究的结构数据支持皮质区域的广泛异常。

研究已经评价精神分裂症的神经递质情况，包括多巴胺（dopamine，DA）、5-羟色胺、γ-氨基丁酸（gamma-aminobutyric acid，GABA）和谷氨酸。已有多个水平研究 DA 功能：

①在突触前水平,研究 DOPA 摄取能力的神经影像学研究清楚显示精神分裂症患者 DA 合成增加(荟萃分析显示精神分裂症纹状体多巴胺合成能力持续增加,患者比健康者对照增加了 14%;②在突触水平,研究多巴胺转运体可用性(dopamine transporter availability, DAT)的神经影像学研究,未显示任何功能障碍的证据;③在 DA 受体水平,研究 DA 受体密度的神经影像学研究显示多巴胺 D2 受体密度在基础条件下轻度增加,动态条件下 DA 系统反应活跃。研究现已清楚说明精神分裂症患者与风险人群存在纹状体 DA 异常,并构成精神分裂症的内表型。风险人群中轻微亚临床纹状体 DA 异常可以成为从易受伤害状态转变为明显精神病表现的生物标记。研究发现经过治疗的精神分裂症患者与年龄、性别匹配的健康人相比,以 5 - HT$_{1A}$ 受体的 PET 标示配体的 ^{18}F - MPFF 显著减少。这些改变主要位于额叶和眶额叶皮质,并可能反映精神分裂症病理生理学或与药物的作用。^{18}F - FFMZ PET 近期已用于检测 GABA - A/BZ 受体结合潜能。超高风险个体中右侧尾状核 GABA - A/BZ 受体结合潜能显著降低。PET/SPECT 研究检测单用氯胺酮 NMDA 阻滞剂对健康被试的多巴胺能指标的作用,发现对纹状体有混合结果,但在皮质有显著作用,这与既往啮齿动物的数据一致。但是,研究使用安非他命在精神分裂症个体产生的多巴胺释放和为健康人快速给予氯胺酮取得的结果惊人相似,提供了精神分裂症的谷氨酸/NMDA 假说的初步支持。然而,有必要直接检测活体谷氨酸能指标,从而将临床前和临床研究结果转化为有效治疗。虽然,谷氨酸系统的 PET/SPECT 成像发展已落后于多巴胺系统,但基于 MRI 的技术已有效用于检测活体谷氨酸能指标。

3.3　抑郁症

有临床症状的抑郁症患者占总人群 7%～18%,在其一生至少出现一次。抑郁症无疑是最常见的精神疾病,并且造成最大数量的失能调整生命年。与部分类似于抑郁症的神经退行性疾病伴有额叶代谢降低相反,抑郁症和内侧额叶亚区代谢提高,但与体积减小有关。另外,fMRI 激活模式也用于鉴别这些疾病。抑郁症患者眶额叶和扣带回激活多于阿尔茨海默病(Alzheimer disease, AD)患者和健康对照。遗传变异可能影响抑郁症发病的可能性大小和相应的影像学研究结果。如,抑郁症患者似乎通过 5 - HT 转运子基因(SLC6A4)启动子多态性(5 - HTTLPR)调节杏仁核使其对负性刺激反应活动增加。海马体积损失是老年被试者和慢性抑郁症患者的特征,并可能受 V66M 脑源性神经营养因子基因变异和 5 - HTTLPR SLC6A4 多态性的影响。3D - MRI 研究报道有反应者腹侧前扣带回/基底扣带回灌注高于无反应者,而且灌注检测结果与汉密尔顿抑郁评定量表变化相关。

PET/SPECT 研究显示悲观情绪较重患者的 5 -羟色胺能结合潜能异常高,提示细胞外 5 -羟色胺与悲观情绪的严重程度相关。其他研究显示,抑郁发作加重患者在伴有运动迟缓时具有高于正常的多巴胺结合潜能,提示多巴胺影响抑郁症的运动。5 -羟色胺和多巴胺结合潜能较高与细胞外这些神经递质浓度较低相关;因而抑郁症常说成是由于 5 -羟色胺和多巴胺水平偏低,并使用抑制这些神经递质由细胞外空间主动转运至细胞内部位的药物治疗,以便增加细胞外水平。PET 成像还为理解抑郁症(major depressive disorders, MDDs)病理生理学、识别内表型和易受伤害特点,以及评价治疗和识别新的预防机会做出重要贡献。神经受体 PET 成像已经与抑郁症患者中缝核、内侧颞叶和内侧前额叶 5 - HT$_{1A}$ 结合潜能降低相关。通过开发适当的放射性单胺能受体配体，如 5 - HT$_{1A}$、5 - HT$_{2A}$ 和 D2 受体；再摄取转运体如 5 - 羟色胺转运体（serotonin transporter，SERT/5-HTT）、多巴胺转运体（dopamine transporter，DAT）、去甲肾上腺素转运体（norepinephrine transporter，NET）和降解酶（MAO - A 和 B），PET 成像已经对 MDD 单胺类治疗具有相当影响。鉴于 MAO - A 是代谢单胺类酶，如 5-羟色胺、去甲肾上腺素和多巴胺，研究提出 MAO - A 密度增加是在 MDD 观察到的多种单胺减少的主要机制。治疗抑郁发作的临床试验发现能够通过 5 - 羟色胺再摄取抑制剂来抑制 80% 的 5 - HTT，从而区分药物和安慰剂。研究发现，情感障碍父母的健康双胞胎在背外侧前额叶皮质的 5 - HTT 结合活动弱，提示遗传易受伤害性可能影响抑郁症的病理生理学。而 18F - 氟 - 2 - 脱氧-葡萄糖（^{18}F-fluoro-2-deoxy-glucose，FDG）PET 成像显示不同区域大脑葡萄糖代谢模式可能是 5 - 羟色胺敏感性自杀风险生物标记。

3.4 焦虑症

MRI 已用于研究焦虑症。与对照相组比，广泛性焦虑症（generalized anxiety disorder，GAD）患者的杏仁核和背内侧前额叶皮质（dorsomedial prefrontal cortex，DMPFC）体积较大。而且 GAD 患者表现为与预期焦虑和情绪调节相关脑区的局部灰质体积差异。研究观察到前额叶区域改变、纹状体和顶叶区域活动减少，表明社交焦虑症（social anxiety disorder，SAD）的复杂性仍有许多内容需要研究。有趣的是，随访研究观察到这些相同区域在药物治疗或心理治疗后灌注减少。内侧前额叶皮质提供对 SAD 病理生理学皮质-边缘模型的额外支持，是一个有前景的研究领域。虽然在 fMRI 研究中，SAD 患者表现为与 HC 组相似的激活模式，但其左侧小脑、左侧楔前叶和双侧后扣带回激活相对减少。DTI 能用于检测区域性脑白质结构完整性并绘制白质束。大多数焦虑症的 DTI 研究结果与其他结构和 fMRI 研究结果相符，可理解为处于现有多种疾病神经环路模型框架内。DTI 研究结果能进一步充实焦虑症的神经生物学模型，虽然常常需要再现研究结果而且儿童人群的研究显著滞后。

另外，PET/SPECT 研究观察到焦虑症 5 - HT$_{1A}$ 可用性减少。有趣的是，在 MDD 患者观察到的 5 - HTT 减少与同时出现的焦虑严重程度幅度相关，而非抑郁症状。近期一项荟萃分析发现，在强迫症（obsessive compulsive disorder，OCD）纹状体 D2 受体减少，中脑 5 - HTT 结合和惊恐障碍的额叶皮质区域以及广泛性焦虑症颞叶-皮质区域的 GABA - A 受体减少。结合所有焦虑症，研究观察到中脑 5 - HTT 和 5 - HT$_{1A}$ 受体、纹状体 D2 和 GABA - A 受体减少，提示多巴胺、5 - HT 和 GABA 神经递质在焦虑症的重要作用。

3.5 进食障碍

进食障碍（eating disorders，EDs）包括神经性厌食（anorexia nervosa，AN）和神经性暴食（bulimia nervosa，BN）。功能脑影像常联合范式和任务开展，用于识别可能是 AN 病理生理学特异性激活的脑区。高热量视觉表现引起 AN 个体高度焦虑，并有左内侧颞叶、左侧岛叶和双侧前扣带回（anterior cingulate cortex，ACC）活动。前额叶皮质可能通过提升害怕相关激活和焦虑，合适或不合适地主动限制食物，从而做出相关决策，如限食。研究观察到已康复的 AN 个体岛叶和纹状体对随机应用愉快和厌恶味觉刺激的脑反应提高,提示味觉犒赏系统过敏。而且,体相障碍是 AN 病理生理学不可或缺的一部分,是部分诊断标准。知觉改变可能直接与体相构建机制相关。扣带回和前额叶活动常在 AN 患者和对照组之间存在差异。那些区域可能在面对引发焦虑的食物相关刺激时过度激活。这种高度警觉很可能与焦虑和害怕肥胖的认知相关,从而通过行动避免增重。另一方面,AN 个体可能对味道和其他犒赏刺激反应较少,可能有助于限制食物摄入,特别是神经生物学"犒赏性"食物。进一步看来,AN 个体确实改变了自我知觉相关的大脑激活,这提示不正确的处理以及可能异常的本体感觉反馈反而可能使瘦的超价观念控制自我形象。BN 岛叶激活表示食物图像可引起情绪提升,ACC 激活可平衡抵消该反应,因为 ACC 参与情绪注意的选择和交感自主觉醒的控制。BN 与味觉犒赏环路反应减少相关,提示犒赏通路可能对过量食物反应脱敏,而类似于在物质滥用模型的观察结果。与 AN 相似,BN 与外侧梭状回激活减少相关;而与 AN 相比,BN 高度厌恶评价任何体型。因此,BN 大脑激活减少可能是厌恶导致大脑反应受限。

^{18}F - FDG PET 研究 AN 显示额叶、边缘叶、豆状核、左侧岛叶和左侧胼胝体下回代谢过高及顶叶代谢偏低。脑深部电刺激额叶、海马和豆状核后高代谢减少(见图 3.1 和图 3.2)。PET 研究 AN 和 BN 的单胺类功能已集中于 5 - HT$_{1A}$受体、5 - HT$_{2A}$受体、5 - HT

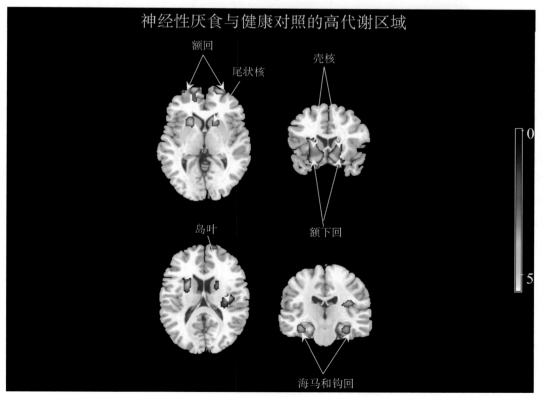

图 3.1 AN 与健康对照的高代谢区域。图示神经取向。灰度图是表示 MNI 空间的 T$_1$ 结构 MRI。红色区域显示 AN 患者比对照被试相对高度活动的区域。

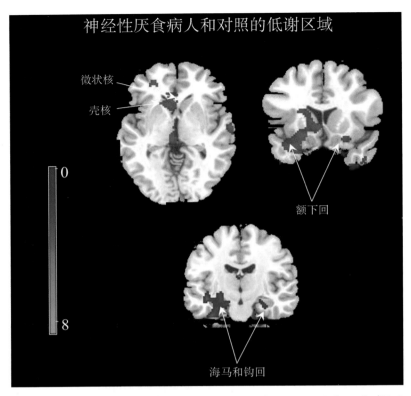

图3.2　AN 患者和对照的低代谢区域。蓝色区域显示 AN 患者比对照被试者相对较低活动的区域。

转运体（5-HT transporter，5‐HTT）和多巴胺。AN 个体显示出 ^{11}C‐WAY100635 BP 在膝下、颞叶内缘、眶额叶、中缝脑区、前额叶、外侧颞叶、前扣带回和顶叶区域增加 $50\% \sim 70\%$。有报道 BN 患者后突触5‐HT$_{1A}$活动增加。亚组间比较5‐HT$_{2A}$受体结合时，ANR 和 AN‐B/P 的康复个体在扣带回膝下、顶叶和枕叶皮层减少。相比之下，仅 ANR 康复个体在颞叶内缘区域和扣带回前膝部的 5‐HT$_{2A}$ 受体结合减少。研究发现，BN 患者具有正常的 5‐HT$_{2A}$受体结合。但特异性 5‐HT$_{2A}$受体拮抗剂^{18}F‐阿坦色林的 PET 研究显示，康复 BN 女性的双侧内侧眶额叶皮质 5‐HT$_{2A}$结合显著减少。^{11}C‐McN5652 的 PET 研究评价 AN 和 BN 康复后的 5‐HTT 说明，ED 亚型的多种 5‐HTT 活动可能提供这些亚型在情感管理和冲动控制方面显示差异原因的重要见解。DA 功能障碍，特别是纹状体环路，可能导致 AN 患者犒赏和情感、决策和执行控制的改变以及刻板运动和食物消化减少。DA 系统参与 AN，包括 AN 患者和康复个体 DA 代谢的 CSF 水平减少。AN 患者功能性多巴胺 D2 受体基因多态性和受损视觉无差异反映 AN 个体 DA 信号传导的改变。

3.6　强迫症

强迫症（obsessive compulsive disorder，OCD）基于 MR 的灌注成像很少。研究表明在

症状诱发时检测区域性脑血流(rCBF)变化,有报道,眶额叶-皮质下环路(如眶额叶皮质、尾状核和丘脑)的变化最多。眶额叶皮质脑血流(CBF)较低和后扣带回 rCBF 较高可有较好的预后。更常见的 OCD 研究是利用基于核医学的灌注成像。有研究报道 OCD 者的右侧眶额叶和左侧楔前叶灌注增加。基于灌注成像的研究结果,眶额叶皮质似乎是参与 OCD 的关键区域。因此,在症状激发期间眶额叶 CBF 提高似乎具有 OCD 特异性。既往报道,FDG PET 理论上适合研究 OCD 功能障碍的皮质-纹状体-丘脑-皮质环路。OCD 眶回、尾状核和扣带回代谢增加,提示这些区域功能障碍。刺激腹侧纹状体/腹侧内囊靶点发现眶额叶、前扣带回、纹状体、苍白球和丘脑被明显激活。而代谢研究显示,刺激内囊前肢可使前额叶代谢活动减少,特别是 ACC 膝下部,研究认为这反映了皮质-纹状体-丘脑-皮质环路的中断。另外,OCD 改善程度与左侧纹状体、杏仁核和海马代谢呈负相关。所有这些研究结果揭示了边缘环路功能障碍在 OCD 病理生理学的重要作用,并显示脑深部电制激疗法(DBS)可调节这些通路(见图 3.3 和图 3.4)。

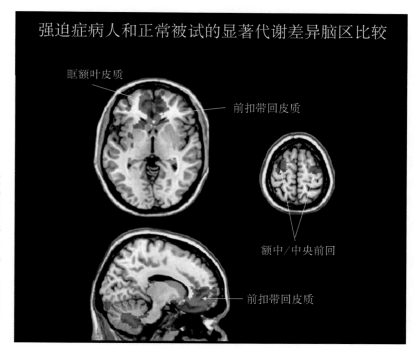

图 3.3　OCD 和正常被试者的脑区比较有显著代谢差异脑。OCD 患者双侧眶额叶皮质(orbitofrontal cortex,OFC)/前扣带回皮质(anterior cingulate cortex,ACC)、额下回的标准化糖代谢增加(红色);但与正常对照组相比,双侧枕叶和辅助运动区代谢降低(蓝色)

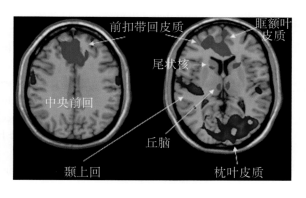

图 3.4　OCD 患者双侧内囊前肢毁损术后,显著代谢改变的脑区。OCD 患者术后双侧 ACC/OFC、尾状核和丘脑的标准化糖代谢降低(蓝色);但双侧中央前回、延伸至小脑的枕叶皮质和颞上回相对术前基线糖代谢增加(红色)。

3.7　临床应用

神经影像学常规用于精神疾病的诊断检查,而最常见是肿瘤导致额叶或颞叶损害引起的精神症状。对认知损害的老年人,可能难以鉴别抑郁症和神经退行性疾病。神经影像学可能对鉴别阿尔茨海默病 AD、弥漫性路易体病或额叶-颞叶痴呆会有所帮助。精神疾病的神经影像学必须应对精神疾病的诊断问题。精神疾病的神经生物学可能呈现高度异质性。因此,精神疾病的神经影像学研究结果可能缺乏特异性,而常常无法解释单个神经生物学紊乱的清楚联系。当前,研究单个精神疾病患者所确定的神经影像学模式不能获得准确诊断。但研究每个精神诊断组的患者样本已经获得一些特征性结果。

3.8　药物研发和开发

神经影像学可在多个层面有利于药物研发和开发:

(1) 显示临床前模型特征。

(2) 开展早期临床研究,证明新药的靶点可产生预期临床获益的生物学改变。

(3) 评价临床试验的患者来验证观点。

换言之,通过神经影像学显示特定靶点参与,能观察临床终点有意义的改变,因而提供了研究治疗的证据支持。由于神经影像学很可能活体观察脑结构和功能,因而可能成为提供治疗干预发展的理想生物标记。鉴于生物标记的定义,大多数神经影像学方法不符合当前的生物标记标准。但部分方法因识别治疗相关的疾病特征,可作为生物标记或前生物标记。例如,在 ^{11}C 雷氯必利 PET 扫描中检测纹状体多巴胺 D2 受体,可发现 D2 受体被药物占有和精神分裂症阳性症状减少的联系;在缓解妄想和幻觉的患者中,提升剂量可提高受体占有率至 80%,并且疗效逐步提高。

总之,神经影像学越来越多地用于精神病治疗的发展。神经影像学与临床诊断和鉴别诊断相关。可深入洞察精神疾病的机制。神经影像学为临床前研究人员检测潜在药物靶点是否在精神疾病中表现异常,和是否以此为依据调整治疗方案提供了一个相对容易的方法。最后,通过识别预期药物药理学作用的个体,可通过挑选最可能从临床试验的特定治疗中获益的个体来协助神经影像学个体化用药。

参考文献

[1] Perlini C, Bellani M, Brambilla P. Structural imaging techniques in schizophrenia [J]. Acta Psychiatr Scand, 2012,126(4):235-242.

[2] Narayanaswamy J C, Venkatasubramanian G, Gangadhar B N. Neuroimaging studies inschizophrenia:an overview of research from Asia [J]. Int Rev Psychiatry, 2012,24(5):405-416.

[3] Sun D, et al. Elucidating a magnetic resonance imaging-based neuroanatomic biomarker for psychosis:classification analysis using probabilistic brain atlas and machine learning algorithms [J]. BiolPsychiatry, 2009,66(11):1055-1060.

[4] Meisenzahl E M, et al. Structural brain alterations at different stages of schizophrenia:a voxel-

based morphometric study [J]. Schizophr Res，2008，104(1 - 3)：44 - 60.

[5] Hu M，et al. Decreased left middle temporal gyrus volume in antipsychotic drug-naive，first-episode schizophrenia patients and their healthy unaffected siblings [J]. Schizophr Res，2013，144(1 - 3)：37 - 42.

[6] Thompson P M，et al. Time-lapse mapping of cortical changes in schizophrenia with different treatments [J]. Cereb Cortex，2009，19(5)：1107 - 1123.

[7] Xiao Y，et al. Similar and different gray matter deficits in schizophrenia patients and their unaffected biological relatives [J]. Front Psychiatry，2013，4：150.

[8] Vago D R，et al. Identification of neural targets for thetreatment of psychiatric disorders：the role of functional neuroimaging [J]. Neurosurg Clin N Am，2011，22(2)：279 - 305.

[9] Sorg C，et al. Increased intrinsic brain activity in the striatum reflects symptom dimensions in schizophrenia [J]. Schizophr Bull，2013，39(2)：387 - 395.

[10] Ebisch S J，et al. Altered brain long-range functional interactions underlying the link between aberrant self experience and self-other relationship in first-episode schizophrenia [J]. Schizophr Bull，2014，40(5)1072.

[11] Tu P C，et al. Schizophrenia and the brain's control network：aberrant within- and between-network connectivity of the frontoparietal network inschizophrenia [J]. Schizophr Res，2013；147(2 - 3)：339 - 347.

[12] Mou X，et al. Voice recognition and altered connectivity in schizophrenic patients with auditory hallucinations [J]. Prog Neuropsychopharmacol BiolPsychiatry，2013，44：265 - 270.

[13] Zanelli J，et al. Neuropsychological correlates of eye movement abnormalities in schizophrenic patients and their unaffected relatives [J]. Psychiatry Res. 2009；168(3)：193 - 197.

[14] Eisenberg D P，et al. Executive function，neural circuitry，and genetic mechanisms in schizophrenia [J]. Neuropsychopharmacology，2010，35(1)：258 - 277.

[15] Blasi G，et al. Nonlinear response of the anterior cingulate and prefrontal cortex in schizophrenia as a function of variable attentional control [J]. Cereb Cortex，2010，20(4)：837 - 845.

[16] Masdeu J C. Neuroimaging in psychiatric disorders [J]. Neurotherapeutics，2011，8(1)：93 - 102.

[17] Fusar-Poli P，Meyer-Lindenberg A. Striatal presynaptic dopamine in schizophrenia，part Ⅱ：meta-analysis of [(18)F/(11)C]-DOPA PET studies [J]. Schizophr Bull，2013，39(1)：33 - 42.

[18] Fusar-Poli P，Meyer-Lindenberg A. Striatal presynaptic dopamine in schizophrenia，Part Ⅰ：metaanalysis of dopamine active transporter (DAT) density [J]. Schizophr Bull，2013，39(1)：22 - 32.

[19] Brunelin J，Fecteau S，Suaud-Chagny M F. Abnormal striatal dopamine transmission in schizophrenia [J]. CurrMed Chem，2013，20(3)：397 - 404.

[20] Lerond J，et al. Effects of aripiprazole，risperidone，and olanzapine on 5 - HT1A receptors in patients with schizophrenia [J]. J Clin Psychopharmacol，2013，33(1)：84 - 89.

[21] Kang J I，et al. Reduced binding potential of GABAA/benzodiazepine receptors in individuals at ultrahigh risk for psychosis：an [18F]-fluoroflumazenil positron emission tomography study [J]. Schizophr Bull，2014，40(3)648 - 657.

[22] Poels E M，et al. Imaging glutamate in schizophrenia：review of findings and implications for drug discovery [J]. Mol Psychiatry，2014，19(1)：20 - 29.

[23] Clark C P，Frank L R，Brown G G. Sleep deprivation，EEG，and functional MRI in depression：preliminary results [J]. Neuropsychopharmacology，2001，25(5Suppl)：S79 - 84.

[24] Clark C P，et al. Improved anatomic delineation of the antidepressant response to partial sleep deprivation in medial frontal cortex using perfusion-weighted functional MRI [J]. Psychiatry Res，

2006,146(3):213-222.

[25] Clark C P, et al. Does amygdalar perfusion correlate with antidepressant response to partial sleep deprivation in major depression? [J]. Psychiatry Res, 2006,146(1):43-51.

[26] Meyer J H, et al. Imaging the serotonin transporter during major depressive disorder and antidepressant treatment [J]. J Psychiatry Neurosci, 2007,32:86-102.

[27] Theberge J. Perfusion magnetic resonance imaging in psychiatry [J]. Top Magn Reson Imaging, 2008,19(2):111-130.

[28] Meyer J H, et al. Serotonin transporter occupancy of five selective serotonin reuptake inhibitors at different doses: an [11C]DASB positron emission tomography study [J]. Am J Psychiatry, 2004, 161(5):826-835.

[29] Frokjaer V G, et al. High familial risk for mood disorder is associated with low dorsolateral prefrontal cortex serotonin transporter binding [J]. Neuroimage, 2009,46(2):360-366.

[30] Sublette M E, et al. Regional brain glucose uptake distinguishes suicide attempters from non-attempters inmajor depression [J]. Arch SuicideRes, 2013,17(4):434-447.

[31] Schienle A, Ebner F, Schafer A. Localized gray matter volume abnormalities in generalized anxiety disorder [J]. Eur Arch Psychiatry Clin Neurosci, 2011,261(4):303-307.

[32] Freitas-Ferrari M C, et al. Neuroimaging in social anxiety disorder: a systematic review of the literature [J]. Prog Neuropsychopharmacol Biol Psychiatry, 2010,34(4):565-580.

[33] Nakao T, et al. fMRI of patients with social anxiety disorder during a social situation task [J]. Neurosci Res, 2011,69(1):67-72.

[34] Ayling E, et al. Diffusion tensor imaging in anxiety disorders [J]. Curr Psychiatry Rep, 2012,14(3):197-202.

[35] Jones T, Rabiner E A. The development, pastachievements, and future directions of brain PET [J]. J Cereb Blood Flow Metab, 2012,32(7):1426-1454.

[36] Frank G K, Kaye W H. Current status of functional imaging in eating disorders [J]. Int J Eat Disord, 2012,45(6):723-736.

[37] Phan K L, et al. Functional neuroanatomy of emotion: a meta-analysis of emotion activation studies in PET and fMRI [J]. Neuroimage, 2002,16(2):331-348.

[38] Critchley H D, Mathias C J, Dolan R J. Fear conditioning in humans: the influence of awareness and autonomic arousal on functional neuroanatomy [J]. Neuron, 2002,33(4):653-663.

[39] Uher R, et al. Functional neuroanatomy of body shape perception in healthy and eating-disordered women [J]. Biol Psychiatry, 2005,58(12):990-997.

[40] Zhang H W, et al. Metabolic imaging of deep brain stimulation in anorexia nervosa: a 18F-FDG PET/CTstudy [J]. Clin Nucl Med, 2013,38(12):943-948.

[41] Audenaert K, et al. Decreased 5-HT2a receptor binding in patients with anorexia nervosa [J]. J NuclMed, 2003,44(2):163-169.

[42] Bailer U F, et al. Serotonin transporter binding after recovery from eating disorders [J]. Psychopharmacology, 2007,195(3):315-324.

[43] Chen X L, et al. MR perfusion-weighted imaging and quantitative analysis of cerebral hemodynamics with symptom provocation in unmedicated patients with obsessive-compulsive disorder [J]. Neurosci Lett, 2004,370(2-3):206-211.

[44] Zuo ct, et al. Metabolic imaging of bilateral anterior capsulotomy in refractory obsessive compulsive disorder: an FDG PET study [J]. J Cereb Blood Flow Metab, 2013,33(6):880-887.

[45] Ballanger B, et al. PET functional imaging of deep brain stimulation in movement disorders and psychiatry [J]. J Cereb Blood Flow Metab, 2009,29(11):1743-1754.

[46] Bunevicius A, et al. Brain lesions manifesting as psychiatric disorders: eight cases [J]. CNS Spectr. 2008;13(11):950 – 958.

[47] Wong D F, Tauscher J, Grunder G. The role of imaging in proof of concept for CNS drug discovery and development [J]. Neuropsychopharmacology, 2009,34(1):187 – 203.

[48] Grunder G, et al. The striatal and extrastriatal D2/D3 receptor-binding profile of clozapine in patients with schizophrenia [J]. Neuropsychopharmacology, 2006,31(5):1027 – 1035.

第 4 章

精神疾病的脑深部电刺激和
历史的钟摆

Marwan I. Hariz

摘　要

　　由精神科医生和伦理学家近期发表的脑深部电刺激（deep brain stimulation，DBS）声明指出，DBS 最初用于运动障碍疾病，而现在应用于精神科疾病。正是由于帕金森病患者丘脑底核（subthalamic nucleus，STN）DBS 产生行为和精神病性不良反应促进了 DBS 在精神科的研究；神经外科医生不应在该领域单独行动，而应在多学科团队中避免重复过去的滥用。Hariz MI 对自 1947 年人体立体定向神经外科诞生以来的旧文献进行回顾，并行文如下：①20 世纪 50 年代早期 DBS 首次应用于精神科领域，而且主要由神经内科和精神科医生推进，没有神经外科医生参与；②发现这些在过去精神科的部分 DBS 应用，甚至用当时的伦理标准来看也是可疑且不安全的；③现代 DBS 治疗精神疾病起于 1999 年，最初由神经外科医生发起并有精神科医生的参与，而且和 STN 的 DBS 的非运动不良反应不相关；④精神科 DBS 的近期共识会议，多学科参与制定指南，这次共识都会重复出现 30 名非神经外科的研讨专家的意见。

4.1　DBS 基本概念

　　DBS 是一种公认的障碍手术治疗方法。如今，大多数 DBS 研究性应用在神经精神疾病领域，特别是强迫症、抽动秽语综合征和抑郁症。通常认为，精神科 DBS 在障碍 DBS 之后。例如，Kopell 等在 2004 年写道："过去十年，DBS 已经引起神经外科的实践革命，特别是障碍领域。现在研究 DBS 治疗难治性精神疾病也就不足为奇。"。Stelten 等写道："DBS 手术

Marwan I. Hariz（通信作者）
英国伦敦皇后广场 146 号 UCL 神经学研究所
e-mail：m. hariz@ion. ucl. ac. uk

Marwan I. Hariz
瑞典于默奥大学临床神经科学系

最初引入用于治疗障碍,如今正以难治性神经精神疾病治疗的可能性为基础选择性进行研究。"还有普遍观点认为,精神科 DBS 源于 DBS 刺激帕金森病(idiopathic parkinson's disease,PD)患者的 STN 产生精神症状和行为不良反应所引起的结果。Schläpfer 和 Bewernick 写道:"产生的精神性不良反应(如情绪改变,轻躁狂,焦虑减少)推动了 DBS 作为治疗精神疾病的尝试也适合精神疾病的尝试。"最后,人们认为,旧式立体定向手术治疗精神疾病不是充分的多学科综合治疗合作,而是神经外科医生单独行动,很多时候没有咨询精神科医生。该表述的示例可阅读由伦理学家 Fins 等在 2006 年《Neurosurgery》杂志发表的文章内容:"这一工作由神经外科医生单独进行,而没有精神科医生明确诊断。确认治疗对患者的适合程度,在伦理上是站不住脚的。放置可逆性电极本身不是其植入的道德保证⋯⋯这种错误行为尤其不合适,因为它表示神经外科相关过度实践的重演⋯⋯如果这一代神经科学家和实践者希望避免早年的滥用,那么避免神经外科与神经调控的合并,以一种学科内合乎伦理的方式进行神经调控是关键。"

　　本文目的在于从现有的被试历史文献,仔细查看代表领先观点现代文献的相关陈述。

4.2　材料与方法

　　作者尝试通过对科学文献、已出版书籍与科学会议论文集的文献检索,追踪长期 DBS 的起源,以期找到人体首次应用与早期 DBS 实践的参与者。

4.3　结果

4.3.1　DBS 起源

立体定向功能神经外科起于神经内科医生 Spiegel 和神经外科医生 Wycis 的合作手术。他们目的明确地在人体引入立体定向技术,通过对精神病患者在相关通路和核团上形成非常局限的毁损而避免脑白质切断术的不良反应。诚然,在其 1947 年《科学》杂志发表的开创性文章中写道:"器械用于精神外科⋯⋯毁损位于丘脑内侧核区域(内侧丘脑毁损术)⋯⋯"。很快,神经生理学家及精神学家 José Delgado 在 1952 年描述了一项技术,在精神病患者植入电极长期予以刺激,并记录以评价其价值。1953 年,梅奥诊所的论文集中有一篇关于 DBS 的文章,记载如下内容:"具有部分重要性的实践,结果可在持续数天刺激的研究观察到,有多名精神病患者症状似乎得到改善,并且较易接近"。作者认为该现象的可能解释为"局部刺激具有相当于电休克的治疗作用"。该文章还写道:"局部刺激的这一疗法需要深入研究,因为可能产生比当前所用相对残忍的颅外刺激方法达到的效果,更具特异性、较少损害和更有治疗效果的电刺激技术。"同时,Delgado 继续研究使用 DBS 疗法,并设计了"与大脑无线电通讯"的技术,通过长期植入电极附于头皮下植入的接收器,称之为"刺激接收器",专用于精神外科患者。同时,新奥尔兰杜兰大学精神外科 Robert Heath 领导的团队在三十年内进行长期电刺激精神分裂症患者的研究,研究始于 20 世纪 50 年代早期,为搜索大脑的"快乐中心"。Heath 的部分工作与"犒赏"和"有害"皮质下结构的研究相关,以手术控制行为并开启同性恋男性的异性行为,通过 DBS 情感调控的其他方面以发现治疗难治性精神疾病的方法。杜兰大学在该领域的研究经验由 Alan Baumeister 在 2000 年分析并发表于《神经科学历史杂志》,题为"杜兰脑电刺激项目——医学伦理的历史性病例研究",写道:"本综述的关键结论在于杜兰脑电刺激试验并非科学也不是临床证明……这些试验在过去的标准也是可疑且不安全的。"早在 Baumeister 提出该观点以前,神经外科医生 Lauri Laitinen 在 1977 年题为"精神科手术的伦理方面"一文中评论了 Heath 在 1972 年发表的文章,写道:"毫无疑问,该研究无视所有伦理标准。还应讨论接受这种报告并发表的编辑的伦理责任。"

如上观点,部分伦理学家声称"这一工作由神经外科医生单独进行在伦理上站不住脚",很难为此给予任何称赞,因为历史表明当某人"单独"进行这种工作,并揭露这种"不合适的"……"错误行为",应当谴责一些神经精神医生而非神经外科医生。在那种情况下有趣地注意到现在部分精神科医生对历史无知,还在近期于《神经学进展》杂志上发表题为"行为神经外科"的文章,写道:"最著名的手术医生之一是美国神经外科医生 Walter Freeman。Freeman 应用相对未经检验的手术——前额叶脑白质切断术,经眶部植入冰镐至额叶皮质"。实际上,Freeman 是神经精神学家,而真相是由于其对脑白质切断术越来越不置可否的态度,而该手术是被神经外科医生 James Watts 所抛弃的。当神经外科医生成为一些人的替罪羊,他们想起了挪威精神科医生 Ornulf Odegård,后者是在挪威具有超过 30 年工作经验的大型精神科医院主任,他在 1953 年《挪威医学杂志》写道:"精神外科可由精神科医生用其口袋中可能有的工具轻易开展,神奇的是手术可能无害而且有效。"

回到早期的 DBS,该方法良好持续至 17 世纪,而较少为行为障碍进行测试。同期,圣彼得堡的 Bechtereva 等通过长期开创性刺激丘脑和基底节治疗帕金森病。

4.3.2　DBS 在精神科的"现代"应用

现代 DBS 首次用于精神疾病,这与一些人声称的在 STN DBS 观察到的精神病性和行为不良反应无关。1999 年 Vandewalle 等开创 DBS 治疗抽动秽语综合征,而 Nuttin 等使用 DBS 治疗 OCD,这些工作者简单地将过去对相同疾病进行立体定向毁损的完全相同的大脑结构作为靶点。

4.4　讨论

通过回顾 DBS 以前的科学文献,见证了多条不准确的现代表述。其中神经外科医生被指责过去的(恶性)实践错误,因忽略多学科和伦理规则而受批评。这些质控的讽刺和空洞程度由近期发表于 2009 年 9 月刊的《普通精神医学纪要》题为"脑深部电刺激治疗情感、行为和思维疾病相关科学和伦理问题"证明。该文总结了 2 天共识会议的结果,会议旨在检验 DBS 在精神科应用的科学和伦理问题,以"在参与者中达成未来脑深部电刺激治疗情感、行为和思维的临床研究设计共识",并"建立保护参与这项研究的人类被试标准"。在与会的 30 名参与者中,其中 19 名是该文的作者,无神经外科医生,虽然作者坚持神经外科手术相关的多学科治疗,但专家组不包含一名神经外科医生。

4.5　结论

(1) DBS 不是"最初引入治疗运动疾病"。DBS 最早为于研究工具并最终用于治疗精神疾病。

（2）现代 DBS 首次应用于精神疾病,并尝试在与之前相同情况的毁损靶点植入电极而模拟毁损手术。

（3）尽管"这一工作由神经外科医生单独进行,而没有精神科医生明确诊断,确认治疗对患者的适合程度,在伦理上是站不住脚的",但确实是精神科医生和神经内科医生分别工作。如今自我促进的该领域部分专家需要阅读历史而非指控神经外科医生作为替罪羊。精神科 DBS 的共识会议 30 名参与者坚持多学科,但其中不包含一名神经外科医生确实是丑闻。

（4）包括精神外科的功能神经外科的多学科已不是新闻。从最早就有规则而非例外,当存在多学科例外时,精神科医生和神经内科医生常常选择单独工作。这种行为模式在今天不幸有重蹈覆辙的风险。

参考文献

［1］ Baumeister A A. The Tulane Electrical Brain Stimulation Program. A historical case study inmedical ethics ［J］. J Hist Neurosci, 2000,9:262 – 278.

［2］ Bechtereva N P, Kambarova D K, Smirnov V M,et al. Using the brain's latent abilities for therapy: chronic intracerebral electrical stimulation ［M］. In: Sweet B W, Obrador S, Martín-Rodrígez J G, editors. Neurosurgical treatment in psychiatry, pain and epilepsy. Baltimore: University Park Press; 1977. 581 – 613.

［3］ Bickford R G, Petersen M C, Dodge H W Jr, et al. Observations on depth stimulation of the human brain through implanted electrographic leads ［J］. Mayo Clin Proc, 1953,28:181 – 187.

［4］ Delgado J M, Hamlin H, Chapman W P. Technique of intracranial electrode implacement for recording and stimulation and its possible therapeutic value in psychotic patients ［J］. Confin Neurol, 1952,12:315 – 319.

［5］ Delgado J M, Mark V, Sweet W, et al. Intracerebral radio stimulation and recording in completely free patients ［J］. J Nerv Ment Dis, 1968,147:329 – 340.

［6］ Delgado J M R, Obrador S, Martín-Rodriguez J G. Two-way radio communication with the brain inpsychosurgical patients ［M］. In: Laitinen L V, Livingstone K E, editors. Surgical approaches in psychiatry. Lancaster: Medical and Technical Publishing CoLtd; 1973. 215 – 223.

［7］ El-Hai J. The lobotomist ［M］. Hoboken: Wiley; 2005.

［8］ Escobedo F, Fernández-Guardiola A, Solís G. Chronic stimulation of the cingulum in humans with behaviour disorders. In: Laitinen LV, Livingstone KE, editors. Surgical approaches in psychiatry. Lancaster: Medicaland Technical Publishing Co Ltd; 1973,65 – 68.

［9］ Fins J J, Rezai A R, Greenberg B D. Psychosurgery: avoiding an ethical redux while advancing a therapeutic future ［J］. Neurosurgery, 2006,59:713 – 716.

［10］ Heath R G. Electrical self-stimulation of the brain in Man. Am J Psychiatry ［J］. 1963,120:571 – 577.

［11］ Heath R G. Pleasure and brain activity in man: deep and surface electroence phalograms during orgasm ［J］. J Nerv Ment Dis, 1972,154:3 – 18.

［12］ Heath R G. Modulation of emotion with a brain pacemaker. Treatment for intractable psychiatricillness, J Nerv Ment Dis, 1977,165:300 – 317.

［13］ Kopell B H, Greenberg B, Rezai A R. Deep brain stimulation for psychiatric disorders ［J］. J

ClinNeurophysiol，2004，21：51－67.

[14] Laitinen L V. Ethical aspects of psychiatric surgery [M]. In：Sweet W H，Obrador S，Martín-Rodríguez J G，editors. Neurosurgical treatment in psychiatry，painand epilepsy. Baltimore：University Park Press；1977. 483－488.

[15] Malone D A Jr，Pandya M M. Behavioral neurosurgery [J]. Adv Neurol，2006，99：241－247.

[16] Moan C E，Heath R G. Septal stimulation for the initiation of heterosexual behavior in a homosexual male [J]. J Behav Ther Exp Psychiat，1972，3：23－30.

[17] Nuttin B，Cosyns P，Demeulemeester H，et al. Electrical stimulation in anterior limbs of internal capsules in patients with [J]. Lancet，1999，354：1526.

[18] Odegård O. Nye framsteg i psychiatrien [J]. Tidskrift forden Norske Laegeforening. 1953；123：411－444.

[19] Rabins P，Appleby B S，Brandt J，et al. Scientific and ethical issues related to deep brain stimulation for disorders of mood，behavior，and thought [J]. Arch GenPsychiatry，2009，66：931－937.

[20] Schläpfer T E，Bewernick B H. Deep brain stimulation for psychiatric disorders—state of the art [J]. Adv TechStand Neurosurg，2009，34：37－57.

[21] Spiegel E A，Wycis H T，Marks M，et al. Stereotaxic apparatus for operations on the human brain [J]. Science. 1947，106：349－350.

[22] Stelten B M，Noblesse L H，Ackermans L，et al. The neurosurgical treatment of addiction [J]. Neurosurg Focus，2008，25(1)：E5.

[23] Vandewalle V，van der Linden C，Groenewegen H J，et al. Stereotactic treatment of Gilles de la by high frequency stimulation of thalamus [J]. Lancet，1999，353：724.

第 5 章
神经精神疾病的毁损手术：
过去、现在、未来

Yosef Chodakiewitz，John Williams，
Jacob Chodakiewitz，Garth Rees Cosgrove

摘 要

精神疾病的手术治疗有着悠久的历史。其在 20 纪中期，也就是在有效抗精神药物出现之前，广泛使用精神疾病的手术治疗已达到巅峰。现代的精神外科采用立体定向技术，有广泛经验可支持其中的 4 种式的适应证。近年来随着脑深部电刺激的大量应用，精神外科再次复兴，因为脑深部电刺激可避免毁损的永久性破坏。尽管脑深部电刺激与毁损相比有可逆性的优势，但两种方法在手术操作和治疗效果上并不相同。不过，可以肯定的是毁损在手术治疗严重难治性精神疾病中具有重要作用，并且在未来也很可能持续如此。

5.1 历史观点

精神疾病手术干预的历史悠久、复杂且具有争议。最初治疗思维症状的手术方法出现于古代。古代颅骨钻孔操作包括使用圆柱状锯子行开颅手术。可以追溯至公元前 1500 年，文献描述使用颅骨钻孔缓解精神病症状，包括情感障碍和精神病。根据已钻孔颅骨的碳元素追踪可以进一步推测手术颅骨钻孔可追溯至公元前 5100 年，适当愈合的证据显示：法国昂西塞姆埋葬点发现的是手术伤口起源而非创伤起源。

精神外科的现代科学时代可在 19 世纪寻找起源，当时，开始发现大脑和行为间的强烈关联。该工作由许多通过导致特定认知功能障碍的特殊神经系统损害临床病因关联完成的，正如 Broca 和 Wernicke 在患者尸检研究所描述的失语症一样。1848 年另一件著名的案例，一名铁路工人 Phineas Gage 遭遇事故，被一根锋利的棍棒刺入头颅与大脑额叶治疗

Y. Chodakiewitz（通信作者）、J. Williams、G. R. Cosgrove
美国普罗维登斯布朗大学艾伯特医学院神经外科

J. Chodakiewitz
美国洛杉矶 UCLA 大卫格芬医学院神经外科

后其躯体上恢复惊人，但认识他的人指出他有明显的人格改变。

19 世纪中后期大脑-行为关联科学的环境正是精神外科形成之日，瑞士精神科医生 Gottlieb Burckhardt 于 1888 年进行了首例手术。临床应用神经精神关联的发展理论，他进行了双侧脑皮质部分切除术，手术包括多点选择性皮质切除。这些早期尝试并未明显成功，而精神外科（尚未产生的术语，当时并未完全被神经精神专业接受。20 世纪 30 年代后期，Fulton 和 Jacobson 发现手术双侧毁损大猩猩额叶可出现平静行为改变并伴有总体认知的部分改变。这一工作严重影响了葡萄牙神经内科医生 Egas Moniz，他后来开始提出有效缓解个体焦虑状态的精神外科手术，包含打断额叶传入传出纤维。而且事实上正是 Moniz 创造了术语"精神外科"。Moniz 和他的神经外科同事 Almeida Lima 一起创立了为人所知的前额叶脑白质切除术或脑白质切断术以治疗精神疾病。

Moniz 和 Lima 最初的手术包括将酒精注入额叶白质以切断明显导致精神疾病的连接。其首例患者是一例患有偏执妄想、焦虑和抑郁的 63 岁女性；总体认为手术成功，使患者摆脱精神病性症状和焦虑，尽管术后仍有明显的情感淡漠和情感迟滞。Moniz 和 Lima 继续改进前额叶脑白质切断术，设计了名为脑白质切断器的工具用于形成毁损灶，而非最初使用的酒精注射，否则，为重复注射常常需要多次手术。脑白质切断器由一根带有可伸缩线圈的棒子组成，插入脑白质旋转，在额叶脑白质束内产生许多小型环状毁损灶。精神疾病的这一手术现已为社区接受，Moniz 在 1949 年因此荣获诺贝尔医学/生理学奖。

神经内科医生 Walter Freeman 和神经外科医生 James Watts 于 1936 年就已经开始在美国适用 Moniz 和 Lima 的前额叶脑白质切断术。Freeman-Watts 的前额叶脑白质切断术于双侧后额部钻孔，经孔插入校准的平滑钝刀抵达中线，然后在胼胝体膝部切断额叶上下移动。

当时在美国，仍无有效可用的精神活性药物，而精神疾病引起了特别重要的公众健康问题。20 世纪 30 年代末和 40 年代初，477 家美国精神研究所收纳了超过 400 000 例患者，而且精神疾病治疗每年花费 15 亿美元。有争论认为更广泛地使用前额叶脑白质切断术可为美国纳税人每天节省一百万美元，缓解精神病院基金的沉重开销。在精神疾病对社会形成巨大负担的前提下，Freeman 进一步改进手术，并以批量销售的方式进行推广。

1948 年，Freeman 开始推广自行修改的经眶手术技术。在此之前，前额叶脑白质切断术必须由有经验的神经外科医生在手术室条件下开展，从而获得合适的颅内通道；这些条件无法在精神研究所广泛应用。Freeman 打算将其经眶脑白质切断术变得足够简单快捷，从而使手术能够在办公室由非外科医生进行。这一修改的手术包括使用冰锥样工具，称为眶钻，从上眼睑下方插入穿过眼球，然后由木槌推至眶顶，目标距离额叶脑白质内 7 cm。当时，眶钻可由灵活的手腕运动从一边扫至另一边完成毁损，然后移除。而且无需麻醉，因为手术在电抽搐治疗快速发作期进行。Freeman 热情地使该手术流行起来，打开了精神外科历史声名狼藉的一章，其手术的热情接受程度之高，以致有时滥用且无差别应用精神外科手术。无资质的工作者造成由于操作不当引发相关并发症，他们在非无菌条件下且麻醉护理和围术期监护不足的情况下，使用残忍的工具操作。而且手术并发症发病率和神经系统后遗症随时间变得更加明显，患者选择标准受到质疑，手术实际效果更遭到严肃质疑。

Freeman 的手术（也称为"冰锥脑白质切断术"）快速失去神经外科机构的支持，包括 Watts 的支持，导致两位既往合作者很快因此分道扬镳。然而，在 1954 年引入有效的抗精神病药物氯丙嗪之前，人群精神疾病的集中管理仍是公共卫生危机，Freeman 的脑白质切断术持续广泛开展，估计在 1936－1956 年间开展了 60 000 例手术。然而，社会持续认识到过度旺盛的运用，随着神经外科医生拒绝 Freeman 的手术，还有可用的有效抗精神病药物问世，Freeman 额叶脑白质切断术臭名昭著的时代终结于 20 世纪 50 年代后期。

在 Freeman 过于热情地推广经眶脑白质切断术的同时，当时实践者将更安全更严格的方法应用于精神外科。William Beecher Scoville 是 Freeman 同时代的神经外科医生，率先为精神外科手术引入极简主义概念，与 Freeman 的工业规模概念迥异。该观点为使疗效最大化，而使患者不必要的并发症发生率和不想要的后遗症降到最低。20 世纪 40 年代后期，Scoville 建立了从眶下切入，以一种解剖学较为局限的方式通过双侧额部钻孔，选择性毁损眶额叶皮质。其他更精确的开放式手术方式在这一时期也有描述，并且包括双侧下额叶脑白质切断术、双内侧额叶脑白质切断术和前扣带回毁损术，所有手术在当时均由最通用的精神疾病基础神经解剖通路理解指导。

为精神患者形成小而准确且有效的毁损而没有严重死亡率和并发症发生率的目标是立体定向神经外科发展的主要推动力。今天的所有颅内精神外科手术都源于立体定向流派，包括现代毁损技术和脑深部电刺激技术。

在立体定向神经外科，大脑以参考固定框架作为参考，分配特定的坐标系统确定笛卡尔三维空间内大脑的任意点。立体定向引导的神经外科手术首次设计用于人体是在 1947 年，Ernst Spiegel 和 Henry Wycis 设计了立体定向系统以 X 射线脑室造影术作为参考，进行背内侧丘脑毁损术，代表了首次以微侵袭皮质下毁损手术的尝试。许多其他立体定向系统开发临床使用，而开始为治疗精神疾病进行脑深部结构的毁损。Jean Talairach 在 1949 年首次描述毁损内囊前肢治疗精神疾病，而 Leksell 开始使用其立体定向系统深入研究并建立微侵袭内囊前肢治疗多种精神疾病的方法。

1951 年引入其立体定向框架后，Leksell 展望放射手术的概念，以改善立体定向手术微侵袭的性质。开放式立体定向手术仍需头皮切口，颅顶钻孔通过，穿刺针道从脑实质到达靶点，但 Leksell 猜想外放射源的锐利聚焦放射线可集中于立体定向靶点，完全非侵入性地产生目标毁损。Leksell 立体定向放射手术的概念成为伽马刀技术最终形成的基础，在 20 世纪 80 年代商业化。如今，"传统开放式"立体定向手术和微侵袭立体定向放射手术是精神外科追求的选择。特别是，伽马刀正在巴西开展双盲随机对照试验中进行内囊前肢毁损术的研究，这是此类精神科毁损手术的首次研究。

随着现代立体定向技术的到来，在 Freeman 脑白质切断术时代的不精确的方法和有风险的方式相关病死率和并发症发生率，以及其他早期精神外科实践大多已消失。后来探索了许多靶点，包括前扣带回、内囊前肢和尾状核下区域，我们对精神疾病神经生理学基础的最佳现代理解有许多集中于边缘系统及其连接额叶和基底节的神经环路。所以几乎所有当前的精神外科干预将其靶点定于边缘系统及其连接的一个或多个层面。

5.2　相关解剖学和生理学

了解参与精神疾病的额叶-皮质下环路，对理解精神外科手术毁损的靶点选择是必需的。执行功能障碍、情感淡漠和冲动是额叶-额叶下环路功能障碍的标志，而精神外科手术治疗的精神疾病，如抑郁症和强迫症（obsessive-compulsive disorder，OCD）也和这些环路的神经底层功能障碍相关。

为理解额叶-皮质下环路的重要性，有必要回顾皮质下靶点。这 3 条环路都通过基底节连接。基底节是一组位于额部基底的核团，包括纹状体（尾状核与壳核）、苍白球、黑质、伏隔核与丘脑底核，每个核团都有自身复杂的内部解剖和神经化学结构。这些核团参与涉及自主运动控制、程序性学习在内的多种功能，包括参与行为和习惯、眼球运动以及认知和情感功能。当前关于多种核团最统一的理论提示，所有核团都参与动作或决策选择，即任意给定时间内采取可能行为何种措施。试验证据提示基底节抑制许多运动系统，而中断这种抑制就会使这些运动系统变得活跃。基底节的动作选择受所述前额叶环路输入信号的高度影响。毁损连接额叶和基底节的环路能够产生十分类似于额叶毁损的疾病。这些"纹状体"症状尚未广泛研究，但致使失抑制和执行功能障碍的后果是有记载的。

基底节结构的毁损是许多神经系统疾病的主要基础。运动疾病包括帕金森病和亨廷顿病，分别与黑质致密部多巴胺生成细胞退化和纹状体受损相关。帕金森病患者表现出抑郁、痴呆和混乱症状。基底节功能障碍也参与行为控制疾病，包括抽动秽语综合征、偏身投掷症和强迫症（obsessive-compulsive disorder，OCD）。此外，OCD 患者的正电子发射断层成像研究显示额叶、扣带回和尾状核代谢功能增加。

有争议的是，对精神外科手术更关键的在于边缘系统的功能和神经解剖。该系统由Paul Broca 命名，limbic 取自拉丁词 limbus，意为"边缘"，正如其位于大脑两个不同功能部分之间一样；新皮质调节外部刺激，而脑干调节内部刺激。边缘叶是大脑结构错综复杂的集合，广义上包括扣带回的弓状卷曲和大脑半球内侧的海马旁回。这些弓状结构位于双侧丘脑附近，包括端脑、间脑和中脑的结构群。边缘系统还包括嗅球、海马、杏仁核、丘脑前核、穹隆、穹隆柱、乳头体、透明隔、缰连合、海马旁回、边缘皮质和中脑边缘区域。这些结构具有大量功能，包括记忆、情感、行为、动机、长期记忆和嗅觉。以人体情感和记忆形成的中央系统最为熟知，包括著名的 Papez 环路。

作为新皮质和原脑所报道的内外部刺激调节因子，边缘系统的地位和作用使之管理情感体验所必需的主观、躯体、内脏和行为刺激整合与调节的复杂过程。聚集于杏仁核的相互联系，即海马前端对称的杏仁状核团，对情感处理和记忆至关重要。恒河猴的杏仁核毁损导致 Kluver-Bucy 综合征，以有限的情绪激发为特征，而无论有无威胁性刺激、性欲亢进、口部过度活动、摄食过多、健忘和失认。

额叶-皮质下环路的起源均位于额叶内。简化的额叶环路模型包括五大通路。其中两条通路为运动和眼球运动通路，源于额叶视区驱动眼球运动，但不在此做详细讨论。剩余 3条环路为：前额叶皮质起源，与行为相关；背外侧前额叶环路被视为执行功能的调节因子；前扣带回环路管理动机功能。眶额叶环路有两个分区：外侧和内侧。五条环路均享有共同的结构，既相似又相邻，但它们的解剖划分不同。这些环路联系的脑区在功能上相关；而管理边缘功能的环路与其他边缘结构高度联系，与执行功能相关的环路与参与认知的较高皮质区域具有不同联系。

背外侧前额叶环路始于 Broadmann 9 和 10 区额叶背外侧区域。神经元由该位置投射至尾状核背外侧头部的头端和基底节壳核内侧，这些投射交换有关"执行"功能的信息。执行功能整合任务表现为对外部和内部反馈的预测、目标选择、计划、观察和吸收。该环路毁损灶和精神疾病之间的临床病理学与背外侧前额叶综合征有关。受该病影响的个体具有执行功能缺陷，以设计用于检测被试转换策略能力的威斯康辛卡片分类测验所测得的显著保守为特征。其他特征包括学习和复制任务时，期间出现言语和设计流畅、记忆搜索策略、运动编程、组织和构建策略受损。和所有额叶环路一样，类似症状特征有报道为在基底节传出区域的病变。精神症状包括精神分裂症、抑郁症和 OCD，表现出执行功能受损，提示与该环路有关。

眶额叶环路包括内侧和外侧分区。外侧部源于 Brodmann 11 区眶外回、10 和 47 区额下回内侧。外侧部投射至腹内侧尾状核。内侧部源于直回的下内侧前额叶皮质和 Broadmann 11 区内侧眶回，投射至内侧伏隔核。正如眶额叶皮质被认为是边缘系统的新皮质代表，其功能在于对环境刺激产生恰当的行为反应、时机和位置。因此，环路毁损切断控制边缘系统冲动所必需的额叶监管和调节机制，导致眶额叶综合征，表现为特征性失抑制、不稳定和易激惹。受影响的患者表现为言行不得体，可能表现出不合适的滑稽、不合适的性相关言论或手势；患者还可能表现为短暂易暴发激惹、注意力不集中、注意涣散和伴有轻躁狂或躁狂的运动活动增加。人格极度改变常见于眶额叶区双侧毁损的情况，但单侧毁损导致毁损右半球的类似改变表明更大的不成比例的失抑制。有记载显示类似腹侧尾状核毁损患者有失抑制、欣快、冲动与不合适的社会行为症状，说明环路传出和传入端的相互作用关系。

前扣带回环路源于前扣带回（Broadmann 24 区），投射至腹侧纹状体，包括腹内侧尾状核、腹侧壳核、伏隔核与嗅结节，所有结构集合为边缘纹状体。最糟糕的是前扣带回综合征可导致严重的情感淡漠和运动不能性缄默症，这是一种严重情感淡漠的清醒状态，无运动并缺乏自发运动的精神主动性；对疼痛、口渴和饥饿漠不关心；无言语表达；对命令无反应。该病记载于双侧前扣带回毁损、包含腹侧纹状体的血管和肿瘤毁损以及第三脑室区域阻塞性脑积水。该病严重程度稍低的形式称为"意志缺乏"，类似的精神运动性质包括缺乏主动性、情感淡漠以及言语和运动减少。这些行为综合征突显管理执行、社会功能以及情感和动机的额叶通路的重要性。

5.3 现代精神外科

5.3.1 现代公认的精神外科手术和指征

随着立体定向技术在精神外科的应用，形成了多项微侵袭技术治疗精神疾病并获得印象深刻的结果。当前有 4 项公认的精神外科手术技术，每项有多个靶点但所有手术均在立体定向引导的最佳定位，准确开展双侧手术。严格评价手术，已经发展至精密性的水平，远远超过非专业医生在 Freeman 额叶脑白质切断术时代开展的原始手术。

前扣带回毁损术 1947 年，Fulton 发表刺激猴子前扣带回导致模拟情绪提高，被试猴表现为害怕显著减少，但更具攻击性。Fulton 推测调节前扣带回能够缓解精神疾病。而 20 世纪 50 年代早期，英国团队率先开展该手术；20 世纪 60 年代美国外科医生 Ballantine 使该手术流行，后来开展超过数十年的研究。

该手术现用于治疗难治性情感障碍、严重慢性疼痛、慢性焦虑状态和 OCD。扣带回在 Papez 环路中有重要作用，OCD 研究显示受该病影响的个体前扣带回代谢增加。接受该手术的患者,要经过严格多学科筛选后,方能进行在双侧扣带回行双侧立体定向热凝毁损术。回顾性研究显示药物难治性 OCD 患者有 25%～30% 在术后认为症状有改善,其中有至少 35% 患者经耶鲁-布朗强迫症状量表检测:症状得到改善,属于治疗成功。而且研究强调手术相对安全:无相关手术死亡报道,术后报道的唯一并发症是抽搐,但药物治疗是有效的。首个前瞻性研究中,报道药物难治性 OCD 患者有 25%～30% 的相似成功率,获得相同的改善水平。另一项前瞻性研究显示 32% 符合治疗反应标准,而平均 32 个月随访发现另有 14% 的部分反应者。并发症依旧有限:1 例患者报道尿失禁增加,1 例药物治疗有效的抽搐和 1 例自杀。最近接受前扣带回毁损术治疗药物难治性 OCD 反应的研究显示:平均随访 63.8 个月时,完全有效(耶鲁-布朗量表检测:严重程度降低 35% 及以上)率为 47%,部分有效(耶鲁-布朗量表检测:严重程度降低 24%～35%)率为 22%,这是最令人印象深刻的结果。另外,同一研究的抑郁症共病严重程度降低 17%。

内囊前肢毁损术   该技术由法国 Talairach 在 20 世纪 40 年代发明。该手术指征最初涵盖广泛疾病,包括精神分裂症、抑郁症、长期焦虑和强迫性神经症。手术使用热凝或伽马刀毁损经过基底节内囊的尾状核与壳核之间通道的额叶-边缘纤维。当 Leksell 最初为精神疾病患者进行手术时,他报道了"强迫性神经症"患者获得 50% 的满意反应以及抑郁症患者获得 48% 的满意反应,而"焦虑性神经症"和精神分裂症观察到较低的满意反应分别为 20% 和 14%。在与前扣带回毁损术比较时,研究报道内囊前肢毁损术有效指数较高,发表的成功率高达 70%。不幸的是,该手术也和最高频率的并发症和并发症发生率相关,最明显的就是体重增加、意识混乱、夜间尿失禁和认知功能障碍。

尾状核下传导束切断术   Geoffrey Knight 在 1964 年于英格兰设计,该方法针对从额叶到边缘系统皮质下结构的纤维,包括杏仁核。发明该手术用于减少额叶毁损程度,自问世以来在英国的流行度高于美国。与前扣带回毁损术相似,该手术适合情感和焦虑障碍,包括严重难治性 OCD 和抑郁症。但它不适合认知障碍。尾状核下传导束切断术的准确靶点是无名质,即邻接尾状核头的正下方。起初,手术在额叶放置放射活性颗粒,但现在使用立体定向热凝毁损。首次大型评估手术有效性在 20 世纪 70 年代,超过 60% 的抑郁症或焦虑症患者显示症状改善,接近 50% 的强迫症患者症状得到改善。后来一项回顾性研究报道,1979 至 1991 年间接受该手术患者有 34% 的反应率。和内囊前肢毁损术相似,这些高效率代价比前扣带回毁损术高。约 1.6% 的患者术后患有抽搐,不到 7% 患者术后有消极的人格改变。但是,对 23 例患者术前和术后 2 次进行心理测量研究未显示重大认知缺陷。

边缘叶脑白质切断术   该技术结合前扣带回毁损术和尾状核下传导束切断术的毁损,从而干扰眶额叶-丘脑通路。这一干预由 Kelley 和 Mitchell-Heggs 所领导的团队发明,包括冷冻探针或热凝毁损靶点。该团队对手术的首次评估是行边缘叶脑白质切断术 16 个月后使用 5 分大体评定量表进行的回顾性随访研究。66 例各种疾病的患者中,89% 的 OCD、66% 的长期焦虑和 78% 的抑郁症报道有症状改善。

麻省总医院对该手术最重大的回顾报道 36%～50% 的难治性 OCD 和抑郁症对治疗有反应。另外,5 例接受边缘叶脑白质切断术的患者为药物难治性 OCD 或分裂情感性精神病,有自残肢体行为,显示有 4 例在平均随访 31.5 个月后维持伤害行为减少,3 例有攻击行为的患者中有 2 例攻击行为减少。虽然该手术实行需要比单纯前扣带回毁损术或尾状核下传导束有更多毁损灶。但是,几乎没有有关术后不良反应的报道。

这些干预都显示了有效且无显著伤害的充分证据，以致尽管精神外科有着丑恶的过去，也为持续手术实践给予正当理由。任何能够说明这 4 项手术治疗严重难治性精神疾病有效水平的医学治疗都可以认为是"奇迹干预"。但是，这些研究大多是回顾性的，有必要更好努力开展协调评估测量结果的前瞻性研究，以真正建立当前或未来精神神经外科手术加以持续纵向随访评估已经接受现有手术的长期结果的成功率。努力在手术中心外培养外科医生，将为减少手术中偏差和统一检测结果所必需的，从而能够荟萃分析这些手术。

5.3.2　未来潜在的精神外科手术指征与靶点

随着神经科学领域继续拓宽，精神疾病治疗的理论毁损靶点也将增多。美国 30 亿美元预算的大脑计划为提供认识并资助用于按照前所未见的顺序阐明精神疾病根本环路和底层。而且理解脑深部电刺激效果的根本生理学改变的进步将为与 DBS 相同靶点的精神外科手术可行性提供更多见解。这一革命将为药物治疗进步所必需，使难治性疾病越来越有治疗的挑战性。

精神外科最有希望的进展领域之一可能是联合手术干预和电抽搐治疗技术。电抽搐治疗（electroconvulsive therapy，ECT）之前被称为"休克治疗"，是精神疾病的另一种躯体或物理治疗。经颅磁刺激（transcranial magnetic stimulation，TMS）可能达到像电抽搐治疗的类似微电改变。TMS 包括在头上放置磁线圈，通过线圈发送电流脉冲，能够产生将表面皮质神经元去极化的磁场。神经元反应根据脉冲强度、靶向区域和靶点数量的不同，所影响的神经化学改变类似于药物治疗和 ECT 所发现的改变。对抑郁症的 TMS 分析一直模棱两可，但已经积累了令人信服的证据，提示 10 Hz 的左侧背外侧前额叶皮质 rTMS 能改善特定亚群患者的抑郁症。

ECT 和 TMS 是对大脑的相对非特异性电脉冲传递。联合电刺激与手术电极放置以更好传递电流，可能有额外获益。植入式电极已广泛用于局部调节迷走神经以治疗癫痫并获得良好结果。迷走神经是从躯体至大脑的信息传递的重要中继，覆盖远距离自主反馈环路而发挥作用。该神经通过连接边缘系统中央结构如杏仁核与下丘脑的臂旁核与蓝斑向前脑传递输入信号。刺激迷走神经（vagal nerve stimulation，VNS）已在探索，有越来越多的难治性抑郁症长期治疗成功的报道。研究说明 VNS 在增加大脑 5-羟色胺能和去甲肾上腺素能活动方面发挥作用，证据显示其增加边缘结构的灌注。VNS 植入侵袭性相对最小，电极置于颈部颈动脉区的神经，电池常置于胸大肌皮下。术后并发症很可能与迷走内串扰现象有关，主要不良反应为疼痛、咳嗽、声带麻痹、声音嘶哑、恶心，以及相关但短暂和罕见的心脏停搏与呼吸困难。手术在癫痫患者中通常能较好耐受，越来越多的证据表明可行的颅外手术干预能为难治性抑郁症缓解病情，而无需尝试更有侵入性的手术。

遗传学和生物工程的进步已为精神外科竞技场打开了全新的分区：建设性精神外科。毁损方法，自问世已然是精神外科的主流，破坏性更少的操控神经功能如脑深部电刺激（后面讨论）能够在功能策略方面进行预测。精神外科至此已局限于通过抑制促进不想要行为或抑制想要行为以促进想要行为的策略。随着建设性精神外科，有望形成增效正性功能而对抗毁损负性的技术。假如，并且当阐明精神疾病的遗传标记时，靶向基因治疗能够提供持久缓解。理解感染、新生物和炎症疾病过程交点的进步已经说明炎症化学因子如何调节大脑电化学平衡与增强精神疾病。越来越多的证据显示支持小神经胶质细胞在大脑发育，以及可能导致精神疾病病因学的炎症过程有重要作用的观点。植入遗传学修改的宿主免疫细胞削弱炎症过程或使用公认的基因治疗技术传递将改变炎症分子遗传表达的病毒载体可能是精神疾病的关键性治疗进展。传递细胞产物如干细胞使实质组织退化或失调可增强再生和恢复,促进较健康行为和精神病状态。干细胞研究已经在其他神经系统疾病显示成功,给予精神疾病的治疗以重大希望。

5.3.3 精神外科公认的毁损方法

除了为特定精神外科患者选择最佳立体定向靶点,手术医生必须选择形成目标毁损灶的工具。至今一直在研究立体定向精确形成集中 CNS 毁损的方法。Spiegel 和 Wycis 为其最初的立体定向手术创立电解毁损灶。之后的数年,已尝试使用聚焦热、冷、酒精、射频和超声的其他方法。多种毁损方法在精神外科一直使用至今,而特别的方法将根据历史上在给定精神外科手术所用的疾病。

热凝毁损是多项传统精神外科手术的公认选择,包括前扣带回毁损术、边缘叶脑白质切断术和内囊前肢毁损术。对于内囊前肢毁损术,伽马刀是另一种相对较新的公认方法;用于开展内囊前肢毁损术已超过 18 年。伽马刀内囊前肢毁损术类似于热凝效果,无需开颅和开放式手术。它还产生相对较小的毁损灶,能够作为门诊手术开展。但是,尽管伽马刀放射手术比传统侵入性立体定向手术的侵入性小,放射手术仍有严重不良反应,如放射产生的水肿、坏死以及迟发性囊肿。

伽马刀内囊前肢毁损术治疗难治性 OCD,现正在进行双盲对照研究,这是此类任何毁损性精神外科手术的首次研究。边缘叶脑白质切断术中,冰冻探针冷冻形成的毁损灶还有用热凝的替代选择。

在立体定向尾状核下传导束切断术,最初使用一种独特的毁损方式。在立体定向靶点放置小棒状放射活性钇-90 颗粒。植入颗粒释放的 β-辐射从颗粒表面开始破坏周围白质达 2 mm,产生约 2 cm³ 的毁损体积。但在 1995 年钇-90 不再可得,因而对原始手术的修改版现在使用热凝取代钇-90 形成毁损灶。

5.3.4 毁损与刺激比较

尽管精神外科实践已持续发展并逐年精进,手术比 20 世纪四五十年代 Freeman 脑白质切断术时代的创伤要小很多。尽管精神外科手术如上所述已有数十年的毁损经验和说明效果,精神外科的实践在全世界仍限于极少数的中心。如此受限的发展大多可能是 Freeman 脑白质切断术声名狼藉的结果,它造成精神外科及其相关手术毁损方法学的困境。但近些年,随着神经外科治疗疾病的 DBS 技术实行的成功,如特发性震颤和帕金森病。现使用 DBS 神经调控的精神外科研究与实践已被重新重视,而非精神外科毁损的历史性实践。

DBS 从应用于治疗运动疾病的早期经验提示:DBS 在功能上模拟毁损发挥作用是可逆的。这一毁损-模拟理论基于临床观察到高频刺激丘脑底核(subthalamic nucleus,STN)或丘脑-VIM 的运动作用类似于毁损那些核团的作用。因而 DBS 对于神经外科医生是更宽容的技术,并作为普通大众更能接受的精神外科干预概念。另外,DBS 作为一种研究性工具而具有特殊优势:①经得起盲法安慰剂对照条件下研究,并能随意开关刺激器;②其非破坏性，可逆的性质促使对新大脑靶点较安全和合乎伦理的探索。为此，许多人认为 DBS 本身优于毁损，并争论道，精神外科实践的未来在于 DBS，而毁损将随历史而降级。但是，DBS 十分昂贵和费时，需要持续程控和更换。认识 DBS 和毁损在精神外科未来的各自作用是重要的，并仍在争论中，现阶段各种方法有各自的优缺点。尽管精神外科围绕 DBS 研究令人兴奋，但毁损仍保证了精神外科学的持续研究和实践。

尽管早期 DBS 临床经验提示 DBS 以毁损-模拟的方式发挥作用，但是 DBS 确切的治疗机制至今仍未得到很好解读。尽管 DBS 靶点选择，至今大多基于既往的毁损经验，但是很明显既往 DBS 和毁损的类似过于简单。两种方式实际上在功能或临床平等上相去甚远，因为其临床作用可依据若干因素而迥异。

从 DBS 治疗帕金森病（Parkinson's disease，PD）和特发性震颤（essential tremor，ET）的经验来看，即便是相同靶向核团，临床效果不总是模拟毁损，而事实上可根据刺激频率观察到运动症状出现相反的临床效果。在 PD，高频刺激（>130 Hz）STN 改善运动症状，而部分低频刺激水平（10 Hz）实际上与关闭刺激相比，会加重运动症状。类似，对 ET 而言，丘脑低频 DBS 无法抑制震颤，甚至与关闭刺激相比，可能加重震颤，而高频刺激（>90 Hz）确实能抑制震颤。

DBS 和毁损之间功能的不对等还可以在特定靶点的差异性效果中观察到。在帕金森病猴研究中发现在比较 GPe 毁损和 DBS 时，运动症状有相反的作用。而且，高频电刺激（high-frequency stimulation，HFS）通常根据正在刺激灰质还是白质而发挥相反作用。HFS 的作用通常称为对灰质有抑制性，并且更具"毁损样"，尽管通常是激活白质。DBS 作用的分子作用和神经生理学机制显然比单纯毁损模拟要复杂得多。虽然有时 DBS 确实在临床上表现为模拟毁损，但是可比较的临床作用有赖于特定的靶向纤维和刺激频率。DBS 机制仍未完全理解，显然我们不能认为 DBS 和毁损通常在临床上等价。

随着认识 DBS 和毁损在生理学和临床上都不总是等价，我们还应认识精神外科的 DBS 仍处在初期，经验相对少。相反，毁损经验很多，横跨数十载，说明其多样的适应证和效果，包括长期结果。因此，尽管研究性 DBS 的精神疾病靶点大多基于历史性毁损靶点，但是，DBS 并不能完全在精神外科中取代毁损技术，显然未来也不会这样。将需要更多 DBS 作为精神外科干预的经验以形成如此判断。

除了认识毁损技术和 DBS 之间生理学和临床的不对等，需要考虑实际因素，发展精神外科，长期来看毁损方法可能比 DBS 更能作为精神科治疗更标准的选择。其一，DBS 的临床花费超过对应的毁损花费。DBS 治疗时，因需要短期和长期随访而多次返回，不断产生花费。包括随访调整刺激设置以及修复或替换植入硬件的组件。特别是，鉴于通常需要高频刺激设置达到精神疾病的临床获益，每隔 10～18 个月不可避免地需要更换电池。植入 DBS 系统的初始花费在 50 000～120 000 美元，而更换电池的花费在 10 000～25 000 美元。DBS 系统的高额成本以及对高度专业化多学科中心的依赖，以长期随访治疗管理，限制了 DBS 在发达国家作为精神外科方式的使用。因为难治性精神疾病也在欠发达国家流行，较经济的毁损技术在这些仍无法获得 DBS 的国家发挥着有价值的作用。

DBS 系统另一个缺点在于和毁损方法相比，来源于植入硬件的性质以及额外可能的并发症，如电极导线折断、感染风险增加和患者的依从性问题。电极导线可在实质组织迁移，使之远离计划靶点或与能源分离。植入金属是 MRI 的禁忌证，意味着有 DBS 植入物的患者不得不接受手术移除以准确评估任何病因相关的新发局部神经系统缺陷。鉴于植入硬件的损坏可能,DBS系统可能在某些条件下禁忌某些行为,如抽动秽语综合征的撞头行为;假如研究证明这些类型患者中有相对有效的毁损或DBS靶点,那么他们可能选择毁损方法,以更好地发挥作用。

常被吹捧的DBS特征是植入后精细调节刺激参数的能力。理论上这为DBS提供了优于毁损手术的优势,因为它能促进刺激治疗获益最大而使患者随时间的不良反应最小。尽管该特征在运动疾病领域中有用,治疗作用能够客观观察到,但可能不清楚如何可能在没有明显刺激作用的时候,如精神疾病,调节DBS系统。因此,不清楚DBS优于毁损的理论优势,如运动障碍领域一样,能在精神外科领域中强大。

最后,已经观察到在一些运动疾病患者中出现DBS的耐受作用。这些患者在给定的刺激参数,治疗效果随时间减退。结果这些患者可能需要逐渐增加电流输出以持续控制症状,导致电池故障和不切实际的电池更换次数。事实上,在这种情况下,DBS电极本身有时在手术取出硬件之前,用于产生治疗性射频毁损。一些DBS病例发生的可观察的耐受作用可能由于真正的生理学耐受形成或由于早期安慰剂效应消失。假如精神外科患者对DBS治疗形成耐受,那么可能该患者仍能从毁损手术中获益。长期毁损精神外科手术显示术后随时间流逝成功反应率增加。从毁损精神外科手术经验的观察结果支持其长期效果,并能反驳任何从该方法产生获益的安慰剂反应。

5.4　结论

精神疾病治疗的手术干预历史悠久。在可用的有效抗精神病药物之前,广泛实践精神外科手术在20世纪中叶达到引人注目的高峰,即使是Freeman脑白质切断术声名狼藉的时代。精神外科实践在小得多的规模继续治疗药物难治性精神科患者,继续以出自神经外科立体定向手术流派最小化的概念发展。现代精神外科已经建立4种手术并在合适挑选过的患者中有广泛经验支持其适应证和效果。所有现代颅内精神外科手术本质是立体定向,虽然历史上的干预基于毁损。近些时候,精神外科的概念符合复兴的热情,支持DBS以避免历史性依赖毁损。尽管DBS优于毁损方法有部分优势,但重要的是要谨记两种方式既不在功能上也不在临床上等价。而且尽管DBS是一种未证明长期作用的新试验性方法,但是广泛的毁损经验支持其对仔细挑选的精神科患者的获益。而且各个方法的理论和实际层面确保持续考虑和研究以明确各自在精神外科实践的最佳作用。显然,在当今社会毁损方法手术治疗严重难治性精神疾病上具有重要作用,并在未来很可能持续如此。

参考文献

［1］ Feldman R P, Goodrich J T. Psychosurgery: a historical overview [J]. Neurosurgery, 2001,48(3): 647-659.

［2］ Alt K W, Jeunesse C, Buitrago-Téllez C H, et al. Evidence for stone age cranial surgery [J]. Nature, 1997,387(6631):360.

［3］ Broca P. Sur le siège de la faculté du langage articulé [J]. Bulletins de la Société d'anthropologie deParis，1865,377 - 393.

[4] Wernicke C. Der aphasische Symptomencomplex [M]. 1874.

[5] Damasio H，Grabowski T，Frank R，et al. The return of Phineas Gage: cluesabout the brain from the skull of a famous patient [J]. Science，1994,264(5162):1102 - 1105.

[6] Manjila S，Rengachary S，Xavier A R，et al. Modern psychosurgery before EgasMoniz: a tribute to Gottlieb Burckhardt [M]. 2008.

[7] Fulton J，Jacobsen C. The functions of the frontall obes: A comparative study in monkeys，chimpanzees and man [J]. Adv Mod Biol，1935,4:113 - 125 (Moscow).

[8] Patel S R，Aronson J P，Sheth S A，et al. Lesion Procedures in psychiatric neurosurgery [J]. World Neurosur，2013,80(3 - 4): S31. e39 - S31. e16.

[9] Bridges P，Bartlett J. Psychosurgery: yesterday and today [J]. Brit J Psychiatry，1977,131(3):249 - 260.

[10] Mashour G A，Walker E E，Martuza R L. Psychosurgery: past，present，and future [J]. Brain Res Rev，2005,48(3):409 - 419.

[11] Kotowicz Z. Gottlieb Burckhardt and Egas Moniztwo beginnings of psychosurgery [J]. Gesnerus. 2005;62(1 - 2):77 - 101.

[12] Moniz E. Prefrontal leucotomy in the treatment of mental disorders [J]. Am J Psychiatry. 1937;93 (1379 - 1385):1385.

[13] Robison R A，Taghva A，Liu C Y，et al. Surgery of the mind，mood，and conscious state: anidea in evolution [J]. World Neurosurg，2013,80(3 - 4): S2 - 26.

[14] Tierney A J. Egas Moniz and the origins of psychosurgery: a review commemorating the 50th anniversary of Moniz's Nobel Prize [J]. J HistNeurosci，2000,9(1):22 - 36.

[15] Anderson C A，Arciniegas D. Neurosurgical interventions for neuropsychiatric syndromes [J]. CurrPsychiatry Rep，2004,6(5):355 - 363.

[16] Valenstein E S. Great and desperate cures: the rise and decline of psychosurgery and other radical treatments for mental illness [M]. New York: Basic Books，1986.

[17] Deutsch A. The mentally ill in America [M]. New YorkCity: Columbia University Press; 1949.

[18] Fulton J. The frontal lobes: research publication for the association for research in nervous and mental disease [M]. Baltimore: Williams & Wilkins; 1948.

[19] Freeman W. Transorbital leucotomy [J]. Lancet，1948,252(6523):371 - 373.

[20] Lapidus K A，Kopell B H，Ben-Haim S，et al. History of psychosurgery: a psychiatrist's perspective [J]. World Neurosurg，2013,80(3 - 4): S27 e21 - S27 e16.

[21] Heller A C，Amar A P，Liu C Y，et al. Surgery of the mind and mood: a mosaic of issues in time and evolution [J]. Neurosurgery，2006,59(4):720 - 739.

[22] Scoville W B. Selective cortical undercutting as a means of modifying and studying frontal lobe function in man [J]. J Neurosurg，1949,6(1):65 - 73.

[23] Scoville W B，Wilk E K，Pepe A J. Selective cortical undercutting results in new method of fractional lobotomy [J]. Am J Psychiatry，1951,107(10):730 - 738.

[24] Spiegel E，Wycis H，Marks M，et al. Stereotaxic apparatus for operations on the human brain [J]. Science. 1947;106(2754):349 - 350.

[25] Leksell L. The stereotaxic method and radiosurgery of the brain [J]. Acta Chir Scand，1951,102 (4):316.

[26] Taub A，Lopes A，Fuentes D，et al. Neuropsychological outcome of ventral capsular/ventral striatal gamma capsulotomy for refractory obsessive-compulsive disorder: a pilot study [J]. J Neuropsychiatry Clin Neurosci，2009,21(4):393 - 397.

[27] Greenberg B D, Rauch S L, Haber S N. Invasive circuitry-based neurotherapeutics: stereotactic ablation and deep brain stimulation for OCD [J]. Neuropsychopharmacology, 2009,35(1):317 - 336.

[28] Bonelli R M C J. Frontal subcortical circuitry and behavior [J]. Dialogues Clin Neurosci. 2007;9 (2):141 - 151.

[29] Chakravarthy V S J D, Bapi R S. What do the basal ganglia do? A modeling perspective [J]. Biol Cybern, 2010,103(3):237 - 253.

[30] Stocco A L C, Anderson J R. Conditional routing of information to the cortex: a model of the basal ganglia's role in cognitive coordination [J]. PsycholRev. 2010;117(2):541 - 574.

[31] Weyhenmeyer J A. Rapid review of neuroscience [M]. Amsterdam: Mosby Elsevier, 2007.

[32] Cameron I G W M, Pari G, Munoz DP. Executive impairment in Parkinson's disease: response automaticity and task switching [J]. Neuropsychologia, 2010,48(7):1948 - 1957.

[33] Fix J D. Basal ganglia and the striatal motor system [M]. Neuroanatomy (Board Review Series) 4th ed. Baltmore: Wulters Kluwer & Lippincott Williams & Wilkins; 2007.

[34] Robinson D W H, Munne L A, et al. Reduced caudate volume in obsessive compulsive disorder [J]. Arch Gen Psychiatry, 1995,52:393 - 398.

[35] Saunders R C R D. A comparison of efferent's of the amygdala and the hippocampal formation in the rhesus monkey: I. Convergence of the entorhinal, prorhinal, and perirhinal corticies [J]. J Comput Neurol, 1988,271:153 - 184.

[36] Saunders R C R D, Van Hoesen G W. A comparison of efferent's of the amygdala and the hippocampal formation in the rhesus monkey: Ⅱ. Reciprocal and non-reciprocal connections [J]. J Comput Neurol, 1988,271:185 - 207.

[37] Pd M. Psychosomatic disease and the visceral brain: recent developments bearing on the Papez theory of emotion [J]. Psychosom Med, 1949;11:228 - 353.

[38] Jw P. A proposed mechanism of emotion [J]. Arch Neurol Psychiatry, 1937,38:725 - 743.

[39] Sg W. The limbic system [M]. In: Sg W, editor. Clinical neuroanatomy. vol 26. New York: McGrow-Hill;2010.

[40] Dh Z. The human amygdala and the emotional evaluation of sensory stimuli [J]. Brain Res, 2003, 41:88 - 123.

[41] Kluver HBP. An analysis of certain effects of bilateral temporal lobectomy in rhesus monkeys [J]. J Psychol, 1938,5:33 - 54.

[42] Groenewegen H J, Berendse H W. Connections of the subthalamic nucleus with ventral striatopallidal partsof the basal ganglia in the rat [J]. J Comput Neurol, 1990;294:607 - 622.

[43] Parent A. Extrinsic connections of the basal ganglia [J]. Trends Neurosci, 1990,13:254 - 258.

[44] Bonelli R M. K H, Pillay S S., Yurgelun-Todd D A. Basal ganglia volumetric studies in affective disorder: what did we learn in the last 15 years? [M]. J Neural Transmitters, 2006,113:255 - 268.

[45] Salmon D. H W, Hamilton J M. Cognitive abilities mediated by frontal-subcortical circuits [J]. In: Lichter D G, Cummings J L, editors. Frontal subcortical circuits in psychiatric and neurological disorders [J]. New York: Guilford Press, 2001.

[46] Alvarez J A, Emory E. Executive function and the frontal lobes: a metaanalytic review [M]. NeuropsycholRev, 2006,16:17 - 42.

[47] Milner B. Effects of different brain lesions on card sorting [J]. Arch Neurol. 1963;9:90 - 100.

[48] Jl C. Frontal-subcortical circuits and human behavior [J]. Arch Neurol, 1993,50:873 - 880.

[49] Cummings J L, Bogousslavsky J. Emotional consequences of focal brain lesions: an overview. Behavior and mood disorders in focal brain lesions [M]. Cambridge: Cambridge University Press; 2000.

[50] Mega M S, Cummings C J, Salloway S, et al. The limbic system: an anatomic, phylogenetic, and clinical perspective [J]. J Neuropsychiatry ClinNeurosci, 1997,9:315 - 330.

[51] Johnson T N, Rosvold H E. Topographic projections on the globus pallidus and the substantia nigra of selectively placed lesions in the precommissural caudate nucleus and putamen in the monkey [J]. ExplorNeurol. 1971;33:584 - 596.

[52] Haber S N. The primate basal ganglia: parallel and integrative networks [J]. J Chem Neuroanat. 2003;26:317 - 330.

[53] Lichter D G, Cummings J L. Introduction and overview [M]. New York: Guilford Press, 2001.

[54] Macmillan M L M. Rehabilitating Phineas Gage [J]. Neuropsychologic Rehab, 2010,20(5):641 - 658.

[55] Stuss D T, Gow C A, Hetherington C R. "No longer Gage": frontal lobe dysfunction and emotional changes [J]. J Consult Clin Psychol, 1992,60:349 - 359.

[56] StarksteinS E, Manes F. Mania and manic-like disoders [M]. Cambridge: Cambridge University Press, 2000.

[57] Meyers C A, Meyers S A, Scheibel RS, et al. Case report: acquired antisocial personality disorder associated with unilateral left orbital frontal lobe damage [J]. J Psychiatry Neurosci, 1992,17:121 - 125.

[58] Miller B L, Chang L, Mena I, et al. Progressive right frontotemporal degeneration: clinical, neuropsychological and SPECTcharacteristics [J]. Dement Geriatr Cogn Disord, 1993,4:204 - 213.

[59] Mendez M F, Adams N L, Lewandowski K S. Neurobehavioral changes associated with caudate lesions [J]. Neurology, 1989,39:349 - 354.

[60] Levy R, Dubois B. Apathy and the functional anatomy of the prefrontal cortex-basal ganglia circuits [J]. Cereb Cortex. 2006;16:916 - 928.

[61] Ackermann H, Ziegler W. Akinetischer Mutismuseine Literaturübersicht [J]. Fortschr Neurologis-cherPsychiatr, 1995;63:59 - 67.

[62] Mega M S, Cohenour R C. Akinetic mutism: disconnection of frontal-subcortical circuits [J]. Neuropsychiatry Neuropsychol Behav Neurol, 1997,10:254 - 259.

[63] Nielsen J M, Jacobs L L. Bilateral lesions of the anterior cingulate gyri [J]. Bull Los Angeles NeurolSoc, 1951,16:231 - 234.

[64] Whitty C W M, Duffield J E, Tow P M, et al. Anterior cingulectomy in the treatment of mental disease [J]. Lancet. 1952;1:475 - 481.

[65] Ballantine Jr H T, Cassidy W L, Flanagan N B, et al. Sterotaxic anterior cingulotomy for neuropsychiatric illness and intractable pain [J]. J Neurosurg, 1967,26:488 - 495.

[66] Hayempour B J. Psychosurgery: treating neurobiological disorders with neurosurgical intervention [J]. J Neurol Disord, 2013;1(1):1 - 19.

[67] Scarone S, Colombo C, Livian S, et al. Increased right caudate nucleus size in obsessive compulsive disorder: detection and magnetic resonance imaging [J]. Psychiatry Res, 1992,45:115 - 121.

[68] Martuza R L, Chiocca E A, Jenike M A, et al. Stereotactic radiofrequency thermal cingulotomy for obsessive compulsive disorder [J]. J Neuropsychiatry Clin Neurosci, 1990,2:331 - 336.

[69] Baer L, Rauch S L, Ballantine H T, et al. Cingulotomy for intractable OCD: prospective long-term followup of 18 patients [J]. Arch Gen Psychiatry, 1995,52:384 - 392.

[70] Sheth S A, Neal J, Tangherlini F, et al. Limbic system surgery for treatment-refractory obsessivecompulsive disorder: a prospective long-term follow-up of 64 patients: clinical article [J]. J Neurosurg, 2013,118(3):491 - 497.

[71] Leksell L B E. Stereotactic gamma capsulotomy [M]. New York: Elsevier/North Holland

BiomedicalPress；1979.

[72] Bingley T L L，Meyerson B A，Rylander G. Longterm results of stereotactic capsulotomy in chronic obsessive-compulsive neurosis [M]. Baltimore：University Park Press，1977.

[73] Knight G C. The orbital cortex as an objective in the surgical treatment of mental illness：the development of the stereotactic approach [J]. Brit J Surg，1964,53：114 - 124.

[74] Göktepe E O，Young L B，Bridges P K. A furtherreview of the results of stereotactice subcaudate tractotomy [J]. Brit J Psychiatry，1975,126：270 - 280.

[75] Hodgkiss A D，Malizia A L，Bartlett J R，et al. Outcomes after the psychosurgical operation of stereotactic subcaudate tractotomy [J]. J Neuropsychiatry Clin Neurosci，1995,7：230 - 234.

[76] Poynton A M，Kartsounis L D，Bridges P K. A prospective clinical study of stereotactic subcaudate tractotomy [J]. Psychol Med，1995,25：763 - 770.

[77] Mitchell-Heggs N，Kelly D，Richardson A. Stereotactic limbic leucotomy-a follow-up at 16 months [J]. Brit J Psychiatry，1976,128(3)：226 - 240.

[78] Price B H，Baral I，Cosgrove G R，et al. Improvement in severe self mutilation following limbic leucotomy：a series of 5 consecutive cases [J]. J Clin Psychiatry，2001,62：925 - 932.

[79] Malhi G S，Sachdev P. Novel physical treatments for the management of neuropsychiatric disorders [J]. J Psychosom Res，2002,53：709 - 719.

[80] Cohen L G，Roth B J，Nilsson J，et al. Effects of coil design on delivery of focal magnetic stimulation [J]. Electroencephalogr Clin Neurophysiol，1990,75：350 - 357.

[81] Ben-Shachar D，Belmaker R H，Grisaru N，et al. Transcranial magnetic stimulation induces alterations in brain monoamines [J]. J Neural Transmitters，1997,104：191 - 197.

[82] Levkovitz Y，Grisaru N，Segal M. Transcranial magnetic stimulation and antidepressive drugs share similar cellular effects in rat hippocampus [J]. Neuropsychopharmacology，2001,24：608 - 616.

[83] Aleman A. Use of repetitive transcranial magnetic stimulation for treatment in psychiatry [J]. Clin Psychopharmacol Neurosci，2013,11(2)：53 - 59.

[84] Vagus Nerve Stimulation Study Group. A randomized controlled trial of chronic vagus nerve stimulation for treatment of medically intractable seizures [J]. Neurology，1999,45：224 - 230.

[85] Morris G L，Gloss D，Buchhalter J，et al. Evidence-based guideline update：vagus nerve stimulation for the treatment of epilepsy [R]. report of the Guideline Development Subcommittee of the American Academy of Neurology，2013；81(16)：1453 - 1459.

[86] Van Bockstaele E J，Peoples J，Valentino R J. Anatomic basis for differential regulation of therostrolateral peri-locus coeruleus region by limbicafferents [J]. Biol Psychiatry，1999；46：1352 - 63.

[87] Mohr P，Rodriguez M，Slavíčková A，et al. The application of vagus nerve stimulation and deep brainstimulation in depression [J]. Neuropsychobiology. 2011；64(3)：170 - 181.

[88] Henry T R，Votaw J R，Pennell P B，et al. Acute blood flow changes and efficacy of vagus nerve stimulation in partial epilepsy [J]. Neurology，1999,52：1166 - 1173.

[89] Jobe P C，Dailey J W，Wernicke J F. A noradrenergic and serotonergic hypothesis of the linkage between epilepsy and affective disorders [J]. Crit Rev Neurobiol，1999,13：317 - 356.

[90] Charous S J，Kempster G，Manders E，et al. The effect of vagal nerve stimulation on voice [J]. Laryngoscope，2001,111：2028 - 2031.

[91] Schachter S C，Saper C B. Vagus nerve stimulation [J]. Epilepsia，1998,39：677 - 786.

[92] Kay M A，Glorioso J C，Naldini L. Viral vecotrs forgene therapy：the art of turning infectious agents into vehicles of therapeutics [J]. Nat Med，2001,7：33 - 40.

[93] Frick L R，Williams K，Pittenger C. Microglial dysregulation in psychiatric disease [J]. Clin DevImmunol，2013,2013：1 - 10.

［94］ Rossi F, Cattaneo E. Opinion: neural stem cell therapy for neurologic diseases: dreams and reality ［J］. Nat Rev Neurosci, 2002,3(6):401 - 409.

［95］ Kanno H. Regenerative therapy for neuronal diseases with transplantation of somatic stem cells ［J］. World J Stem Cells, 2013,5(4):163 - 171.

［96］ Elias W J, Khaled M, Hilliard J D, et al. A magnetic resonance imaging, histological, and dose modeling comparison of focused ultrasound, radiofrequency,and gamma knife radiosurgery lesions in swine thalamus: laboratory investigation ［J］. J Neurosurg, 2013,1 - 11.

［97］ Spiegel E A, Wycis H T, Freed H. Stereoencephalotomy in thalamotomy and related procedures ［J］. J Am Med Assoc, 1952,148(6):446 - 451.

［98］ Spiegel E A, Wycis H T, Marks M, et al. Stereotaxic apparatus for operations on the human brain ［J］. Science, 1947,106(2754):349 - 350.

［99］ Hayempour B J. Psychosurgery: treating neurobiological disorders with neurosurgical intervention ［J］. J Neurol Disord, 2013,1(1).

［100］ Ruck C, Karlsson A, Steele J D, et al. Capsulotomy for obsessive-compulsive disorder: long-term follow-up of 25 patients ［J］. Arch Gen Psychiatry, 2008,65(8):914.

［101］ Binder D K, Iskandar B J. Modern neurosurgery for psychiatric disorders ［J］. Neurosurgery, 2000,47(1):9 - 21 (discussion 21 - 23).

［102］ Newcombe R. The lesion in stereotactic subcaudate tractotomy ［J］. Brit J Psychiatry. 1975;126 (5):478 - 481.

［103］ Malhi G S, Bartlett J R. A new lesion for the psychosurgical operation of stereotactic subcaudate tractotomy (SST) ［J］. Brit J Neurosurg, 1998,12(4):335 - 339.

［104］ Birdno M J, Grill W M. Mechanisms of deep brain stimulation in movement disorders as revealed by changes in stimulus frequency ［J］. Neurotherapeutics, 2008, 5(1):14 - 25.

［105］ Larson P S. Deep brain stimulation for psychiatric disorders ［J］. Neurotherapeutics, 2008,5(1): 50 - 58.

［106］ Bejjani B P, Arnulf I, Houeto J L, et al. Concurrent excitatory and inhibitory effects of high frequency stimulation: an oculomotor study ［J］. J Neurol, Neurosurg Psychiatry, 2002,72(4): 517 - 522.

［107］ Malone D A Jr. Use of deep brain stimulation in treatment-resistant depression ［J］. Cleveland Clin J Med, 2010,77(3): S77 - 80.

［108］ Yount K. The brain electric: deep brain stimulation for neurologic disorders ［J］. DukeMed Magazine. Vol 11. Durham: Duke University Office of Marketingand Communications; p. 28 - 35.

［109］ Hall W, Carter A. Science, safety and costs make deep brain stimulation for addiction a low priority: a reply to Vorspan et al. (2011) and Kuhn et al. (2011) ［J］. Addiction, 2011,106(8): 1537 - 1538.

［110］ McIntosh E, Gray A, Aziz T. Estimating the costs of surgical innovations: the case for subthalamic nucleus stimulation in the treatment of advanced Parkinson's disease ［J］. Mov Disord: Off J Mov DisordSoc, 2003,18(9):993 - 999.

［111］ Oh M Y, Hodaie M, Kim S H, et al. Deep brain stimulator electrodes used for lesioning: proof of principle ［J］. Neurosurgery, 2001,49(2):363 - 367 (discussion 367 - 369).

第 6 章
行为手术的法律问题

摘 要

　　由于过去的历史问题,精神疾病的外科手术(surgery for psychiatric illnesses,SPI)至今仍笼罩在伦理、政府和公众的顾虑之下。对于寻求精神外科治疗的患者,建立和实施严格的共识指南和方案,准确地处理好患者是非常有必要的。这些共识和指南是保护患者和外科医生的必要条件。对于接受 SPI 的患者必须满足对足量药物治疗无效的条件:强迫症(obsessive compulsive disorders,OCD)至少对 3 种 5—羟色胺再摄取抑制剂(Serotonin reuptake inhibitors,SRIs),包括氯米帕明和增效剂的充分治疗以及行为治疗无效,抑郁症(MDD)对至少 4 种充分地抗抑郁治疗无效,其中包括抗抑郁药物、心理治疗和电抽搐治疗(electroconvulsive therapy,ECT)无效。患者必须得到以精神科医生为主导的由经验丰富的医学专家组成的多学科团队的评估。该团队必须能明确诊断、既往治疗的充分性及对患者具有提供知情同意的能力。对患者提供知情同意的能力和诊断必须由独立专家证实,使其处于将要开展 SPI 所在地司法管辖之中,如精神健康福利委员会(Mental health welfare commission,MHWC)或行为手术审查委员会。独立的团体或管理部门还必须判断治疗团队是否能接受充分训练开展手术并提供术后管理。这些手术只能在具备充分资源的治疗中心开展,并且该中心须服从年度审查以及遵循完备的临床和监管制度。术后评估应采用盲法以避免安慰剂效应和偏倚,如评估者不应了解患者接受的手术以避免偏倚。依照这些原则将确保 SPI 的疗效并保护为患者进行手术的医生。

Sam Eljamel(通信作者)
英国苏格兰邓迪大学神经外科
e-mail:sam.eljamel@doctors.org.uk

6.1　引言

大多数精神疾病患者可通过多种药物和心理治疗得到有效治疗。但是 20%～40% 的患者对标准治疗呈现慢性难治性或由于难以接受的副作用而无法耐受标准治疗，导致对医疗资源需求的增加。这些患者能够作为接受进一步治疗的人选，即精神疾病的毁损手术或神经调控治疗。然而，这些治疗方式仍存在不确定性、争议和质疑，甚至是公然反对。社会对这些精神疾病的干预方法持该如此负面态度的主要原因在于 20 世纪 60 年代粗糙的毁损手术，当时该手术有时无选择地对所有患者加以使用，从而导致该手术声名狼藉以及被部分司法部门法律禁止。因此，必须建立和采用严格的特异性设计方案用于该领域手术以遵从当地伦理和法律要求。本章将探索 SPI 存在的伦理和法律问题。

6.2　导致精神外科终结的问题

6.2.1　缺乏科学基础

20 世纪 60 年代，精神外科最大的顾虑是没有科学证据去证明正确的靶点和手术适宜人群。引入手术所基于的数据是难以定论且矛盾的。而且，过去的精神外科医生被指控：他们使用模糊且无法证实的术前诊断、模糊有争议的选择标准、模糊或无效的评估方法以及术后结果报道极端偏倚。过去开展的手术非常粗糙、不精确、不恰当。多数手术以临床实践的形式进行，没有伦理委员会批准的合适研究方案、术后独立的疗效评估或对治疗的精神疾病进行准确分类。过去精神外科的实践几乎没有动物实验就应用于人体，导致极度不可靠、无法预测的结果。

6.2.2　缺乏知情同意

精神外科存在的第二顾虑就是缺乏知情同意。如何获得知情同意？患者理解他们将进行什么吗？他们清楚潜在的不可逆风险吗？他们被告知或清楚还有替代治疗吗？如合适的精神外科手术人选能提供有效的手术知情同意，或者可能从手术获益的第三方、家庭或社会能代替患者提供知情同意。一些人争论道：精神外科可能像躯体断肢一样产生行为、自身或个体思维的不可逆改变。

6.2.3　手术的潜在误用

反对者和普通大众已经发声表达了自己的顾虑，精神外科可能已经或将作为社会，乃至政治的工具而被使用，甚至滥用，以控制和征服被认为是异常的人，从而为控制异议者、少数民族、政治对手、政治对立的领导人或者有麻烦的个体（如囚犯或罪犯）提供正当理由。

6.3　如何克服这些顾虑？

6.3.1　知情同意

当前应用于精神疾病的手术包括被称为"公认"的技术：如射频热凝双侧内囊前肢毁损

术（bilateral anterior capsulotomy，BACA）、射频热凝双侧前扣带回毁损术（bilateral anterior cingulotomy，BACI）和左侧迷走神经刺激（vagus nerve stimulation，VNS）。近些年已经出现许多新技术和手术,如大脑多靶点脑深部电刺激（deep brain stimulation，DBS）、扣带回膝下部 DBS、伏隔核 DBS 和其他靶点。这些手术的证据水平并不足以驳斥所有的反对和偏见,"公认"手术的科学证据强度最多为 II 级水平。因此,当说服患者同意接受这种手术时,让患者明确知道该手术的替代治疗方式和各个替代方案的证据等级、结果和潜在风险是非常重要的。如治疗难治性抑郁症（treatment refractory depression，TRMDD）时,治疗方式选择继续标准治疗还是 BACI、BACA、VNS 或 DBS。熟悉每种术式的证据依据,以及司法管辖认可的手术种类是十分重要的。例如,在比利时 BACA 被"公认"是治疗强迫症（obsessive compulsive disorders，OCD）的毁损术式;而在苏格兰,BACI 被"公认"是治疗 TRMDD 和 OCD 的毁损术式。熟悉所有替代治疗的重要性对达到知情同意的目的尤为重要,因为除了治疗 TRMDD 的 VNS、美国和欧洲批准用于治疗 OCD 的 DBS,所有神经刺激手术仍属于未经药监局批准的试验性手术。熟悉所有替代手术的关键在于给予患者选择权。例如,患者被提供 BACI 而没有被告知其他任何替代选择（如 TRMDD 的 VNS）,患者同意接受 BAC 后却发现采用的是 VNS,这样手术医生和精神科医生被认为对患者有所隐瞒。回顾于 2000 年获得批准的三臂随机对照试验,TRMDD 患者被随机分配至 BACI 组、扣带回 DBS 组和 VNS 组,并分别被提供这 3 种手术方案或者继续进行常规治疗。其实没有患者同意随机分配,因为选择 BACI 的患者认为如果手术有效果,那么就是一次性治疗,无需硬件、持续随访、电池更换及程控;但选择 VNS 患者认为,VNS 是一种颅外手术无需承担暴露大脑的手术风险。虽然患者的选择可以被理解,但这会难以招募患者进行新的治疗。因此有必要为患者提供所有信息,让他们选择自认为的最佳治疗方案。而且所谓 SPI 的"公认"手术就是射频热凝毁损,其科学证据级别为 II 级。较新的技术如立体定向放射手术（stereotactic radiosurgery，SRS）和 MRI 引导高频超声（MRI guided high frequency ultrasound，MgHFUS）并未获得 II 级科学证据（译者注：SRS 现已获得 I 级证据）。任何"非公认"或未经批准的手术只能在规定的临床试验方案内进行,并且该方案必须得到当地伦理委员会（local ethics committee，LREC）、机构研究委员会（institutional research board，IRB）和当地管理部门批准。

6.3.2 安慰普通大众的畏惧心理并使监管当局满意

由于 SPI 的暗淡历史,因此任何精神疾病外科手术的方案都应具备严格的方法以满足和遵循伦理标准和管理当局的要求,这是至关重要的。例如,在苏格兰,患者由专业精神科团队评估诊断、既往治疗试验的充分性及患者知情同意的能力。通过这些严格标准评估的患者转至精神健康福利委员会（Mental Health Welfare Commission，MHWC）,即苏格兰政府建立的独立机构。MHWC 随后继续访问患者,以证实患者的诊断、既往治疗试验的充分性及评估患者对所述手术知情同意的能力。而且,MHWC 或国家服务部每 6 个月接收来自治疗中心的有关患者活动、结果和并发症的详细报告。一旦患者通过所有评估,他将入院接受 SPI。只有当符合伦理和当地政府标准,并且是在临床对照实验条件下,新的技术或新靶点才可以被实施。有必要建立和统一 SPI 的策略。这些新策略应当包括下列要点,并满足伦理和政府要求：

（1）考虑施行 SPI 的患者必须满足对充分治疗无效：①OCD 中对至少 3 种充分的 SRIs 试验（5-羟色胺再摄取抑制剂）无效，包括氯米帕明、增效剂和行为治疗；②MDD 至少对 4 种充分抗抑郁治疗无效，包括药物治疗、心理治疗和 ECT。

（2）患者应由精神科医生主导的经验丰富的医疗多学科专家团队评估，他们必须明确诊断、既往治疗的充分性及患者知情同意的能力。这非常重要，因为可能从 SPI 获益的患者数量相对较少，精神疾病共病并不罕见，而既往治疗的充分性需要该领域的专家评估（见图 6.1）。

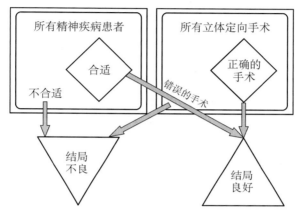

图 6.1　图示非常少量的精神疾病患者可能成为 SPI 的人选，现有 SPI 手术数量，以及特别在项目早期匹配正确的患者至正确手术的困难程度，由于学习曲线非常陡峭。公认的中心应当努力支持较新的手术

（3）患者提供知情同意的能力和诊断必须由开展 SPI 所在地司法部门任命的独立权威机构证实，如 MHWC 或行为手术审查委员会。

（4）独立机构或管理部门还必须判断治疗组是否接受过充分训练来开展手术并提供术后管理。

（5）这些手术只应在资源充足的中心内开展，每年需完成年度审查以遵循临床和管理制度。

（6）术后评估应当使用盲法以避免安慰剂效应，如评估者应当不了解患者接受的手术以避免偏倚。

在没有明确的现行管理制度下，实施新的 SPI（例如 DBS）是有风险的。在所有精神疾病尝试该技术可能导致似乎合理的效果以及获得当下大众、政客和立法者的过度热衷。滥用 SPI 控制异议者和政治对手，或用于征服暴力行为者和暴徒，对此的畏惧是真实存在而又情有可原的。1970 年，在题为《暴力和大脑》一书中，作者呼吁开发早期警告测试以发现冲动暴力阈值低的个体。作者还呼吁，一旦找到，则使用更好更有效的方法治疗这些患者。另一位精神外科医生引用了"一个对暴力犯罪认罪的人应该有机会接受矫正手术"这句话，他还谈到"每个被监禁 20 年的暴力青年罪犯的监禁成本约花费 100000 美元，但是大约花费 6000 美元社会就可提供医学治疗将其转变为有责任的适应良好的公民"。正是这些极端观点导致精神外科在过去已声名狼藉。事实上，SPI 用于征服暴力行为者、异议者或政治对手是非常昂贵和困难的。有更容易、廉价和有效的群体控制方法，包括使用媒体、电视、药物和教育系统。历史上，精神外科不是以合适的科学研究为基础，它始于转为精神外科的 Ego Moniz 医生，他也以此成为众人的焦点并获得诺贝尔奖而声名远扬。Ego Moniz 在获知 Fulton 对 Jacobsen 通过切断 1 个大猩猩脑白质，而使其由激越状态变得平静的病案报道后，开始对患者使用脑白质切断术。但毁损的准确位置或潜在的严重副反应的报道还没有得到确证。当时几乎每个人都忽视了这些重要的伦理问题，因为他们认为在道德上有义务帮助成千上万监禁的精神疾病患者。他们被未满足的庞大需求以及对财富和名声的贪婪而蒙蔽了双眼。美国引入 Moniz 的脑白质切断术后，该手术如野火般传播，并在设备不足的小型医院开展。证实，当时既不是神经外科医生也不是精神科医生的 Walter Freeman，其行为将精神外科带入了声名狼藉的地步。认识到精神外科的"第 22 条"军规：虽然精神外科手术缓解精神病症状，但要付出损失情感和创造力方面的高昂代价。尽管如此，Walter Freeman 继续手术并引入了经眶脑白质切断术（类似于今天微侵袭手术），并没有反思和总结其后果。

令人安慰的是 SPI 当前实践的方式与过去精神外科的方式迥异。如今的 SPI 精确，能够解决大部分在过去神经外科领域遇到的顾虑。但近年来，有关 OCD 和 MDD 的 DBS 文献综述过多，2009－2011 年总计 90 篇文献，而 2002－2005 年有 17 篇文章。这些出版物多数报道的是非盲小型选择性患者且有阳性结果的研究，而没有开展较大的多中心对照研究。笔者的顾虑是许多精神科患者被放在多中心前瞻性对照试验之外的小组内治疗。2011 年《北美功能神经外科医生》发表的一项调查显示，有效者有 50% 参与部分类型的 SPI，主要是 OCD 或 MDD 的 DBS，并将 SMI 视为不断增长的商业领域。虽然 DBS 和 VNS 既不是破坏性也不是不可逆的手术，但如果患者同意，可以为患病者提供终止刺激的选择。但因为有大量的安慰剂效应和固有偏倚，这些手术不该应用在合理设计的临床方案之外。虽然在人道主义器械豁免（Humanitarian Device Exemption，HDE）条例下，食品药物监督管理局（Food and Drug Administration，FDA）批准 DBS 治疗 OCD 以及 VNS 用于治疗 MDD，但一些顾虑仍在他们的使用中被提出。这些顾虑基于缺乏长期使用的安全性和有效性的强有力的科学依据，给患者进行某些手术与研究者持有的兴趣产生冲突，由商业伙伴赞助的研究缺乏透明度并且模棱两可。但近期对毁损、VNS 和 DBS－SPI 的研究采用严格的方案进行开展，这些方案处于科学严肃的热点，也是同行审评者总结出来的。这些研究报道的结果客观，并基于客观评价，认为 YBOCS 评分减少 35% 是 OCD 有临床反应，而 MADRS 或 HDRS 减少 50% 认为是 MDD 有价值的反应。但需要仔细观察 SPI 手术结果，深入研究以明确长期效果、持久性和不良反应。然而，仍要面对 SPI 的伦理和社会挑战，而共识指南、研讨会和公众参与只是克服这些挑战必须要完成的一些事情。必须谨慎开展 SPI 并进行长期治疗。SPI 因很多问题而变得复杂，诸如患者分类、选择标准、长期治疗这些患者以及潜在获益和负担。有必要使用严格伦理标准、管理和监管制度在世界各地法律管制中各安其位，以防止潜在的 SPI 误用。在苏格兰，该服务集中于 Ninewells 医院和医学院。每 6 个月由苏格兰卫生署国家事物司审查、访问、管理。由独立的 MHWC 明确每个患者的诊断、SPI 的适合性及患者知情同意的能力。澳大利亚维多利亚州，每个 SPI 申请必须由独立的精神外科审查委员会听证批准。前述证实一些案例展示世界范围内部分司法管制如何确保持续使

SPI 处于严格控制和临床管理。除非类似严格条例也被其他地方的司法管制部门采用，否则 SPI 将面对和以前相同的命运。

6.4　SMI 流程图

图表总结转诊 SMI 的患者治疗（见图 6.2）。

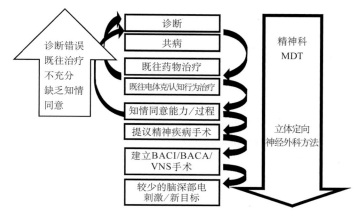

图 6.2　SPI 转诊路径流程图：RCT 电抽搐治疗，CBT 认知行为治疗，SPI 精神疾病手术，BACI 热凝双侧前扣带回毁损术，BACA 热凝双侧内囊前肢毁损术，VNS 迷走神经刺激，MDT 多学科团队会议

参考文献

[1] Bebbington P E. Epidemiology of obsessive compulsive disorders [J]. Brit J Psychiatry, 1998, 2 - 6.

[2] Bell E, Mathieu G, Racine E. Preparing the ethical future of deep brain stimulation [J]. Surg Neurol, 2009, 72: 577 - 586.

[3] Breggin P H. The return of lobotomy and psychsurgery [J]. Congress Rec (Dly Ed), 1972, 13: 841 - 862.

[4] Christmas D, Eljamel M S, et al. Long term outcome of thermal anterior capsulotomy for chronic, treatment refractory depression [J]. J Neurol Neurosurg Psychiatry, 2011, 82: 594 - 600.

[5] Dupont R L, Rice D P, Shiraki S. Economic costs of obsessive compulsive disroders [J]. Med Interface, 1995, 8: 102 - 109.

[6] Eljamel M S. Ablative neurosurgery for mental disorders: Is there still a role in the 21st centrury? A personal perspective [J]. Neurosurg Focus, 2008, 25: E4.

[7] Eljamel S. Strategies fro the return of behavioral surgery [J]. Surg Neurol Int, 2012, 3: 34 - 39.

[8] Erickson-Davis C. Ethical concerns regardingcommercialization of deep brain stimulation forobsessive-compulsive disorder. Bioethics. 2012, 8: 440 - 6.

[9] Lipsman N, et al. The contemporary practice of psychiatric surgery: Results from a survey of North American functional neurosurgeons [J]. Stereotact FunctNeurosurg, 2011, 89: 103 - 110.

[10] Meyberg H S, et al. Deep brain stimulation for treatmentresistant depression [J]. Neuron, 2005,

45:651 - 60.

[11] Nuttin B J, et al. Long-term electrical capsular stimulation in patients with obsessive-compulsive disorder [J]. Neurosurgery, 2003,52:1263 - 1274.

[12] Nuttin B J, et al. Long-term electrical capsular stimulation in patients with obsessive-compulsive disorder [J]. Neurosurgery, 2008,62(Suppl 3):966 - 77.

[13] Nuttin B, et al. Consensus on guidelines for stereotactic neurosurgery for psychiatric disorders [J]. J Neurol Neurosurg Psychiatry, 2014,85(9):1003 - 8. doi:10. 1136/jnnp-2013 - 306580.

[14] Psychosurgery Review Board of State of Victoria, Australia (Home page). http://government-state. goaus. net/melbourne/psychosurgery-review-board-of victoria/. Accessed 03 Jan 2014.

[15] Read C N, et al. Psychiatric neurosurgery 2009: Reviewand perspective [J]. Semin Neurol. 2009; 29:256 - 65.

[16] Steele J D, et al. Anterior cingulotomy for major depression: clinical outcome and relationship to lesioncharacteristics [J]. Biol Psychiatry, 2008,63:670 - 677.

[17] Sterling P. Ethics and effectiveness of psychosurgery [M]. In: Brady B, editor. Controversy in psychosurgery. Philadelphia: W B Saunders Co. ; 1978.

[18] Valenstein E S. The practice of psychosurgery: asurvey of the literature (1971 - 1976) [R]. Report to National Commission on the Protection of Human Subjects in Biomedical and Behavioural Research. US Dept HEW 1976.

[19] World Health Organization (WHO). Chapter 2, Burdenof mental and behavioral disorders, in mental health, new understanding, New hope [R]. WHO report 2001.

第 7 章

精神疾病脑深部电刺激的术前
评估与术后随访

Loes Gabriëls，Hemmings Wu，Bart Nuttin

摘 要

　　脑深部电刺激（deep brain stimulation，DBS）越来越多的被探索作为精神疾病的新型治疗方法，其治疗对象为难治性、严重失能并且生活质量极低的患者，因此患者筛选应为能够获得并维持最大获益的人选。在精神科治疗中，精神疾病显然不只是影响患者，还会对其周围的人造成深远乃至有破坏性的影响。在治疗和随访中不能忽视这些照料者，因为DBS 对患者精神症状的影响也会反映在社会关系上。术后对合适刺激参数的探索和针对症状严重程度起伏的优化过程可能是充满负担的，一旦实施了 DBS 手术，便不能抛弃患者。随着症状的改善，患者则较少受困于慢性精神疾病，这时需要帮助他们定义生活的新目标和新目的。

7.1　引言

　　尽管患者能依从基于临床证据的治疗方法并坚持治疗，但部分精神疾病患者对药物治疗和心理治疗仍无反应。这些患者是难治性、严重失能且生活质量极低的。

　　DBS 越来越多地被探索作为精神疾病的新型治疗方法。近些年的预试验表明，DBS 作为严重精神疾病患者的潜在新型治疗方式可能有效。

　　精神疾病的 DBS 是从立体定向毁损神经外科手术的历史中发展而来。如果研究证明DBS 不亚于毁损技术，而由于 DBS 具有可调节性和可逆性，对患者和公众而言，可能比大脑毁损更易于接受。

　　强迫症（obsessive compulsive disorder，OCD）是首个使用 DBS 治疗的精神疾病，全世

Loes Gabriëls（通信作者）

比利时鲁汶 3000 Herestraat 49 号天主教鲁汶大学 UPC

e-mail：loes. gabriels@uzleuven. be

Hemmings Wu、Bart Nuttin

比利时鲁汶天主教鲁汶大学实验神经外科与神经解剖实验室

界有多个研究团队持续报道了获益效果。DBS 逐渐成为其他精神疾病的研究焦点,如抑郁症、成瘾、进食障碍和冲动控制障碍。

在 DBS 治疗精神疾病的发展领域中,至关重要的是制定和遵照能尊重文化宗教多样性及国际医疗保健政策异质性的指南。鉴于科学研究的进步、持续的技术发展和从 DBS 患者中获得的临床经验,这些指南是在特定时间内形成的一组规范,将在迭代过程中逐渐演变。它们用于引导伦理和有效研究,并代表临床与研究中最佳伦理实践、规范和专业操作的国际多学科共识。

由于严格的纳入标准,精神疾病 DBS 过去十年的流行度较低。DBS 试验的患者病程较长,并对多种无效治疗感到失望。

为优化治疗结果,DBS 过程可分为序贯阶段:临床决策的伦理过程、合适患者的选择过程、术前评估、手术干预、术后治疗和长期随访。每个阶段均可出现问题,因此在 DBS 过程中需要仔细监督患者的好转及适当的多学科团队给予的干预。

7.2　精神疾病 DBS 的伦理挑战与临床决策过程

根据世界卫生组织条例,患者有权获得减轻病痛并改善生活质量的治疗。假如有足够证据显示 DBS 能够显著缓解症状和改善生活质量,那么拒绝经过仔细选择的患者接受 DBS 也是不合伦理的。

精神疾病患者的人权与尊严保护是一个重要方面,为讨论最终治疗方法的伦理原则提供了框架。具体的规范性问题必须考虑在内,如安全考虑、患者的最大获益、患者的自主权及知情同意的能力。

手术干预的风险/收益比应当是有利的。需要考虑患者和关系密切的亲人的期望值,来权衡当前情形下 DBS 手术过程中潜在的获益。

由于神经外科手术后的随访非常关键,患者对既往治疗的依从性会影响手术决策过程。不仅是症状的缓解,而且从缓解症状到提升总体幸福感及改善生活质量的转变都有赖于良好的依从性。

临床决策过程因其特定的角色定义、习俗、道德观念和法律,需要在相应的时代和社会背景下考虑。治疗的有效性、风险、可选治疗方案以及 DBS 伦理地位可能会随时间而改变,因此患者的观点、价值观、生活质量以及知情同意都需要考虑到。在该领域的发展中,对现有靶点、指征、结果和不良事件进行定期准确的综述至关重要。真实可靠地科学报道这些侵入性手术的有效性和负担是参与 DBS 治疗精神疾病研究中心的伦理职责。研究大脑靶点的精确定义可能有助于提高获益并降低风险,而且技术和生物医学工程领域的改进可降低干预的侵入性和破坏性。随着结构和功能神经影像学、解剖和电生理研究以及微电极技术的进步,我们可以更精确地描述某些疾病的神经通路。但微电极记录可能会增加脑出血风险,特别是沿新路径接近新的靶向脑区时,应权衡这种增加的风险与使用微电极的可能获益。

DBS 影响信号转导和大脑活动。"理想"DBS 的目的是正常化病理性大脑信号转导而不影响非病理性大脑活动。精神疾病确切的神经生理学机制和 DBS 作用机制尚未完全阐明。在目前的知识水平下,我们还无法严格描述精神疾病的病理学和非病理学大脑活动。

电生理生物标记的信息只是非常初步的。研究者们在探索不同大脑靶点的 DBS 用于治疗多种精神疾病。它不仅调节了病理性大脑环路,还可能会影响其他区域而引起不良反应。此外,大脑环路可能只是间歇性功能障碍,该环路的 DBS 可能在某些时候对患者有益,而其他时候却无影响,甚至引起不良反应。

在慢性病程、功能严重受损的患者群体中,自主权的概念需要得到进一步发展和鉴别。尊重自我决定毋庸置疑是很重要的,但强烈的、慢性的痛苦和脆弱感会影响患者的决策过程。部分患者希望完全参与协商同意过程,而其他患者则将决策推让给身边重要的人或其负责的医生。精神疾病并不只是影响患者,还会对其周围人产生深远而破坏性的影响。在医疗决策过程中,需要得到关系密切的人和照料者的参与和承认。由于患者依赖这些照料者,评估患者和关系密切的人的期望和价值观也很重要。照料者和患者可能有不同的价值观和优先级,这受患者疾病所产生负担的影响。这可能代表一个额外的、很大程度上未被承认的精神疾病患者脆弱性的来源。照料者或亲密第三方的影响可以潜在地转为患者需承担的额外"不自愿"的风险,包括临床试验招募。依赖关系可能会给患者带来不必要的压力,使得他们接受照料者的偏好,而照料者的参与则与患者的自主权和最大利益相悖。一种可接受的方法是将精神疾病视为特殊患者问题,并要谨记患者的精神疾病对关系密切人的干扰影响。在患者决定接受 DBS 之前,照料者所能想象的可能继发获益和期望均需阐明。DBS 的作用(间接)超过对疾病症状的影响,这不仅是患者,也是这些与患者关系密切的人将不得不适应的新情况。

尽管精神疾病中可能出现认知曲解与偏见,但是经仔细说明的患者(最终在家庭成员、信赖的顾问和/或法律监护人的帮助下)能够同意复杂、高风险的治疗或研究方案。难治性精神疾病患者常常自己主动请求 DBS 治疗。他们的手术欲望很强,对手术的要求很高,事实上这更接近于愿望而非知情同意声明。他们可能要求不相称的治疗,而他们的绝望可能会削弱他们理性权衡收益与风险的能力。正是因为可以轻松获得这些患者的知情同意,才需要 DBS 团队在知情同意过程中有更高程度的责任感。患者必须完全理解风险和可能的获益,还须向患者特别强调有关 DBS 治疗的误解。这一观点需要主动说明,而不是要消除患者对该治疗的任何希望。此外,我们希望强调伦理要求,即参与精神疾病 DBS 试验的患者不应只是用于增加我们的科学知识,还应始终被看待为完整个体。创新治疗的研究目的,如精神疾病的 DBS,应优先为患者考虑,其安全性比开展研究更为重要。

DBS 是一种颅内神经外科手术,伴有有限且重要的风险。除了多学科评估明确手术的合适性外,患者必须能够提供知情同意。患者还应被告知如果自己不能从 DBS 获益,或者无法良好耐受,需要将设备关闭甚至完全取出的可能性。

患者被确定为接受 DBS 的合适人选后,仍有明确取消该治疗方法的权利。取消的决定和疾病的心理病理学特征相关。例如,焦虑症固有的病理性焦虑,情感障碍的情感淡漠、漠不关心或不感兴趣,强迫症的污染畏惧或强迫怀疑,都可能阻碍患者决定接受手术。无论拒绝的理由和基础是什么,我们都要尊重患者的选择。

7.3　合适人选的选择过程与术前评估

仔细筛选出精神疾病 DBS 的合适人选具有重要意义,这必须建立在合理的伦理和科学证据的基础上。在现阶段,患者必须符合严重程度和功能损害的标准,必须充分说明疾病的难治性,并且必须能够同意参与研究实验。在患者筛选过程中,医生应该寻找能从 DBS 干预中获得并维持最大获益的人选。患者必须能够耐受 DBS 手术,不仅要参与研究方案,而且能依从术后治疗的要求并积极参与其中。未经仔细筛选的患者虽然拥有同样的 DBS 手术风险,但可能的获益较少,因此这些患者的风险/收益比不太理想。目前在精神疾病 DBS 的研究背景下,还没有筛选合适人选的标准化规范。但建立患者的纳入标准对优化疗效和安全性均具有根本性的重要作用。汇集不同研究中心的数据具有重要的战略意义,可以发现结果不良或良好的预后因素,并能促进筛选标准的持续优化。

一项精神疾病 DBS 的正式申请始于全面仔细审查患者的全部档案,涵盖人口学特征、家族史、现病史、既往史和治疗史。有经验的多学科 DBS 团队筛选潜在人选,其中每个学科以其具体专长为患者和整个团队的利益做出贡献。通过多次门诊随访评估患者,完成档案中缺失的数据,并提供有关 DBS 的一般信息。重点是充分关注现有记录中不完整和缺失的信息,特别是关于共病或患者依从性的信息。共病现象在精神疾病患者中比较常见。在该阶段,关系亲密者常陪伴患者。绝望的患者及同样绝望的家庭可能为了获得 DBS 而倾向于隐藏事实,没有意识到该缺失信息可能对治疗造成不良影响。家庭支持、承诺和期望可能在DBS 过程中发挥重要作用,因此在筛选过程中早期评价其作用似乎是明智的。在将患者纳入研究前,必须考虑患者和照料者的现实与不切实际的期望。对患者和照顾者进行半结构化或开放式深度访谈的定性数据可能对检测 DBS 的主观感知与期望有必要。通过探讨这两个群体对 DBS 结果的期望,使得临床医生能够与他们讨论 DBS 的价值,以重新解释可能的获益并纠正不切实际的期望。

7.4 精神疾病 DBS 的纳入标准

DBS 的应用应符合严重程度、慢性、失能和难治性标准的所有定义,并且必须能够提供知情同意。严重程度、慢性和难治性标准将取决于所研究的精神疾病。严重程度可以通过疾病特异性的、经过有效验证的、标准化的结果量表来衡量。在该研究阶段,严重程度的阈值是用来确定使用侵入性治疗技术的合理性。这就限制了参与精神疾病 DBS 研究的人数,并将研究结果的普遍性限制在特定患病群体中。

而且,生活质量量表和功能评估应当包含在内,以量化精神症状对许多生活领域活动的影响。对于每个适应证,必须定义合适的最先进的循证医学疗法(药理学、心理治疗、较少侵入性神经调控技术)以说明其难治性。

较不严重或处于疾病早期阶段的患者可能对于研究性 DBS 有较好的反应。但研究的早期阶段,无创的要求成为限制这一试验性手术只能用于治疗严重精神疾病患者条件,且此类患者已经对其他形式的治疗无效。目前还没有针对非严重、非慢性和非难治性精神疾病开展的相关试验,至今为止,现有数据的综述和荟萃分析也并未表明特定患者或疾病特征与结果间的关联,因此当前缺乏数据证明在非严重或精神疾病较早阶段实施 DBS 的情况。

参与精神疾病的 DBS 研究显示,该手术对患者及其家庭或照料者有很高要求。他们必须同意经常来研究中心以充分随访和评估所研究疾病的具体症状和不良反应。另外,还有DBS 具体方面的随访,如参数优化和电池故障的神经刺激器置换。除了这些与 DBS 研究相关的随访,主治精神科医生或心理科医生应保持对患者的术后随访,从而引导其适应症状和许多生活领域(职业、社会和关系)的改变(有时很突然)。我们倾向于在知情同意时与患者及其家属讨论这个问题,并要求他们正式接受咨询任务。

　　患者必须能够理解、依从指导,并提供书面知情同意,重要家属须经常参与处理大量与现有治疗方案相关的信息,另外鼓励患者和重要家属提出并澄清问题。

7.5　精神疾病 DBS 的排除标准

　　排除标准取决于所研究的精神疾病指征。根据精神疾病的特点,许多精神疾病共病可能被列为禁忌证。每个患者的人格障碍都需要被具体分析评估,因为部分人格障碍可能会增加冲动行为风险,降低术后依从性。手术禁忌证包括无法接受术前 MRI(心脏起搏器、怀孕……)、感染、凝血障碍、显著心脏疾病或其他手术风险因素,还有可能已明确的 DBS 禁忌证。

　　尽管描述疾病严重程度、慢性和难治性不是大部分精神疾病的主要问题,但长期摄入酒精或药物对大脑的毒性作用,或神经性厌食患者长期饥饿问题可能会成为将患者纳入这种研究性治疗的限制条件。这些情况可能对患者提供知情同意的能力有重要影响,因为发生改变的精神功能可能干扰其仔细评价手术风险和获益的能力。此外,即使在所研究精神疾病的主要症状得到改善的情况下,不可逆大脑损害作为精神疾病的后果可能会成为患者的沉重负担,并导致其他不必要的认知或行为挑战。

7.6　结果评价

　　DBS 首先应以稳定和持久的方式有效地减少精神疾病症状。非常有必要使用针对研究精神疾病设计的、特异性的、经过有效验证的量表评估其主要结果。这并不意味着 DBS 的目的在于获得精神疾病的完全缓解,或应当完全抑制症状,或患者完全治愈。许多患者生活中持续存在部分症状,这些症状在临床上已显著减少,但在这些患者中可能仍然明显。

　　为使每个患者实际获益,DBS 不仅必须在评定量表上减少症状评分,而且需要说明这些减少的评分与患者实际改善相关。DBS 产生的症状评分改善,或认知和躯体功能改善,并不一定意味着患者疾病好转。换言之,统计学显著有效只是真正有效的必要不充分条件,而且在某些患者中,可能表现为患者真正健康的无效替代参数。为确认 DBS 治疗可以使患者过上较满意的生活,其他变量(重建社会生活和工作、幸福感和多方面生活质量)的评估也是需要的。评估更普遍的精神病理学改变、神经认知状态以及全面评价短期和长期不良事件必须要完善主要的结果评价。特别是,植入设备的融入和依赖可能不仅影响身体形象,还可能被认为是精神疾病的持续提醒。

7.7　手术干预、术后治疗和长期随访

　　DBS 包括立体定向技术植入电极导线至特定神经解剖结构,(大部分患者中)应用持续刺激。植入导线在皮下通行,连接固定在锁骨下胸肌筋膜或腹部腹直肌筋膜上的植入式神

经刺激器。该神经刺激器通过 4 个刺激触点中的 1 个或多个触点传递电脉冲，可使用外部电磁程控设备调节刺激触点和其他刺激参数（幅值、脉宽、频率）。在达到稳定刺激参数前可能需要多次调整，同时药物治疗方案也需要相应的改变。DBS 是非毁损性的，因而可逆。在某种意义上，如果患者想要关闭刺激或者无法耐受不良反应都可以关闭刺激。

DBS 具有快速起效和长期维持的作用，其刺激参数应当调整以达到每个患者的最佳治疗效果。患者在手术阶段常常情绪不稳定且缺少安全感。他们从绝望到希望，但与此同时其反应常常是"非黑即白"、"机不可失"、"全或无"式的。手术期间未必需要精神科医生在场，但对患者而言，医生的出现会使其感到信任和安慰。

术后，患者必须获得多学科团队经常性的标准化随访。多学科团队包括特定精神疾病专长的精神科医生、立体定向和功能神经外科手术经验丰富的神经外科医生和神经心理科医生。他们之间的密切合作非常关键，而且该团队必须能够与其他专业（神经内科、社会工作者、神经影像学专家……）进行特定的相关咨询。必须有充分精神科和心理科的术后治疗和随访，不仅是为全面评价研究结果，还有助于患者恢复生活。

DBS 术后合适刺激参数的搜索过程很费时，有时会伴随出现无法预料的不良反应和症状严重程度的波动。最终临床医生可能还需要特别关注患者对外源设备形成的依赖。DBS 术后参数调整的过程很复杂、频繁且费时费力。然而优化设置可能引起活动电极参数的恰当改变，或脉宽、频率、幅值和正负极设置的调整，这对治疗成功或失败至关重要。快速频率刺激有时会让患者感到不舒服，但这种感觉可能会在数日后消失。它们并不总是能预测长期结果。参数调整后的临床效果有时在很短时间内（数秒至数分钟）即可观察到，症状改变可能一下子就会出现，但通常需要较长时间才能获得稳定的症状减轻。这就需要数月内进行多次参数调整才能获得 DBS 全部临床效益。程控者必须足够了解患者，才能清楚哪些症状改变与程控有关。标准化自评、他评工具的使用和 DBS 参数的盲法调整只能部分帮助了解患者的症状改变。

一旦开展 DBS 手术，不能抛弃患者或留下患者而没有专业后期护理。随着症状的改善，患者较少困于慢性精神疾病，有时需要帮助他们定义新的生活目标和目的，并形成新打算和新计划。他们常常由于之前严重的精神症状，经历数年的悲伤过程，而在疾病中失去生活选择权。在随访阶段，生活指导应当聚焦于在主要的疗效的基础上发展新能力，而如果有残留症状则要学会接受缺陷。在长时间的随访阶段，关系亲密的人很乐意给患者提供最好的生活指导，但他们的期望也需要得到正确的引导，患者和家庭常常有很多关于 DBS 生活的问题。由于 DBS 缓解了大多数症状，他们依赖于硬件的最佳功能而害怕硬件会出现故障。

患者可能需要帮助以适应更大程度的独立和自主。此外，术后精神科和心理科治疗很重要，因为有时术后精神问题可能与既往存在但术前未被注意的疾病相关，也可能被非常严重且具有 DBS 指征的主要精神疾病掩盖。

患者因症状减轻发生生活改变时，可能需要重新定义和照料者的关系。他们可能变得不太依赖甚至独立于照料者。因此陪伴者需要从照料者的角色转换为更平等的关系。他们可能需要帮助来应对变化的平衡，甚至有时需要在应对和沟通技巧方面进行训练。另外，患者和照料者需要学习 DBS 的技术知识，且需要密切监测其因电池耗竭或偶发失灵导致的精神症状复发。

　　目前，精神疾病 DBS 的研究目的之一是检验有效性，患者需要明白有失败的可能性，以及至今未知的不良事件，还有部分患者对 DBS 治疗反应良好而其他患者却没有反应的原因。假如患者期望精神症状在试验中完全缓解，但结果却是部分有效或无效，那么这种对结果的失望也需要提前考虑到。有时尽管多学科 DBS 团队可能对 DBS 治疗结果感到满意，但患者或家属未必对结果满意。最理想的状态是针对合理期望和不合理期望，通过充分的术前教育来避免这种分歧。一方面患者可能仍无法认识到症状缓解的复杂性，另一方面对满意度和生活质量的认可较难。患者可能对症状控制、出现新症状、症状加重和不良事件感到不满。常见的是患者抱怨的残留症状，包括从 DBS 期望获益的精神疾病症状，以及最初采用 DBS 未打算治疗但他们希望获得改善的症状（如他们想要更多精力、更好的社会关系、较少症状……）。因此，需要通过反复术前教育来强化现实期望，这对预防结果失望是至关重要的。

参考文献

［1］Agich G J. Reassessing autonomy in long-term care［J］. Hastings Cent Rep，1990,20:12 - 17.

［2］Anita H. Relational autonomy or undue pressure? Family's role in medical decision-making［J］. Scand J Caring Sci，2008,22:128 - 135.

［3］Denys D，Mantione M，Figee M，et al. Deep brain stimulation of the nucleus accumbens for treatmentrefractory obsessive-compulsive disorder［J］. Arch GenPsychiatry，2010,67:1061 - 1068.

［4］Donchin A. Understanding autonomy relationally：toward a reconfiguration of bioethical principles ［J］. J Med Philos，2001,26:365 - 386.

［5］Gabriëls L，Cosyns P，Nuttin B. Clinical guidance in neuromodulation：keeping track of the process and the patient［J］. Neuromodulation. 2007;10(2):179 - 180.

［6］Gabriëls L，Nuttin B，Cosyns P. Applicants for stereotactic neurosurgery for psychiatric disorders：role of the Flemish advisory board［J］. Acta PsychiatrScand，2008,117(5):381 - 389.

［7］Greenberg B，Gabriels L，Malone D A Jr，et al. Deep brain stimulation of the ventral internal capsule/ventral striatum for obsessive-compulsive disorder：worldwide experience ［J］. Mol Psychiatry，2008,15(1):64 - 79.

［8］Israël M，Steiger H，Kolivakis T，et al. Deep brain stimulation in the subgenual cingulate cortex for an intractable eating disorder［J］. Biol Psychiatry. 2010;67(9): e53 - 4.

［9］Lozano A M，Mayberg H S，Giacobbe P，et al. Subcallosal cingulate gyrus deep brain stimulation for treatment-resistant depression［J］. Biol Psychiatry. 2008;64(6):461 - 467.

［10］Maley J H，Jorge E，Alvernia J E，et al. Deep brain stimulation of the orbitofrontal projections for the treatment of intermittent explosive disorder［J］. Neurosurg Focus，2010,29(2): E11.

［11］Mallet L，Polosan M，Jaafari N，et al. Subthalamic nucleus stimulation in severe obsessive-compulsive disorder［J］. N Engl J Med，2008,359(20):2121 - 2134.

［12］Malone D A Jr，Dougherty D D，Rezai A R，et al. Deep brain stimulation of the ventral capsule/ventral striatum for treatment-resistant depression［J］. BiolPsychiatry，2009,65(4):267 - 275.

［13］Müller U J，Sturm V，Voges J，et al. Successful treatment of chronic resistant alcoholism by deep brain stimulation of nucleus accumbens：first experience with three cases［J］. Pharmacopsychiatry，2009,42:288 - 92.

［14］Nuttin B，Gabriëls L，Cosyns P，et al. Long-term electrical capsular stimulation in patients with obsessive-compulsive disorder［J］. Neurosurgery，2003,52(6):1263 - 1274.

［15］ Nuttin B，Wu H，Mayberg H，et al. Consensus on guidelines for stereotactic neurosurgery for psychiatric disorders ［J］. J Neurol Neurosurg Psychiatry，2014，doi：10. 1136/jnnp-2013－306580.

［16］ Schlaepfer T E，Cohen M X，Frick C，et al. Deep brain stimulation to reward circuitry alleviates anhedonia in refractory major depression ［J］. Neuropsychopharmacology，2008，33(2)：368－377.

［17］ Synofzik M，Schlaepfer T E. Electrodes in the brain—ethical criteria for research and treatment with deep brain stimulation for neuropsychiatric disorders ［J］. Brain Stimul，2011，4(1)：7－16.

［18］ Waterworth S，Luker K A. Reluctant collaborators：do patients want to be involved in decisions concerning care? ［J］. J Adv Nurs，1990，15：971－976.

［19］ World Health Organization. Health for all by the year 2000：strategies ［G］. Geneva，Switzerland，1980. WHOofficial document 173.

第 8 章

抑郁症的毁损手术

Sam Eljamel

摘　要

尽管有充分的抗抑郁治疗试验，但难治性抑郁症（treatment refractory depression，TRMDD）并不罕见。对经充分的抗抑郁治疗试验无效[包括电抽搐治疗（electroconvulsive therapy，ECT）]的患者是接受立体定向手术治疗精神疾病的人选。TRMDD 的神经外科毁损手术于 21 世纪在高度专业的中心开展，其中包括立体定向外科医生与专业的精神科医生形成的团队，并在特地为此设计的严格管理和伦理指导下工作。现在最常使用的手术是立体定向双侧前扣带回毁损术（bilateral anterior cingulotomy，BACI）或内囊前肢毁损术（bilateral anterior capsulotomy，BACA）。热凝毁损和立体定向放射手术均用于毁损目标靶点。这些手术安全并有良好随访记录。预计 40%～60% 精心挑选的 TRMDD 患者在术后 1 年内随访有反应或缓解。反应定义为有效抑郁量表改善至少 50%，而缓解定义为恢复正常情绪和行为。本章总结用于治疗 TRMDD 的不同毁损手术。

8.1　引言

17 世纪开展的世界精神健康调查发现平均每 20 人中约有 1 人报告有一次抑郁症发作，抑郁症（major depression disorder，MDD）终生患病率为 6.7%。高达 20% 的 MDD 患者表现为症状慢性持续超过 2 年并且难以医治。TRMDD 患者的治疗极具挑战性，在经过 4 种充分抗抑郁治疗后，缓解率仅不到 13%。

毁损手术首先用于治疗慢性神经源性疼痛，手术期间部分患者报告术中情绪改变，特别是有抑郁或焦虑共病症状的患者，以致手术用于治疗 TRMDD。Foltz 和 White 在 1962 年

Sam Eljamel（通信作者）
英国苏格兰邓迪大学神经外科
e-mail：sam. eljamel@doctors. org. uk

描述了扣带回毁损术;1978 年,Leksell 描述了立体定向内囊前肢毁损术。并且,边缘系统环路有多个其他靶点用于治疗 TRMDD。

8.2　作用机制

毁损手术治疗 TRMDD 的确切机制并不完全清楚,但神经影像学研究初步阐明了这些手术毁损灶影响情绪的可能方式。内囊前肢连接形成额叶-纹状体-苍白球丘脑网络,参与抑郁症症状的产生。而且,正电子发射计算机断层成像(positron emission tomography,PET)扫描表明 MDD 前额叶、运动前区、前岛叶皮质和背-前部扣带回大脑血流(cerebral blood flow,CBF)减少,而扣带回膝下部 CBF 增加。

8.3　TRMDD 毁损手术所用靶点

多年来使用毁损技术治疗 TRMDD 所用的若干靶点如下。

8.3.1　BACI

Fulton 在 1947 年根据电刺激猴子前扣带回产生相关情绪改变,而毁损相同区域使动物畏惧和攻击性减少,首先提出将 BACI 作为精神疾病的治疗靶点。1962 年,Flotz 率先使用 BACI 治疗慢性难治性神经源性疼痛。BACI 术中,在每侧侧脑室额角末端后方 20 mm,中线旁开 7 mm,第三脑室顶正上方为中心,立体定向毁损直径约 8 mm、长度 12 mm,避开任何邻近血管。近期 BACI 靶点位置的神经影像学分析提示,位置越靠前越有效,但这一研究结果尚未得到证实。BACI 的目的是干扰连接前丘脑至前额叶和纹状体区域以及边缘系统的扣带束,但是毁损该束绝非获得 BACI 临床获益所必需。图 8.1 显示的是,TRMDD BACI 术后 72 h 的冠状位 T_2 加权 MRI,图 8.2 显示 BACI 术后 12 个月相同部位的 MRI,此时患者 TRMDD 缓解。如图 8.3 为 BACI 术后 1 年,冠状位 T_2 加权 MRI。

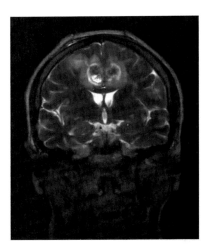

图 8.1　以 BACI 治疗 TRMDD 患者的冠状位 T_2 加权 MRI,扫描于 BACI 术后 72 h 内进行。注意 BACI 毁损灶的对称位置和周围水肿

部分研究报道每侧相同区域形成 2 个更深的毁损灶,即所谓的 6 单位 BACI。但是,没有科学证据提示 6 单位 BACI 优于或次于单个充分大小和精确位置的 BACI。

8.3.2　BACA

BACA 在每侧内囊前肢最前部形成毁损灶。Talairach 等首先描述 BACA 治疗的基本原则,Lars Leksell 创建立体定向手术。BACA 术中针对连接额叶皮质和前扣带回至丘脑、海马和杏仁核的白质纤维,形成如图 8.3 所示约 12 mm 长的毁损灶。

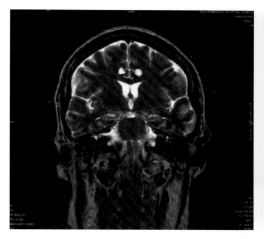
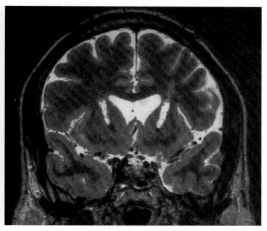

图 8.2　BACI 后 12 个月冠状位 T$_2$ 加权 MRI 此时患者 TRMDD 缓解

图 8.3　TRMDD 患者 BACA 毁损后 1 年的冠状位 T$_2$ 加权 MRI

8.3.3　双侧尾状核下传导束切断术(bilateral subcaudate tractotomy, BSCT)

Geoffrey Knight 在 1964 年开展 BSCT,涉及立体定向植入一组放射活性钇(^{90}Y)颗粒以破坏额叶尾状核头下方组织。这些毁损切断额下和前额叶皮质至丘脑、海马与杏仁核的连接。图 8.4 表示 BSCT 术后的 MRI。

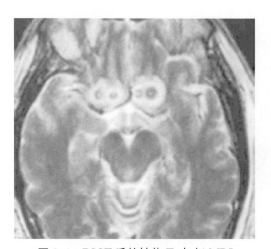

图 8.4　BSCT 后的轴位 T$_2$ 加权 MRI

8.3.4　双侧边缘叶脑白质切断术(bilateral limbic leukotomy, BLL)

BLL 本质上是由 BACI 和 BSCT 组成的联合手术。假设认为联合手术比单用 BACI 或 BSCT 有更好的成功机会。Kelly 等于 1973 年引入该手术。如图 8.5 显示 BLL 术后的 MRI。

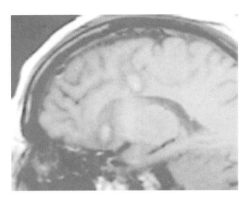

图 8.5　BACI ＋ BSCT ＝ BLL 后的矢状位 T_1 加权 MRI

8.4　开展 TRMDD 毁损手术的技术

在大脑靶点产生毁损灶，如 BACI、BACA 或 BSCT 是使用任何立体定向框架［如 Cosman-Robertson-Wells（CRW）、ZD 或 Leksell 框架］和 MRI 或利用立体定向软件融合 MRI 与 CT 影像进行的（见图 8.6）。

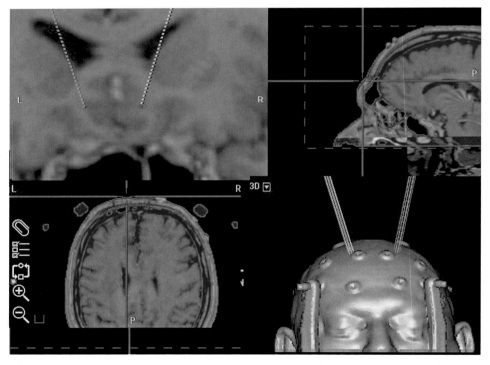

图 8.6　扣带回膝下部立体定向计划截屏（左顶），融合 MRI 和 CT（右顶和左底）以及计划的 3D 影像（右底）

组织毁损可通过下列多种方法实现。

8.4.1　射频热凝

射频热凝已使用了数十年,用于产生毁损灶治疗难治性疼痛、运动疾病和精神疾病,这是 TRMDD 队列采用 BACI 和 BACA 的主要技术。末端暴露 3 mm、直径 3 mm 的射频电极用于 BACI,末端暴露 6 mm、直径 3 mm 的用于 BACA。毁损手术的目的在于使用射频发生器(美国,迈阿密波士顿 Radionics)产生至少宽 8 mm、长 12 mm 的毁损灶。在靶点 2 次升温至 70°维持 90 s,接着沿针道覆盖长度 12 mm。立体定向热凝优势在于便携性、快速毁损生成、无电离辐射且成本低。但是,不能实时反馈毁损位置或大小,这可以通过即时 MRI 扫描克服,从而评价毁损的准确位置和大小。

8.4.2　立体定向放射手术(stereotactic radiosurgery, SRS)

Lars Leksell 在 1978 年首次提出 SRS,伽马射线立体定向聚焦造成靶区组织损坏。该技术的主要优势在于非侵入性,但确实要花费一定时间产生毁损灶,无法实时监测毁损灶位置和大小。如果伽马单位只用于低剂量手术,如 BACI 或 BACA,单个伽马单位的成本高昂,但是现在大多数伽马单位在大型中心可获得以进行其他手术,因而可能在这些单位进行精神疾病的毁损手术更为经济。

8.4.3　MRI 引导高频聚焦超声(MRI guided high frequency focused ultrasound, MgHFU)

MgHFU 是利用 MRI 用于引导和术中监测的新兴技术。使用高频聚焦超声在大脑产生毁损灶。主要优势在于非侵入性、无电离辐射、实时监测毁损灶位置和大小,并快速形成期望毁损。但该系统成本高昂,并未广泛应用,并且需要完全剃头。

8.4.4　立体定向植入放射性同位素

立体定向植入放射性同位素可在大脑产生毁损灶,如 BSCT 使用放射活性钇,但使用放射性同位素产生大脑毁损灶已在近几十年不再使用,因为 SRS 是一种比植入放射性同位素使用更方便,且侵入性较少的技术。

8.5　TRMDD 毁损手术结果

总体而言,发表的数据提示 TRMDD 的立体定向毁损手术结果有 40%～60% 的反应率。反应定义为有效抑郁评分系统改善至少 50%,如汉密尔顿抑郁评定量表(Hamilton Rating Scale for Depression,HRSD),或蒙哥马利-艾森贝格抑郁量表(Montgomery-Asberg Depression Rating Scale,MADRS)。

1973 年,一项早期研究报道了 BACI 的治疗效果,作者将"成功"定义为 85%。另一项198 例纳入主要情感障碍病例的研究于 1987 年报道,平均随访 8.6 年。62% 的患者表示症状得到长期改善。而且该病例系列没有死亡,并发症发生率非常低,仅 1% 出现抽搐,0.3% 偏瘫以及 9% 的自杀率。所有术后自杀的患者术前有自杀意念,并有超过 72% 患者在术前已尝试自杀。而且,后续对该队列患者进行神经心理学评估发现智力功能或情感基调没有减退,除 Taylor 复杂图形任务能力降低外,没有神经系统或行为缺陷的证据。近期研究报道有 53% 的反应率。以本组治疗难治性抑郁症患者反应率的经验来看,对平均 4.6 项充分的抗抑郁治疗试验无效,包括 ECT(见表 8.1),BACI 术后 12 个月随访发现 60% 有反应,40% 缓解。

接受 BSCT 治疗精神疾病的 208 例患者中,其中 78 例用于治疗抑郁症,68% 的患者在平均 2 年随访没有症状或症状很少。但是,1995 年报道的另一项研究中,接受 BSCT 治疗精神疾病的 183 例患者中,63 例 MDD 患者有 34% 症状得到改善。

1973 年,有报道 40 例 TRMDD 患者有 61% 接受 BLL 后症状得到改善;而在 2002 年报道的 BLL 术后有 2/5 属于反应者。

BACA 术后长期随访的 30 例患者中,50% 为有效者,40% 为缓解(见表 8.1)。

表 8.1 NMD 苏格兰国家中心治疗的 TRMDD 临床特征

参数	BACI		BACA	
	有效	缓解	有效	缓解
平均年龄	(43±9.79)岁			
性别	73.3%女,26.7%男			
工作	100%无业		100%无业	
病程	MDD 现阶段病程为 353.1 周			
治疗	4.6 次充分治疗,包括 ECT,标准差 1.1 次			
12 个月结果(%)	60	20	25	10
长期结果(%)	40	40	50	40

2002 年 9 月,另一项关于经 MDD 治疗的 21 例患者的研究显示,根据评分改善至少50%,BSCT 术后 12 个月 5/7 的患者为反应者,而总体 HDRS 评分从平均 28.5 分改善为16.5 分。该系列没有并发症的报道,除了短暂尿失禁。

反应定义为 HRSD 或 MADRS 评分改善至少 50%,缓解定义为 HRSD 评分不超过7 分或 MADRS 评分不超过 10 分。

另一项 BACA 术后平均随访(7±3.4)年的长期结果报道显示:50% 的反应率和 40% 的缓解率,55% 症状改善,35% 症状无改变,而 10% 症状加重,没有死亡。神经心理学测试显示没有改变,执行功能部分得到改善。

8.6 精神疾病毁损手术的安全记录

在本组的现代病例系列中,BACI 术后 1 例患者出现尿急、1 例体重增加、1 例出现夜尿和 1 例有记忆问题。我们队列的认知功能评估表明,言语流畅性和解决问题能力改善超过10%,但区块设计能力下降 5%～10%。表 8.2 总结了精神疾病毁损手术的安全记录。

表 8.2　精神疾病毁损手术安全性数据

作者	不良反应	BACI	BACA	BSCT	BLL
Hemmer 等	癫痫 3.4%、尿失禁、体重增加		116 例 TRMDD 患者，其中有 33% 为 MDD 患者		
Kelly 等	意识模糊、嗜睡、短暂性尿失禁				40 例 TRMDD 患者
Goktepe 等	癫痫 2.2%、人格改变 7%			139 例 TRMDD 患者	
Mitchell-Heggs 等	意识模糊、嗜睡、尿失禁				66 例 TRMDD 患者
Ballantine 等	抽搐 1%、偏瘫 0.3%、自杀 9%	198 例 TRMDD 患者			
Jenike 等	抽搐 9%、短暂性躁狂 6%	33 例 OCD 患者			
Hay 等	癫痫 10%、人格改变 10%				26 例 OCD 患者
Bridges 等	意识模糊、抽搐 1.6%、自杀 1%			249 例 TRMDD 与 OCD 混合患者	
Sprangler 等	抽搐 6%	34 例 TRMDD 患者			

　　TRMDD 毁损手术总体安全，抽搐风险与其他任何立体定向手术相同为 1%～2%，可以通过非侵入性技术毁损而避免，如 SRS 或 MgHFUS。短暂意识模糊或短暂尿失禁并不常见，它们能在数日至数周内得到缓解，永久性神经系统缺陷的风险低于 1%。

8.7　结论

　　21 世纪治疗 TRMDD 最常用的毁损手术是 BACI 和 BACA，它们具有非常低的抽搐风险或永久性神经系统缺陷。40%～60% 的 TRMDD 对毁损手术有反应。但这些手术只应在严格的方案下进行，由有资质的多学科团队进行，包括立体定向神经外科医生、专业的精神科医生、专业的神经心理科医生、专业的精神科护士和支持人员。

参考文献

［1］Bailey H，Dowling J，Davies E. Studies in depression Ⅲ［J］. Med J Aus，1973，2：366－371.

［2］Ballantine HT，et al. Treatment of psychiatric illnessby stereotactic cingulotomy［J］. Biol

Psychiatry，1987，22：807 - 819.

［3］ Bridges P K，et al. Psychsurgery：stereotacticsubcaudate tractotomy，an indispensible treatment [J]. Brit J Psychiatry，1994，165：599 - 613.

［4］ Christmas D，Eljamel S，et al. Long term outcome ofthermal anterior capsulotomy for chronic treatmentrefractory depression [J]. JNNP，2011，82：594 - 600.

［5］ Eljamel S. Strategies fro the return of behavioralsurgery [J]. Surg Neurol Int，2012，3：34 - 39.

［6］ Foltz E L，White L E. Pain relief by frontalcingulotomy [J]. J Neurosurg，1962，19：89 - 94.

［7］ Goktepe E O，Young L B，Bridges P K. A furtherreview of the results of stereotactic subcaudatetractotomy [J]. Brit J Psychiatry，1975，128：270 - 280.

［8］ Hamilton A. A rating scale for depression [J]. JNNP，1960，23：56 - 63.

［9］ Hay P，et al. Treatment of obsessive compulsivedisorder by psychosurgery [J]. Acta Psychiatr Scand，1995，87：197 - 207.

［10］ Hemmer T. Treatment of mental disorders withfrontal stereotactic thermo-lesions：a follow up of 116 cases [J]. Acta Psychiatr Scand，1961，153：36.

［11］ Hopkins A D，et al. Outcome after the psychosurgicaloperation of stereotactic subcaudate tractotomy1979 - 1991 [J]. J Neuropsychiatry Clin Neurosci，1995，7：230 - 234.

［12］ Jenike M A，et al. Cingulotomy for refractoryobsessive compulsive disorder：a long term followup in 33 patients [J]. Arch Gen Psychiatry，1991，48：548 - 555.

［13］ Kelly D，et al. Stereotactic limbic leucotomy：apreliminary report on forty patients [J]. Brit J Psychiatry，1973，123：141 - 148.

［14］ Kennedy N，et al. Remission and recurrence ofdepression in the maintenance era：long term outcomein a Cambridge cohort [J]. Psychol Med，2003，33：927 - 938.

［15］ Kim M-C，Lee T-K，Choi C-R. Review of long termresults of stereotactic psychosurgery [J]. Neurol MedChir (Tokyo)，2002，42：365 - 371.

［16］ Leksell L，et al. Radiosurgical capusolotomy—aclosed surgical method for psychiatric surgery [J]. Lakartidningen，1978，75：546 - 547.

［17］ Marcus M，et al. Depression：a global public healthconcern [DB]. http：//www. who. int/mental_health/management/depression/who_paper_depression_wfmh_2012. pdf. Accessed on 29 Dec 2013.

［18］ Meyberg H S，et al. Deep brain stimulation fortreatment resistant depression [J]. Neuron，2005，45：651 - 660.

［19］ Mitchell-Heggs N，Kelly D，Richardson A. Stereotactic limbic leucotomy：a follow up at 16 months [J]. Brit J Psychiatry，1976，128：226 - 240.

［20］ Montgomery S A，Asberg M. A new depression scaledesigned to be sensitive to change [J]. Brit J Psychiatry，1979，134：382 - 389.

［21］ Montoya A，et al. Magnetic resonance imagingguided stereotactic limbic leucotomy for treatment of intractable psychiatric disease [J]. Neurosurg，2002，50：1043 - 1052.

［22］ Rush A J，et al. Acute and longer-term outcomes indepressed patients requiring one or several treatmentsteps [J]. Am J Psychiatry，2006，163：1905 - 1917.

［23］ Siminowicz D A，et al. Limbic-frontal circuitry inmajor depression，a path modeling metanlysis [J]. Neuroimage，2004，22：409 - 418.

［24］ Spangler W J，et al. Magnetic resonance image-guidedstereotactic cingulotomy for intractable psychiatricdisease [J]. Neurosurgery，1996，38：1071 - 1076.

［25］ Steele J D，et al. Anterior cingulotomy for majordepression：clinical outcome and relationship to 8 Ablative Surgery for Depression 93 lesion characteristics [J]. Biol Psychiatry，2008，63：670 - 677.

［26］ Talairach J，et al. Lobotomie prefontale limitee parelectrocoagulation des fibres thalamo-frontalisemergence du bras anterior de la capsule interne [C]. Proceedings of the 4th Congress

NeurologiqueInternationale. 1949；41.

［27］ Teuber H L，Corkin S H，Twitchell T E. Study ofcingultomy in man ［M］. In：Sweet W H，Obradar S，Martin-Rodriguez JG，editors. Neurosurgicaltreatment in psychiatry，pain and epilepsy. Baltimore：University Park Press；1977. p. 355 - 362.

［28］ Waraich P，et al. Prevalence and incidence studies ofmood disorders，a systematic review of the literature ［J］. Can J Psychiatry，2004，124：0706 - 7437.

［29］ Ward A A. The cingular gyrus，area 24 ［J］. J Neurophysiol，1948，11：13 - 23.

第 9 章
脑深部电刺激治疗难治性抑郁症

Nir Lipsman，Peter Giacobbe，Andres M. Lozano

摘 要

抑郁症（major depressive disorder，MDD）是最常见的精神疾病，占世界范围内人类精神疾病患病率的大多数。过去二十年见证并了解了对导致 MDD 的神经环路的重要过程，现在越来越多地将其理解为神经环路疾病。脑深部电刺激（deep brain stimulation，DBS）作为治疗运动疾病如帕金森病的环路功能障碍调节装置的成功，引起了研究者对其他环路障碍疾病的兴趣，包括 MDD。重燃了运用手术治疗难治性情感障碍的风潮，其中功能成像的进步有助于识别环路中的关键解剖靶点。本章回顾抑郁症手术治疗的历史及本病神经调控的基本原理，并提供至今 DBS 在 MDD 的临床经验总结。

9.1 背景

抑郁症（major depressive disorder，MDD）为最常见的精神疾病，人群终生患病率为 14%～17%。MDD 的代价高昂，是社会最重要的薪酬与生产力损失源之一。其他代价难以测量，并与疾病与人类产生的痛苦相关，本病已挑战临床医生数个世纪。然而，过去二十年已见证导致抑郁情绪大脑环路的诸多进展，并寄予希望，对疾病的较好理解可能产生有新进展的治疗方法。

MDD 是高度异质性的。虽然，悲伤是确定性的特征，但其他大脑系统，如犒赏、认知和植物功能也有参与。这提示疾病病因学和临床表现较复杂。例如，MDD 患者报告高度兴趣缺失，或对娱乐活动缺乏既往的愉悦体验，提示犒赏环路功能障碍；基础植物功能，如睡眠、

Nir Lipsman（通信作者）、Andres M. Lozano
加拿大多伦多大学健康网络学院多伦多西区医院神经外科

Peter Giacobbe
加拿大多伦多大学健康网络学院多伦多总医院精神科

性欲和食欲常紊乱,提示自主和调节环路功能障碍。且诸如反复思考、激动、病理性哭泣和自杀在内的症状全都支持 MDD 不仅仅是"缺陷"状态的观点。因而 MDD 不能归咎于单个解剖结构或环路,很可能是影响多个环路的网络广泛功能失调的表现,并涉及多种神经递质系统。

　　MDD 主流治疗是药物治疗和心理治疗,合并治疗时最有效。药物治疗是为了重建重要神经递质的浓度,最明显的就是 5-羟色胺、多巴胺和去甲肾上腺素,而社会心理治疗尝试识别和修正影响行为的适应不良的认知偏见。约 3 000 例 MDD 患者的大型研究发现,单个 5-羟色胺再摄取抑制剂(serotonin-reuptake inhibitor,SRI)反应和缓解率分别为 47% 和 28%。后续研究发现:甚至在持续剂量和药物逐渐增加后,缓解率只能提升至 60%。这些结果显示尽管有最佳的药物治疗,至少有 1/3 的 MDD 患者仍有症状。对这些患者,神经调控可供选择。

　　MDD 的神经调控可分为非侵入性和侵入性。非侵入性方法的优势,是没有手术风险,且相对廉价和广泛可得,如电抽搐治疗(electroconvulsive therapy,ECT)和重复经颅磁刺激(repetitive transcranial magnetic stimulation,rTMS)。虽然部分患者有效,但可能难以在长期随访中维持效果,如 ECT 治疗,重复使用可能造成与认知功能相关的损害。然而,ECT 在治疗部分难治性 MDD 类型高度有效,仍是此类患者神经调控的"金标准"。侵入性方法常用于给非侵入性治疗无效的患者,并提供调节功能障碍神经环路的永久或长期方法。接下来,回顾 MDD 侵入性神经调控的基本原理和经验,特别聚焦于 DBS 的发展。

9.2　抑郁症 DBS 的基本原理

　　多种因素促使 MDD 的 DBS 研究。首先是 DBS 的创立,作为安全有效的手术用于治疗一批神经系统疾病,多为运动疾病。结果,全世界已超过 100 000 例患者接受 DBS,常用于帕金森病、特发性震颤和肌张力障碍。局部调控神经环路的能力促进了其他基于环路疾病的 DBS 研究,包括精神疾病。另一项发展是结构和功能影像,有助于识别导致病理性情绪边缘环路的关键点。fMRI 和 PET 有助于建立基于假说的功能失调神经环路模型,并提示 DBS 手术的解剖靶点。最后,高达 1/3 的 MDD 没有可用的治疗供选择,这类患者的存在激发起临床医生寻找新型安全有效的治疗方法供选择(见图 9.1)。

9.2.1　抑郁症的神经外科手术

　　抑郁症的手术属神经外科最古老的手术,据报道,可追溯到 20 世纪 40 年代早期的边缘叶脑白质切断术和前额叶脑白质切断术。然而,早期尝试是残忍的,只有表面标记协助定位,涉及广泛切断额叶白质束。引入立体定向技术后,可在大脑任何位置产生毁损并达到毫米级精确度,使特异性处理情感障碍的扣带回毁损术和内囊前肢毁损术得以发展。扣带回毁损术包括双侧毁损前扣带皮质,大致在胼胝体前端后方约 2 cm。手术通常耐受良好并且十分安全,多项前瞻性和回顾性研究描述的不良反应极少。大部分患者还获得明显临床收益,反应率(定义为抑郁评定量表显著减少,大体功能改善)范围在 38%~75%。内囊前肢毁损术包括内囊前肢的毁损,设计用于影响参与情感管理的额叶-皮质下环路。近期一篇文献报道:8 例难治性 MDD 患者接受双侧内囊前肢毁损术,其中 4 例在 2~3 年随访中属于治疗

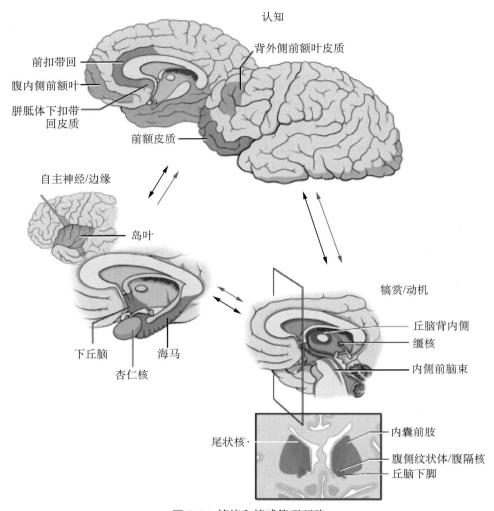

认知

背外侧前额叶皮质

前扣带回

腹内侧前额叶

胼胝体下扣带
回皮质

前额皮质

自主神经/边缘

岛叶

犒赏/动机

丘脑背内侧

缰核

内侧前脑束

下丘脑

海马

杏仁核

尾状核·

内囊前肢

腹侧纹状体/腹隔核

丘脑下脚

图 9.1　情绪和情感管理环路

星号标记的结构已经在抑郁症 DBS 试验中研究。(经 Lozano 和 Lipsman 允许后修改)

反应者。类似报道出现在 20 例患者的前瞻性病例系列中,其中平均随访 7 年有 40%缓解,50%治疗有效。

　　50 年精神疾病毁损的临床经验表明:①可精确安全毁损边缘环路;②这些毁损灶可有效影响病理性情绪环路,在大约半数其他方面难治性患者中获得积极作用。但毁损缺点仍是永久性。一旦毁损,无法滴定测量临床效果,"增加"或"减少"剂量,或改变毁损位置。重复手术,特别是扣带回毁损术,但会使患者暴露于额外的手术风险中。

9.2.2　MDD 神经环路

　　多种结构参与 MDD 的环路模型,包括内侧和背外侧前额叶皮质(medial prefrontal cortex,mPFC;dorsolateral prefrontal cortex,DLPFC)、前扣带回皮质(anterior cingulate cortex,ACC)伏隔核/腹侧纹状体(nucleus accumbens/ventral striatum,NAcc/VS)以及杏

仁核。神经影像学已经成为研究情绪环路进展的初级驱动,并已在 MDD 患者中发现结构和功能异常。例如,急性抑郁症患者 ACC 和海马体积均有减小,其他研究发现患者扩散灰质灰质体积减少。临床前模型已经进一步建立伏隔核活动与犒赏("喜欢")的快乐以及对奖赏追求("缺乏")之间的直接联系。影像学研究已将犒赏通路的活动与 mPFC 和腹侧被盖区(ventral tegmental area,VTA)相联系,后者是重要的脑干多巴胺能中心。VTA 通过中脑皮质通路"由上至下"影响皮质中心,通过中脑边缘通路"由下至上"调节中心的能力已经被认为是抑郁情绪,特别是兴趣缺失的关键维持系统。例如,中脑边缘和(或)中脑皮质系统功能障碍,可导致无法预计或预期犒赏结果;对其他方面犒赏性刺激的 NAcc 激活减少已出现在公认的犒赏缺陷疾病中,如神经性厌食,进一步联系该结构的活动和决定情感—负荷决策。

在健康被试者和未经治疗的 MDD 患者的研究中显示腹侧 PFC 活动以及特别是胼胝体下扣带回(subcallosal cingulate,SCC),前者对悲伤刺激反应增加,后者处于静息态。该活动在抑郁症药物治疗以及其他方面难治性患者的 DBS 治疗中削弱。这在单相抑郁症和共病 MDD 的神经性厌食患者中均有发现。这些结果提示,抑郁症可能与功能性"解耦联"皮质-杏仁核投射相关,其中两个区域活动均增加,使大脑无法对情绪稳定控制。通过直接记录神经元的神经生理学研究,还发现了情绪紊乱的机制和重要边缘区域的功能。例如,我们的团队使用微电极记录 SCC 单神经元,并发现该区域的神经元放电与中性或阳性相比偏爱负性照片。双相抑郁患者的其他工作发现 SCC 神经元群受情感决策前快速放电同步化。这些结果提示,该区域可能"编码"悲伤和抑郁维持的刺激。

9.3　目前 MDD 的 DBS 临床经验

目前已发现多个用于研究 MDD 的 DBS 靶点(见表 9.1)。它们包括参与犒赏(伏隔核/腹侧纹状体)、情感管理(胼胝体下扣带回)和桥接由上至下和由下至上的情绪处理(内侧前脑束、丘脑下脚、缰核)结构。虽然全球 DBS 治疗 MDD 的经验不断增长,但这些试验仍都是研究性的。下面回顾目前最常用于研究 MDD 的 DBS 靶点的基本原理与结果。

表 9.1　按解剖靶点分类的抑郁症脑深部电刺激研究

研究	患者数量	结　果
胼胝体下扣带回		
Mayberg 等	6	随访 6 个月。HDRS 测定有 4/6 有效者,2/6 缓解
Kennedy 等	20	末次随访(植入后 3～6 年,平均 3.5 年),有效率 64.3%,缓解率 42.9%(HDRS 测定)。社会功能大幅改善:末次随访 65% 患者参与工作相关活动,而 DBS 之前为 10%
Puigdemont 等	8	1 年随访有效和缓解分别为 62.5% 和 50%
Holtzheimer 等	17(10 例 MDD,7 例双相 Ⅱ 型)	1 年随访,缓解和有效率 36%。2 年时,缓解率 58%,有效率 92%。缓解和反应率基于汉密尔顿抑郁评定量表(Hamilton Depression Rating Scale,HDRS)。MDD 和双相患者效果相似

（续表）

研究	患者数量	结　　果
Lozano 等	20	随访 6 个月，有效率 48%；随访 1 年，反应率 29%。反应由 HDRS 测定
伏隔核/腹侧纹状体		
Schlaepfer 等	3	双盲改变刺激参数和评估。HDRS 评分随刺激降低，随刺激关闭升高
Malone 等	15	随访 6～51 个月。末次随访蒙哥马利 艾森贝格抑郁量表（Montgomery-Asberg Depression Scale，MADRS）测定 8/15 有效者和 6/15 缓解
Bewernick 等	10	随访 12 个月，5/10 获得 HDRS 评分减少＞50%（如有效者）。观察到抗抑郁、抗兴趣缺乏和抗焦虑作用
丘脑下脚		
Jimenez 等	1	初始 8 个月"开"刺激阶段后双盲评估方案，DBS 关闭 12 个月没有抑郁症状复发。DBS 开启缓解维持 24 个月
缰核		
Sartorius 等	1	外侧缰核刺激后 MDD 缓解
内侧前脑束		
Schlaepfer 等	7	大多数患者术后第 7 天抑郁评分减少＞50%，术后 12～33 周 6/7 有效者，4/7 缓解

［注］MDD 为抑郁症；HDRS 为汉密尔顿抑郁评定量表

9.3.1　胼胝体下扣带回（subcallosal cingulate，SCC）

目前最有经验的靶点是胼胝体下扣带回（subcallosal cingulate，SCC）。SCC 是情感环路的关键点，接受多种结构的输入信号，包括内侧前额叶皮质、眶额叶皮质、前扣带回、伏隔核和岛叶。SCC 和杏仁核之间的投射更凸显了该联系，即如上所述的情绪和自主环路皮质下调节之间的关系。功能影像学研究已经表明 SCC 密切参与情感管理，特别是健康被试者和患者的负性情绪。SCC 活动与抑郁程度相关，神经生理学研究已经证实 SCC 神经元对负性刺激和决策的偏好反应。所以，SCC 已提出作为情绪环路的重要节点，而 2005 年首次开展了 SCC 的 DBS 治疗难治性 MDD 的手术。该研究纳入 6 例患者，发现在治疗后 6 个月随访时有 4 例缓解，而使用 PET 检测的 SCC 灌注与基线相比显著降低。发表于 2008 年的较大研究中，20 例患者随访 1 年，发现 50% 的反应率［定义为汉密尔顿抑郁评定（Hamilton Depression Rating，HAMD）量表评分减少＞50%］。一项利用相同靶点的多中心研究发现 1 年反应率 29%，若将治疗反应定义为 HAMD 改善至少 40% 则增为 62%。这些结果表明大多数患者为完全反应或部分反应。类似结果在另一团队的研究中获得，报道其他方面难治性患者的 SCC 靶点 DBS 治疗反应率为 50%。

9.3.2　伏隔核/腹侧纹状体 (nucleus accumbens/ventral striatum, NAcc/VS)

鉴于快感缺乏的重要性及其在奖赏加工中的缺陷,科研人员对 MDD 调节犒赏环路有许多兴趣。伏隔核存在于纹状体和尾状核交界面,因为它是下外侧边界。临床前和人类研究显示:NACC 的激活与实际奖赏体验的每个成分有关,从期待到享受。多巴胺通路,名义上从腹侧被盖区投射,通过内侧前脑束 (medial forebrain bundle, MFB) 统治着 NAcc 及其重要的中脑边缘情感投射。调节这些通路解决病理性快感缺失是 NAcc 和腹侧纹状体 (ventral striatum, VS) DBS 的目的。在一项早期报道中,作者发现 DBS 后 1 年随访时,患者反应率为 50%,在大脑探测到类似于 SCC 的 DBS 的重要代谢改变。DBS 在犒赏通路是否对多巴胺递质有影响仍需观察和研究,尽管这种基于症状治疗 MDD 的方法是有希望的。

已经探索的另一个靶点是腹侧尾状核/腹侧纹状体,鉴于 NAcc 的解剖位置,有时该区域可与之互换。VC/VS 既往已经显示作为难治性 OCD 靶点的希望,进一步使 DBS 电极影响接近内囊前肢的区域,即传统的内囊前肢毁损术靶点。目前的开放性研究中,VC/VS 刺激结果是阳性的,DBS 6 个月时的反应和缓解率分别为 53% 和 20%。安慰剂对照的 MDD VC/VS 的 DBS 随机试验尚未发表。

9.3.3　内侧前脑束 (medial forebrain bundle, MFB)

犒赏系统另一个 DBS 靶点是内侧前脑束 (medial forebrain bundle, MFB)。MFB 包括上升和下降纤维,是连接脑干多巴胺能中心 (如 VTA) 和边缘基底节结构 (如 NAcc) 的中脑边缘通路的重要组成部分。动物模型中,作为 Olds 和 Milner 的经典试验对象,MFB 与中隔核相关最紧密,说明大鼠这些颅内结构具自我刺激的犒赏作用。近期一篇文章研究刺激 7 例严重持久的 MDD 患者的 MFB,发现刺激后有快速抗抑郁作用。刺激开始 7 d 后,治疗反应者 6 例。该工作现在扩展至较大的患者队列,这些结果还是有希望的。提示刺激 SCC 和 (或) NAcc 有潜在不同的抗抑郁机制,估计治疗反应要花费数周至数月。

9.3.4　缰核 (habenula, Hab) 与丘脑下脚 (inferior thalamic peduncle, ITP)

已经研究过的其他靶点包括缰核与丘脑下脚,都是大脑犒赏系统的组成。缰核是一群松果体区域的细胞,分为内侧和外侧部。外侧缰核通常与犒赏处理、接受海马及丘脑核 Nacc 投射相关。因而,外侧缰核已提出作为 DBS 的抑郁症靶点,至少有 1 例患者显示 DBS 相应靶点有显著情绪改善。

丘脑下脚 (inferior thalamic peduncle, ITP) 类似于 MFB 是犒赏通路,提示在情绪障碍和焦虑症 (如 OCD),均有重要作用。ITP 与背内侧丘脑密切相关,投射至眶额叶区域和杏仁核。2007 年,报道了首例 MDD 患者 ITP 的 DBS,显示该患者临床获益显著。另一篇文章描述 OCD 和 MDD 混合患者群体的效果,发现对难治性焦虑和情感均有显著作用,MDD 患者获得临床缓解。

9.4　未来方向

科研人员们对抑郁症 DBS 研究的结果已然充满希望,但对该领域的热情受现有有限的数据以及缺乏已发表的盲法随机试验而调和。其中有多项正在进行,可阐明 DBS 可能的作用,如在治疗严重抑郁患者中有何作用。而且仍有许多有关 MDD 的 DBS 机制的开放性问题,以及会从手术获益的患者类型。现在正在进行研究识别抑郁症的生物标记,(是否为放射学、血清学或遗传学)可能预示神经调控大致的良好结果。而且大脑不同区域可影响相同的解剖环路,由不同靶点试验的反应率大致相似所支持。另外,刺激部分区域,甚至在相同结构内可能获得不同效果,因仍不清楚对具体患者的最佳刺激参数。

MDD 的 DBS 将见证未来技术和概念进步。而技术进步将见证技术的微型化,电池寿命提升,更为流水线的程控,从而使手术更有效,因而更加吸引临床医生和患者。新兴技术,如光遗传学、纳米医学和聚焦超声,可能成为进一步提供调节情感环路的替代方法。概念进步将见证临床反应改进的特征化,使手术能为患者的临床表现和解剖量身定制。这样的工作将有助于提升 DBS 的安全性和耐受性,并提供更清楚的抑郁症环路表现,提高对患者的治疗效果。

参考文献

[1] Bromet E, Andrade L H, Hwang I, et al. Cross-national epidemiology ofDSM-IV major depressive episode [J]. BMC Med, 2011,9:90.

[2] Kessler R C, Berglund P, Demler O, et al. Theepidemiology of major depressive disorder: resultsfrom the National Comorbidity Survey Replication(NCS-R) [J]. J Am Med Assoc, 2003,289 (23):3095 - 3105.

[3] Kessler R C, Petukhova M, Sampson N A, et al. Twelve-month and lifetimeprevalence and lifetime morbid risk of anxiety andmood disorders in the United States [J]. Int J MethodsPsychiatric Res, 2012,21(3):169 - 184.

[4] Sobocki P, Lekander I, Borgstrom F, et al. The economic burden of depression inSweden from 1997 to 2005 [J]. Eur Psychiatry: J AssocEur Psychiatrists, 2007;22(3):146 - 152.

[5] Berrios G E. Melancholia and depression during the 19th century: a conceptual history [J]. Brit J Psychiatry: JMental Sci, 1988,153:298 - 304.

[6] Giacobbe P, Mayberg H S, Lozano A M. Treatmentresistant depression as a failure of brain homeostaticmechanisms: implications for deep brain stimulation [J]. Exp Neurol, 2009,219(1):44 - 52.

[7] Trivedi M H, Rush A J, Wisniewski S R, et al. Evaluation of outcomes with citalopram for depression usingmeasurement-based care in STAR * D: implications for clinical practice [J]. Am J Psychiatry, 2006,163(1):28 - 40.

[8] Lipsman N, Sankar T, Downar J, et al. Neuromodulation fortreatment-refractory major depressive disorder [J]. CanMed Assoc J, 2013.

[9] McGrath P J, Stewart J W, Fava M, et al. Tranylcypromine versusvenlafaxine plus mirtazapine following three failedantidepressant medication trials for depression: aSTAR * D report [J]. Am J Psychiatry, 2006,163(9):1531 - 1541 (quiz 1666).

[10] Sackeim H A, Prudic J, Fuller R, et al. The cognitive effects of electroconvulsivetherapy in community settings [J]. Neuropsychopharmacology. Off Publ Am Coll Neuropsychopharmacol, 2007,32 (1):244 - 254.

[11] Lozano A M, Lipsman N. Probing and regulatingdysfunctional circuits using deep brain stimulation [J]. Neuron, 2013,77(3):406 - 424.

[12] Deuschl G, Schupbach M, Knudsen K, et al. Stimulation of the subthalamic nucleus at an

earlierdisease stage of Parkinson's disease: concept andstandards of the EARLYSTIM-study [J]. ParkinsonismRelat Disord, 2013;19(1):56 - 61.

[13] Follett K A, Weaver F M, Stern M, et al. Pallidal versus subthalamicdeep-brain stimulation for Parkinson's disease [J]. N Engl J Med, 2010,362(22):2077 - 2091.

[14] Weaver F, Follett K, Hur K, et al. Deep brain stimulation in Parkinson disease: ametaanalysis of patient outcomes [J]. J Neurosurg, 2005,103(6):956 - 967.

[15] Birley J L. Modified frontal leucotomy: a review of106 cases [J]. Brit J Psychiatry: J Mental Sci, 1964,110:211 - 221.

[16] Freeman W, Watts J W. Prefrontal lobotomy: thesurgical relief of mental pain [J]. Bull NY Acad Med, 1942,18(12):794 - 812.

[17] Freeman W, Watts J W. Psychosurgery [J]. ProgressNeurol Psychiatry, 1946,1:649 - 661.

[18] Freeman W, Watts J W. Prefrontal lobotomy; survey of 331 cases [J]. Am J Med Sci, 1946,211: 1 - 8.

[19] Cosgrove G R, Rauch S L. Stereotactic cingulotomy [J]. Neurosurg Clin N Am, 2003,14(2):225 - 235.

[20] Spangler W J, Cosgrove G R, Ballantine H T, et al. Magneticresonance image-guided stereotactic cingulotomy forintractable psychiatric disease [J]. Neurosurgery, 1996, 38 (6): 1071 - 1076 (discussion 1076 - 1078).

[21] Shields D C, Asaad W, Eskandar E N, et al. Prospective assessment of stereotactic ablative surgery for intractable majordepression [J]. Biol Psychiatry, 2008,64(6):449 - 454.

[22] Steele J D, Christmas D, Eljamel M S, et al. Anterior cingulotomy for major depression: clinicaloutcome and relationship to lesion characteristics [J]. Biol Psychiatry, 2008,63(7):670 - 677.

[23] Hurwitz T A, Honey C R, Allen J, et al. Bilateral anteriorcapsulotomy for intractable depression [J]. J Neuropsychiatry Clin Neurosci, 2012;24(2):176 - 182.

[24] Christmas D, Eljamel M S, Butler S, et al. Long term outcome of thermal anteriorcapsulotomy for chronic, treatment refractorydepression [J]. J Neurol Neurosurg Psychiatry, 2011,82(6):594 - 600.

[25] Carelli R M. Nucleus accumbens cell firing and rapiddopamine signaling during goal-directed behaviors inrats [J]. Neuropharmacology, 2004,47(1):180 - 189.

[26] Martin P D, Ono T. Effects of reward anticipation, reward presentation, and spatial parameters on the firing of single neurons recorded in the subiculum andnucleus accumbens of freely moving rats [J]. BehavBrain Res, 2000,116(1):23 - 38.

[27] Nicola SM, Yun I A, Wakabayashi K T, et al. Firing of nucleus accumbens neurons during the consummatory phase of a discriminative stimulus taskdepends on previous reward predictive cues [J]. J Neurophysiol, 2004,91(4):1866 - 1882.

[28] Frank G K, Bailer U F, Henry S E, et al. Increased dopamine D2/D3 receptor binding afterrecovery from anorexia nervosa measured by positronemission tomography and [11c]raclopride [J]. BiolPsychiatry, 2005,58(11):908 - 912.

[29] Kaye W H, Wierenga C E, Bailer U F, et al. Nothing tastes as good as skinnyfeels: the neurobiology of anorexia nervosa [J]. TrendsNeurosci, 2013,36(2):110 - 120.

[30] Mayberg H S. Limbic-cortical dysregulation: aproposed model of depression [J]. J Neuropsychiatry Clin Neurosci, 1997,9(3):471 - 481.

[31] Kennedy S H, Konarski J Z, Segal Z V, et al. Differences inbrain glucose metabolism between responders to CBTand venlafaxine in a 16 - week randomized controlledtrial [J]. Am J Psychiatry, 2007,164(5): 778 - 788.

[32] Mayberg H S, Lozano A M, Voon V, et al. Deep brain stimulation for treatment-resistantdepression [J]. Neuron, 2005,45(5):651-660.

[33] Lipsman N, Woodside D B, Giacobbe P, et al. Subcallosalcingulate deep brain stimulation for treatmentrefractoryanorexia nervosa: a phase 1 pilot trial [J]. Lancet, 2013.

[34] Laxton A W, Neimat J S, Davis K D, et al. Neuronal coding of implicitemotion categories in the subcallosal cortex inpatients with depression [M]. Biol Psychiatry, 2013.

[35] Lipsman N, Kaping D, Westendorff S, et al. Beta coherence withinhuman ventromedial prefrontal cortex precedesaffective value choices [J]. Neuroimage, 2013.

[36] Hamani C, Mayberg H, Stone S, et al. The subcallosal cingulate gyrus in the context of major depression [J]. Biol Psychiatry, 2011,69(4):301-308.

[37] Price J L, Drevets W C. Neurocircuitry of mooddisorders [J]. Neuropsychopharmacol: Off Publ AmColl Neuropsychopharmacol. 2010;35(1):192-216.

[38] Lozano A M, Mayberg H S, Giacobbe P, et al. Subcallosal cingulategyrus deep brain stimulation for treatment-resistantdepression [J]. Biol Psychiatry, 2008,64(6):461-467.

[39] Lozano A M, Giacobbe P, Hamani C, et al. A multicenter pilot study ofsubcallosal cingulate area deep brain stimulation fortreatment-resistant depression [J]. J Neurosurg, 2012;116(2):315-322.

[40] Puigdemont D, Perez-Egea R, Portella M J, et al. Deep brain stimulationof the subcallosal cingulate gyrus: further evidence intreatment-resistant major depression [J]. Int JNeuropsychopharmacol, 2011,1-13.

[41] Bewernick B H, Hurlemann R, Matusch A, et al. Nucleusaccumbens deep brain stimulation decreases ratings of depression and anxiety in treatment-resistantdepression [J]. Biol Psychiatry, 2010;67(2):110-116.

[42] Bewernick B H, Kayser S, Sturm V, et al. Long-term effects of nucleus accumbens deep brainstimulation in treatment-resistant depression: evidencefor sustained efficacy [J]. Neuropsychopharmacol: OffPubl Am Coll Neuropsychopharmacol, 2012,37(9):1975-1985.

[43] Aouizerate B, Cuny E, Martin-Guehl C, et aL. Deepbrain stimulation of the ventral caudate nucleus in thetreatment of obsessive-compulsive disorder and majordepression [J]. Case report. J Neurosurg, 2004,101(4):682-686.

[44] Malone D A Jr, Dougherty D D, Rezai A R, et al. Deepbrain stimulation of the ventral capsule/ventralstriatum for treatment-resistant depression [J]. BiolPsychiatry, 2009,65(4):267-275.

[45] Coenen V A, Honey C R, Hurwitz T, et al. Medial forebrainbundle stimulation as a pathophysiological mechanismfor hypomania in subthalamic nucleus deep brainstimulation for Parkinson's disease [J]. Neurosurgery, 2009,64(6):1106-14 (discussion 1114-1105).

[46] Olds J, Milner P. Positive reinforcement produced byelectrical stimulation of septal area and other regionsof rat brain [J]. J Comp Physiol Psychol, 1954;47(6):419-427.

[47] Schlaepfer T E, Bewernick B H, Kayser S, et al. Rapid effects of deep brain stimulationfor treatment-resistant major depression [J]. BiolPsychiatry, 2013,73(12):1204-1212.

[48] Sartorius A, Henn F A. Deep brain stimulation of thelateral habenula in treatment resistant majordepression [J]. Med Hypotheses, 2007,69(6):1305-1308.

[49] Sartorius A, Kiening K L, Kirsch P, et al. Remission of major depression underdeep brain stimulation of the lateral habenula in atherapy-refractory patient [J]. Biol Psychiatry, 2010,67(2):9-11.

[50] Jimenez F, Velasco F, Salin-Pascual R, et al. Neuromodulationof the inferior thalamic peduncle for major depressionand obsessive compulsive disorder [J]. Acta NeurochirSuppl, 2007,97(2):393-398.

［51］Jimenez F，Nicolini H，Lozano A M，et al. Electrical stimulation of theinferior thalamic peduncle in the treatment of majordepression and obsessive compulsive disorders ［J］. WorldNeurosurg，2012.

［52］Kennedy S H，Giacobbe P，Rizvi S J，et al. Deep brainstimulation for treatment-resistant depression：followupafter 3 to 6 years ［J］. Am J Psychiatry，2011，168(5)：502 - 510.

［53］Holtzheimer P E，Kelley M E，Gross R E，et al. Subcallosalcingulate deep brain stimulation for treatmentresistantunipolar and bipolar depression ［J］. Arch GenPsychiatry，2012，69(2)：150 - 158.

［54］Schlaepfer T E，Cohen M X，Frick C，et al. Deep brain stimulation toreward circuitry alleviates anhedonia in refractorymajor depression ［J］. Neuropsychopharmacol：Off PublAm Coll Neuropsychopharmacol，2008，33(2)：368 - 377.

第 10 章
强迫症的毁损手术

摘 要

难治性强迫症（obsessive-compulsive disorder，OCD）和抑郁症可造成巨大痛苦。尽管接受现有最佳药物和行为治疗，估计仍有 20% 的患者受严重影响。现有数据表明毁损手术可使大部分药物难治性 OCD 患者获益（60%～80%），长期严重不良事件十分罕见。功能神经影像学研究在理解疾病形成和治疗作用机制方面极具重要性。过去 10 年我们的经验所提供的证据表明：最近的毁损手术甚至更安全，缓解病痛并能提高患有这些致残疾病患者的生活质量。

10.1 引言

OCD 影响着全球 2%～3% 的人群；美国约有六百万患者。患病率在不同的国家和文化背景下相似。本病特征是反复出现的观念，称为"强迫思维"，是痛苦的来源，并使患者无法正常工作；"强迫行为"是指不可避免地需要进行满足强迫思维的动作，常与内疚和焦虑相关；而"仪式动作"，如进行同样与强迫思维相关的重复机械化动作。本病发病始于生命的前几十年，多始于青少年。症状逐渐增加，并阻碍患者进行任何类型活动。过去 20 年，根据世界卫生组织公布的统计结果，OCD 已经成为世界第 10 个残疾原因。本病有遗传因素，患者的一级亲属患病的可能性将会比报道的发生率高 3 倍。

当前，行为治疗和药物治疗远没有普遍奏效。选择性 5-羟色胺再摄取抑制剂（selective serotonin reuptake inhibitors，SSRIs）是主流药物治疗。氯米帕明是一种三环类抗抑郁药物，是一种强有力的非 5-羟色胺再摄取抑制剂，属于二线药物。对照研究表明典型和非典型抗精神病药物有效，但会出现不必要的不良反应而形成额外负担。甚至，通常需要持续使用该药，以有效缓解症状，不良反应可能大幅限制治疗的依从性。约 20% 的患者甚至在应用

Roberto Martinez-Alvarez（通信作者）
西班牙马德里 Ruber 国际医院功能神经外科与放射外科
e-mail：rob. martinez@telefonica. net

最佳药物和行为治疗时仍受严重影响。这些患者患有的难治性 OCD，是一种巨大痛苦的来源，并损害机体功能。对此类患者，手术治疗是下一步选择。

10.2　历史背景

大概从 20 世纪 30 年代开始就出现在额叶形成毁损灶治疗精神疾病手术的技术。这些患者的毁损灶使之与周围和抑制部分分离，这就是典型的大型额叶毁损灶。António Egas Moniz 医生因发明"额叶脑白质切断术"获得诺贝尔奖。20 世纪 40 年代，大批神经外科医生和精神科医生建立在额叶不同位点产生毁损灶的更精细方法。具体而言，Freeman 和 Watt 发起"运动"支持 Freeman 的脑白质切断术，而极其严重的后果至今仍萦绕在部分精神科医生的记忆中。现在这些手术已经弃用。

10.3　当前观念

神经外科手术用于治疗精神疾病的目的是改善精神疾病引起的一系列特定症状，同时也为治疗中其他功能性疾病的发现提供信息，如疼痛和异常运动。此类手术形成特定毁损灶中断与不同精神疾病相关的边缘系统环路。阻断某些相互联系的通路可增强大脑功能，使患者获得部分症状缓解而无需改变人格，而且通常会改善其认知功能。

10.3.1　神经解剖学、大脑连接和神经外科技术

OCD 相关的功能神经影像学研究结果成为缓解 OCD 手术的理论基础。这些研究组成当前公认的解剖投射识别基础，从眶额叶皮质和扣带回至尾状核。利用 PET 和 SPECT 检测的静息态患者显示眶额叶皮质、扣带回皮质和尾状核代谢活动增强。而且患者对药物或行为治疗有反应，病情改善后，可观察到这些区域的代谢活动恢复正常水平。

功能 MR 神经影像学还揭示皮质-纹状体-丘脑环路的过度活跃，包括眶额叶皮质和尾状核。这些研究结果表明基底节没有正常工作，导致了其他结构改变。联合神经心理学和功能 MRI 已经提高了我们对这些改变的认识，并有助于选择手术的最适靶点。

现代手术使功能 MRI 和纤维束成像引导立体定向毁损，并运用特定的计算机软件进行导航，从而能在边缘系统相互联系的通路中以非凡的精确性和安全性形成毁损灶（见图 10.1）。我们的团队已在过去 20 年获得了广泛经验，现已完成的毁损灶是：

10.3.1.1　内囊前肢毁损术

在内囊前肢形成的毁损灶始于侧脑室额角至尾状核头（见图 10.2）。内囊膝部在矢状观明显突出，即在该区域形成毁损灶。我们倾向在前联合水平肢后部开始毁损，并向较高水平前方移动。大多数病例形成双侧毁损灶，使用长 4 mm、直径 2 mm 的电极（Elekta Instruments®）在每侧进行 2 次重叠热凝。

10.3.1.2　前扣带回毁损术

毁损灶在邻接 Brodman 24 和 32 区的前扣带回起效（见图 10.1），可能为单侧或双侧。使用纤维束成像定位扣带回，并确认切断程度。热凝毁损灶使用长 4 mm、直径 2 mm 的电极形成，形成的毁损灶比既往描述更小，仅限于扣带回。

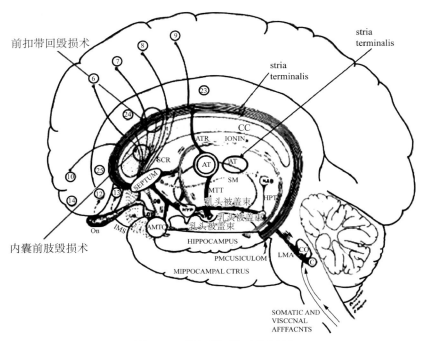

图 10.1　纵切平面的大脑图示

内囊前肢毁损术（cap）；扣带回毁损术（c）和终纹（ST）毁损的位置。

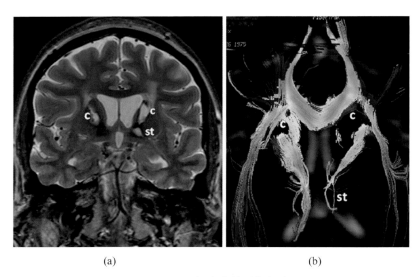

(a)   (b)

图 10.2　双侧内囊前肢毁损术

（c）和终纹毁损（st）后冠状位 MRI（a）和 MRI 与纤维束成像在轴位投射的重叠（b）

10.3.1.3　终纹毁损

该手术于 20 世纪 70 年代由 Juan Burzaco 医生发明描述，获得良好效果。纹在额角外侧后部，定位于前联合外侧 2 mm，前方 1 mm，上方 1 mm（见图 10.2）。该手术可缓解攻击行为，以及有时与强迫思维相关的抑郁。毁损通常在左侧通路进行，使用长 4 mm、直径 1 mm 的电极(Elekta Instruments®)。与前两个手术相反,同时双侧毁损可能导致不良反应,如高热、意识模糊和持续性恶心-呕吐达 1 周。

10.3.1.4 联合毁损

与神经刺激不同,立体定向毁损术允许在单次干预中联合多种毁损手术。在抑郁或焦虑相关的 OCD 病例中,我们进行双侧内囊前肢毁损术联合双侧前扣带回毁损术。如果强迫行为和攻击行为还是主要症状,会在其他两个手术外再添加左侧终纹毁损术。

有团队已使用其他两种毁损手术。

10.3.1.5 尾状核下传导束切断术

在尾状核腹侧区域的无名质产生神经外科毁损,包含类似于纹状体腹侧部分和苍白球的神经元胞体连接。在连接丘脑至眶额叶皮质和扣带回的纤维产生毁损。

10.3.1.6 边缘叶脑白质切断术

该手术联合尾状核下传导束毁损术和前扣带回毁损术。

10.3.2 伽马刀放射手术

使用伽马刀放射手术(Elekta Instruments®)开展内囊前肢毁损和扣带回毁损。我们的设备由^{60}Co 源发射的 192 束伽马辐射聚焦于靶点进行治疗,毁损灶可定位于内囊前肢最后方区域(见图 10.3)或扣带回(见图 10.4)。单束辐射剂量低,但高精度聚焦 192 束使之

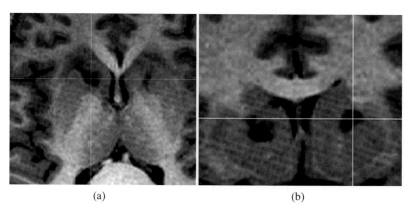

(a)   (b)

图 10.3 伽马刀放射手术进行的双侧内囊前肢毁损术后 18 个月轴位(a)和冠状位(b)MRI

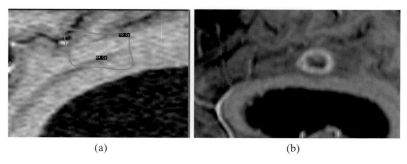

(a)   (b)

图 10.4 伽马刀放射手术进行的扣带回毁损术:治疗计划(a)和 1 年后随访MRI(b)

会聚于一点并使被试位点暴露数小时,所选的解剖位点获得至少 120 Gy 的剂量,在目标位点产生毁损灶,同时使附近处于低辐射暴露。该技术的主要优势在于避免对颅骨的任何切割。

10.4　临床过程和手术结果

至少术后 6 个月评估结果,术后 2 年患者病情发生改变。评定 OCD 症状的量表最常见的是耶鲁布朗强迫症状量表(Yale-Brown obsessive compulsive scale,Y - BOCS)。还使用贝克和汉密尔顿量表评定焦虑,以及使用评定生活质量的量表,其中 Lehman 生活质量(quality of life,QOL)量表是最常用的。

10.4.1　内囊前肢毁损术

L. Leksell 医生最初的结果报道为 50% 的 OCD 病例获得良好反应。20 世纪 70 至 90 年代治疗的后续 OCD 系列,有 70% 的患者接受手术后改善。最近病例系列的结果已经与后者的成功率一致,且不良反应较少。卡罗林斯卡学院团队报道的伽马刀放射手术治疗的患者结果与之相似。

立即出现不必要的手术相关不良反应短暂,持续 3～6 个月,包括头痛、短暂性尿失禁、认知功能损害,特别是记忆和意识混乱。观察到有 3% 的病例出血和迟发性癫痫抽搐相关的局灶性神经系统缺陷。

10.4.2　尾状核下传导束切断术

20 世纪 70 至 90 年代发表的文章中约 50% 的 OCD 患者症状明显好转,40% 患有焦虑的患者有良好结果。除了类似在内囊前肢毁损术报道的初期短暂症状,2% 的病例出现癫痫抽搐,是最常见的不良反应。

10.4.3　前扣带回毁损术

过去 40 年大型病例系列已有报道,OCD 患者改善率在 36%～56%。最近发表的病例系列,47% 的病例完全长期反应,22% 部分反应。焦虑大幅改善,特别在最近病例系列中占 43%。立即发生的短暂症状包括头痛、意识混乱和尿失禁。迟发性癫痫抽搐在部分病例系列中的影响高达 9%。在现代定位过程中,这种并发症已经大幅减少。

10.4.4　边缘叶脑白质切断术

该手术的初步结果非常鼓舞人心,89% 的 OCD 患者得到改善。近期研究中,OCD 患者改善率达 80%。不良反应包括各种程度的头晕、意识混乱、尿失禁和超过其他手术的持续认知损害。

10.5　我们的结果

过去 10 年,我们的团队已经进行了 100 例 OCD 患者的手术并适当随访,现已平均随访

6 年。治疗后,71% 的 OCD 病例强迫思维和强迫行为获得显著改善。改善由 Y-BOCS 评分持续减少超过 50% 作为证据支持。总体上,这些患者的生活质量有 75% 的病例在后期随访中 Lehman 生活质量(quality of life,QOL)量表评分增加至少 50%。

术后 2～6 个月时间段观察到的短暂症状包括:意识混乱、一定程度的认知损害、尿失禁、中枢性发热、恶心-呕吐、幻觉、对抗精神病药物高反应和迟发性抑郁。5% 的病例观察到出血性毁损灶,2 例需要干预(40% 患者出血),2 例病例记录有感染,4% 既往无抽搐的患者出现癫痫抽搐。

术后 2 年逐渐获得效果,意识混乱和认知损害改善。30% 的病例病情加重,有必要二次手术。这些接受二次手术干预的病例,改善与首次术后达到的比例相似。

10.6　伽马刀放射手术

双侧内囊前肢毁损术

从 20 世纪 60 年代开始少有发表的病例系列。随着影像分辨率的提升,毁损灶定位的精确性增加,较少损害偏后方的丘脑区域。在功能 MRI 可见丘脑与基底额叶区域之间的内囊内部链接,通过定位该区域靶点,手术成功只切断内囊前肢,症状改善并且无不良反应。对合适的适应证病例,结果类似于使用开放性毁损手术获得的结果,即 70% 病例症状得到显著改善。术后 6 个月至 1 年,患者出现好转,而且我们的团队没有观察到任何不良反应,虽然认知损害和其他疾病如情感淡漠(对周围漠不关心)已在早期长期随访系列中有相当数量的病例报道。这些作用与丘脑后部和基底区域的毁损灶表现相关。

我们的病例系列包括 5 例 OCD 病例,使用伽马刀内囊前肢毁损术治疗,并随访 1～6 年。观察到所有患者术后 1 年 Y-BOCS 评分改善超过 50%,无不良反应,而随访 MRI 显示毁损灶周围结构无任何破坏。我们的团队强调使用比既往报道剂量低的最大剂量(120 Gy),并在所有病例计划阶段使用纤维束成像。

10.7　结论和未来展望

开展这些手术的最佳适应证是适合形成定位毁损灶的疾病,能够切断与多种精神疾病相关的边缘系统环路。我们已经一路取得可观进展,不同大脑中心的刺激和切断相互联系的通路都能处理潜在的大量对药物治疗无反应的精神疾病。具体而言,有充分证据支持治疗 OCD"使用毁损或放射手术的立体定向手术治疗药物和认知治疗难治性病例,是安全有效"的观点。

正如其他手术病例一样,不良反应和并发症已逐渐减少,这些毁损技术正越来越多地获得精神科专家的认可。特别是患者生活质量提升,已使精神科医生感到惊讶。

我们的工作目标是使精神科医生、心理科医生、神经心理学家和放射科医生越来越不安,从而鼓励其形成多学科团队,共同工作使此类手术逐渐更为有效、安全、闻名并常见于所有精神科专业部门。

参考文献

［1］ Alonso P，Segalas C，Real E，et al. Suicide in patients treated for obsessive-compulsive disorder：a prospective followupstudy ［J］. J Affect Disord，2010，124：300 - 308.

［2］ Ballantine H T. Stereotactic anterior cingulotomy forneuropsychiatric illness and intractable pain ［J］. J Neurosurg，1967，26：488 - 495.

［3］ Ballantine H T Jr，Bouckoms A J，Thomas E K，et al. Treatment of psychiatric illness bystereotactic cingulotomy ［J］. Biol Psychiatry，1987，22：807 - 819.

［4］ Baxter L R Jr，Schwartz J M，Bergman K S，et al. Caudate glucosemetabolic rate changes with both drug and behaviortherapy for obsessivecompulsive disorder ［J］. Arch GenPsychiatry，1992，49：681 - 689.

［5］ Berrios G E. The origins of psychosurgery：Shaw，Burckhardt and Moniz ［J］. Hist Psychiatr，1997，8：61 - 81.

［6］ Binder D K，Iskandar B J. Modern neurosurgery forpsychiatric disorders ［J］. Neurosurgery，2000，47：9 - 21.

［7］ Bridges P K，Bartlett J R，Hale A S，et al. Psychosurgery：stereotactic subcaudate tractomy. An indispensabletreatment ［J］. Brit J Psychiatry，1994，165：599 - 611.

［8］ Cannistraro P A，Makris N，Howard J D，et al. Adiffusion tensor imaging study of white matter inobsessive-compulsive disorder ［J］. Depress Anxiety，2007，24：440 - 446.

［9］ Cho D Y，Lee W Y，Chen C C. Limbic leukotomy forintractable major affective disorders：a 7-year followupstudy using nine comprehensive psychiatric testevaluations ［J］. J Clin Neurosci，2008，15：138 - 142.

［10］ D'Astous M，Cottin S，Roy M，et al. Bilateral stereotactic anterior capsulotomy forobsessive-compulsive disorder：long-term follow-up ［J］. J Neurol Neurosurg Psychiatry，2013，84：1208 - 1213.

［11］ Dougherty D D，Baer L，Cosgrove G R，et al. Prospective long-term follow-up of 44 patients whoreceived cingulotomy for treatment-refractoryobsessive-compulsive disorder ［J］. Am J Psychiatry，2002，159：269 - 275.

［12］ Eisen J L，Goodman W K，Keller M B，et al. Patterns ofremission and relapse in obsessive-compulsivedisorder：a 2 year prospective study ［J］. J ClinPsychiatry，1999，60：346 - 352.

［13］ Feldman R P，Alterman R L，Goodrich J T. Contemporary psychosurgery and a look to thefuture ［J］. J Neurosurg，2001，95：944 - 956.

［14］ Freeman W，Watts J，Hunt TC. Psychosurgery：intelligence，emotion and social behavior followingprefontal lobotomy for mental disorders ［M］. Springfield：Bailliére，Tindall & Cox，1942.

［15］ Gaviria M，Ade B. What functional neurosurgery canoffer to psychiatric patients：a neuropsychi-atricperspective ［J］. Surg Neurol，2009，71：337 - 343.

［16］ Greenberg B D，Price L H，Rauch S L，et al. Neurosurgery for intractable obsessivecompulsivedis-order and depression：critical issues ［J］. Neurosurg Clin N Am，2003，14：199 - 212.

［17］ Greenberg B D，Rauch S L，Haber S N. Invasivecircuitry-based neurotherapeutics：stereotacticabla-tion and deep brain stimulation for OCD ［J］. Neuropsychopharmacology. 2010，35：317 - 336.

［18］ Heller A C，Amar A P，Liu ChY，et al. Surgery of the mind and mood：a mosaic of issues in time andevolution ［J］. Neurosurgery，2006，59：720 - 739.

［19］ Herner T. Treatment of mental disorders with frontalstereotactic thermolesions：a follow-up of 116 cases ［J］. Acta Psychiatrica Scand，1961；58(36)：1 - 140.

［20］ Jenike M A，Baer L，Ballantine T，et al. Cingulotomy for refractory obsessive-compulsivedisorder. A long-term follow-up of 33 patients ［J］. Arch Gen Psychiatry，1991，48：548 - 555.

［21］ Kelly D, Richardson A, Mitchell-Heggs N. Stereotactic limbic leucotomy: neurophysiologicalaspects and operative technique ［J］. Brit J Psychiatry, 1973;123;133 - 140.

［22］ Kelly D, Richardson A, Mitchell-Heggs N, et al. Stereotactic limbic leucotomy: a preliminary report on forty patients ［J］. Brit JPsychiatry, 1973;123;141 - 148.

［23］ Kihlström L, Hindmarsh T, Lax I, et al. Radiosurgical lesions in the normalhuman brain 17 years after gamma knifecapsulotomy ［J］. Neurosurgery, 1997,41(2);396 - 401.

［24］ Kim M C, Lee T K, Choi C R. Review of long-termresults of stereotactic psychosurgery ［J］. Neurol MedChir (Tokyo), 2002;42;365 - 371.

［25］ Kim C H, Chang J W, Koo M S, et al. Anterior cingulotomy for refractoryobsessive-compulsive disorder ［J］. Acta PsychiatricaScand, 2003,07;283 - 290.

［26］ Kim M C, Lee T K. Stereotactic lesioning for mentalillness ［J］. Acta Neurochir Suppl, 2008,101; 39 - 43.

［27］ Knight G. Further observations from an experience of 660 cases of stereotactic tractotomy ［J］. Postgrad Med J, 1973,49;845 - 854.

［28］ Kondziolka D, Flickinger J C, Hudak R. Resultsfollowing gamma knife radiosurgical anteriorcapsulotomies for Obsessive Compulsive Disorder ［J］. Neurosurgery, 2011;68;28 - 33.

［29］ Leksell L. Modern concepts in pshchiatric surgery ［M］. Amsterdam: Elsevier, 1979.

［30］ Liu K, ZhangH, Liu Ch. Stereotactic treatment of refractory obsessivecompulsive disorder by bilateral capsulotomy with 3 years follow-up ［J］. J Clin Neuros, 2008,15;622 - 629.

［31］ Lopes A C, Greenberg B, Norén G, et al. Treatment ofresistant obsessive-compulsive disorder with ventralcapsular/ventral striatal gamma capsulotomy: a pilotprospective study ［J］. J Neuropsychiatry Clin Neurosci, 2009,21;381 - 392.

［32］ Martínez R. Psicocirugía ablativa ［M］. In: García de SolaR, García Navarrete E, editors. NeurocirugiaFuncional y Estereotáctica. Viguera, Barcelona; 2011.

［33］ Martínez R, Cruz M A. Radiocirugía en trastornospsiquiátricos ［M］. In: Samblas J, Sallabanda K, MartinezR, Calvo FA, editors. Radiocirugia: Fundamentos, avances tecnológicos, indicaciones y resultados. Aran, Madrid; 2012.

［34］ Mindus P, Rasmussen S A, Lindquist C. Neurosurgical treatment for refractory obsessivecompulsivedisorder: implications for understandingfrontal lobe function ［J］. J Neuropsychiatry ClinNeurosci, 1994,6;467 - 477.

［35］ Mindus P, Meyerson B A. In: Schmideck HH, SweetWH, editors. Operative neurosurgical tecniques. Indications, methods and results ［M］. 3rd edn. WBSaunders: Philadelphia; 1995. p. 1443 - 1454.

［36］ Narrow W E. Revised prevalence estimates of mentaldisorders in the United States: using a clinicalsignificance criterion to reconcile surveys stimates ［J］. Arch Gen Psychiatry, 2002,59;115 - 123.

［37］ Nyman H, Andreewitch S, Lundback E, et al. Executive and cognitive functions in patients withextreme obsessive-compulsive disorder treated bycapsulotomy ［J］. Appl Neuropsychol. 2001;8; 91 - 98.

［38］ Pallanti S, Quercioli L. Treatment-refractoryobsessive-compulsive disorder: methodologicalissues, operational definitions and therapeutic lines ［J］. Prog Neuropsychopharmacol Biol Psychiatry, 2006,30;400 - 412.

［39］ Rasmussen S A, Eisen J L. The epidemiology andclinical features of obsessive compulsive disorder ［J］. Psychiatr Clin North Am, 1992,15;743 - 758.

［40］ Rück C, Karlsson A, Steele J D, et al. Capsulotomy for obsessive-compulsive disorder: long-term follow-up of 25 patients [J]. Arch GenPsychiatry，2008，65：914－922.

[41] Ruck C，Larsson K J，Mataix-Cols D. Predictors of medium and long-term outcome followingcapsu-lotomy for obsessive-compulsive disorder：onesite may not fit all [J]. Eur Neuropsychopharmacol，2012，22：406－414.

[42] Sheehan J P，Patterson G，Schlesinger D，et al. Gamma knife surgery anterior capsulotomy for severeand refractory obsessive-compulsive disorder [J]. J Neurosurg，2013，119(5)：1112－1118.

[43] Sheth S A，Neal J，Tangherlini F，et al. Limbicsystem surgery for treatment-refractory obsessive-compulsivedisorder：a prospective long-term followupof 64 patients [J]. J Neurosurg，2013，118：491－497.

[44] Vago D R，Epstein J，Catenaccio E，et al. Identification of neural targets for the treatment of psychiatric disorders：the role of functionalneuroimaging [J]. Neurosurg Clin N Am，2011，22：279－305.

[45] Waziri R. Psychosurgery for anxiety and obsessivecompulsivedisorders. In：Burrows GD，Noyes Jr R，Roth M，editors. Handbook of anxiety：the treatment of anxiety [M]. Amsterdam：Elsevier；1990. p.519－535.

[46] Woerdeman PA，Willems PW，Noordmans HJ，et al. Frameless stereotactic subcaudate tractotomy forintractable obsessive-compulsive disorder [J]. ActaNeurochir (Wien)，2006，148：633－637.

第 11 章
强迫症的脑深部电刺激

Mayur Sharma，Emam Saleh，Milind Deogaonkar，Ali Rezai

摘　要

根据《精神疾病诊断与统计手册》第五版（*Diagnostic and Statistical Manual of Mental* disorders，fifth edition，DSM‐Ⅴ），强迫症（Obsessive compulsive disorder，OCD）以导致严重广泛焦虑的侵入性想法出现持续强迫思维和（或）以重复任务缓解这种痛苦的强迫行为为特征。OCD 常与抑郁症和其他共病相关。OCD 患者中还有自杀意念和自杀率增加。OCD 是一种慢性严重致残的异质性疾病，对患者及其家庭的生活造成严重影响而导致不利公共健康后果。它影响着约 2%～3% 的世界人群，是世界第 10 个致残原因。OCD 对两性的影响是同等的。药物［选择性 5‐羟色胺再摄取抑制剂（Selective Serotonin Reuptake Inhibitors，SSRIs）］和非药物治疗，如认知行为治疗（cognitive behavior therapy，CBT）是医学难治性 OCD 患者的一线治疗选择。这些方法对大约 50% 的患者有效，OCD 症状减少 40%～60%。但是 10%～25% 的难治性患者尽管获得积极的药物治疗和行为治疗，仍有持续的 OCD 症状。

Mayur Sharma
美国俄亥俄州（43210）哥伦比亚罗马 1047 第十大道西 410 俄亥俄州立大学韦克斯纳医疗中心神经调控中心
e-mail：Mayur. Sharma@osumc. edu

Emam Saleh
美国俄亥俄州（43210）哥伦比亚医疗中心道 480 俄亥俄州立大学韦克斯纳医疗中心神经外科
e-mail：Emam. saleh@osumc. edu

Milind Deogaonkar
美国俄亥俄州（43210）哥伦比亚医疗中心道 480 俄亥俄州立大学韦克斯纳医疗中心神经外科
e-mail：Milind. deogaonkar@osumc. edu

Ali Rezai（通信作者）
美国俄亥俄州（43210）哥伦比亚医疗中心道 480 俄亥俄州立大学韦克斯纳医疗中心神经科学项目和神经调控中心
e-mail：Ali. Rezai@osumc. edu

神经外科治疗包括 OCD 在内的多种精神疾病，可追溯到这一专业的起源。但是有效药物治疗的可获得性、较高的手术并发症/病死率以及对于这些疾病病理生理学有限的理解，导致精神神经外科迅速衰落。技术进步和神经影像学技术的发展重燃神经外科治疗药物难治性精神疾病患者的兴趣。综合立体定向、神经影像学和电生理学不仅提高我们对 OCD 病理生理学的认识，而且使得针对不同靶点或亚毫米级精确度的靶点成为可能。毁损（内囊前肢毁损术、扣带回毁损术、尾状核下传导束切断术和边缘叶脑白质切断术）或神经调控技术已经在手术治疗难治性OCD 患者中有所利用并获得各种成功。可逆性、可调节性、适应性和隐蔽刺激进行研究的能力是脑深部电刺激（deep brain stimulation，DBS）治疗优于毁损手术的地方。至今超过 100 例药物难治性 OCD 患者接受了 DBS 植入手术治疗，而 DBS 治疗 OCD 已经由美国食物药品管理局（FDA）在 2009 年授予人道主义器械豁免（humanitarian device exemption，HDE）。本章概述有关文献，聚焦于 OCD 的 DBS 治疗、精神神经外科的历史方面、病理生理学和相关环路、手术技术、不同的 OCD 解剖靶点以及伦理考虑。

11.1　OCD 的 DBS

DBS 是一种可逆、可调节的公认药物难治性运动疾病患者的手术治疗。DBS 成功治疗运动疾病，在过去 20 年有超过 100 000 次植入，使临床医生探索将这一治疗选择应用在药物难治性 OCD 患者上。精神外科已经在经历了痛苦的历史之后发展了多年。精神疾病的手术在 1889 年首次出现在一次科学会议中。Talairach 在 1943 年巴黎第四届国际神经学大会上首先提出立体定向引导定位内囊的额叶丘脑纤维。20 世纪 50 年代多位研究人员在治疗难治性精神疾病患者中，为减轻临床症状的严重程度而开展试验性 DBS。邻近束旁核复合体与小脑蚓部区域的刺激已经表现出针对难治性 OCD 患者的神经环路而减轻 OCD 的症状。这些初步研究促进影像学的进步，而技术推动了精神外科的前沿。在 2009 年，OCD 的 DBS 被 FDA 授予人道主义器械豁免状态。DBS 的优势：可根据患者要求具有可逆性、可调节性、优异的安全性以及能够招募患者在交叉隐蔽研究中明确 DBS 的有效性，使神经调控手术成为对严重药物难治性 OCD 患者有吸引力的治疗选择。至今超过 100 例患者接受OCD 的 DBS 植入手术。但是由于诸多挑战，这些研究结果需谨慎解读，如药物难治性OCD 患者的异质性队列、不统一的评估标准、程控间隔延长、患者为程控需要从遥远地方来回奔波等实际问题。

DBS 治疗作用的确切机制仍不明确。广泛认为 DBS 治疗作用类似于毁损治疗，通过刺激电极附近神经元去极化产生神经元抑制。与此相反，近期研究支持高频刺激导致轴突兴奋，而后阻止病理性暴发和振荡活动。突触抑制、突触减少、去极化阻滞以及刺激产生的病理性网络活动调控是对 DBS 根本作用机制的推测。DBS 治疗还表明可提高丘脑皮质神经元的保真度，并调节病理性认知-行为-情感环路。

　　神经影像学的进步、神经导航技术结合对参与 OCD 病理生理学复杂神经环路的认识的增加,使神经外科医生能够针对多种节点调控这些病理性神经环路。内囊前肢(anterior limb of internal capsule,ALIC)、腹侧内囊/腹侧纹状体(ventral capsule/ventral striatum,Vc/Vs)、伏隔核(nucleus accumbens,Nu Acc)、丘脑底核(subthalamic nucleus,STN)和丘脑下脚已经作为潜在的 DBS 靶点在多项研究中探索,使药物难治性 OCD 患者获益。

11.1.1　内囊前肢(anterior limb of internal capsule, ALIC)

　　根据难治性 OCD 患者内囊前肢毁损术的受益效果,ALIC 是首个被选为 DBS 治疗的靶点。连接眶额叶、前扣带回膝下部、内侧背内侧和前丘脑核的纤维通过内囊前肢,因而 ALIC 可能是潜在的调节该神经环路的手术节点。该靶点由 Nuttin 等在 1999 年首次探索,4 例药物难治性 OCD 患者治疗靶点坐标类似于用于内囊前肢毁损术的坐标。在这一对照研究中,75% 的患者(4 人中有 3 例)获得强迫症状减少。然而,这一改善并未使用临床量表量化,1 例患者在研究刺激 2 周后获得 90% 的 OCD 症状改善。2003 和 2008 年,同一团队发表了 6 例药物难治性 OCD 患者接受双侧 ALIC - DBS 的研究,用 Y - BOCS 和 GAF 量表测量,显示症状显著改善。在这一双盲对照研究中,与基线相比 Y - BOCS 评分减少>35% 视为"反应者"标准。4 例中有 3 例在研究中进入评估阶段,报道 DBS 刺激后平均 Y - BOCS 评分显著改善(关闭 DBS:32.2;开启:19.8),临床大体严重程度评分(关闭 DBS:5;开启:3.3)在 DBS"关闭"时加重。药物难治性 OCD 患者 DBS 术后 21 个月观察到 OCD 核心症状减少。需要注意的是,DBS 电极触点 0 位于伏隔核,触点 1 和 2 在内囊前肢,而触点 3 在内囊背侧。该研究还报道持续双侧刺激 10 天和 3 个月后 fMRI 显示脑桥代谢增加,PET 扫描显示额叶代谢减少。在较高电压研究出现轻度认知和行为失去控制,可随程控参数改变而改善。该研究报道没有出现与 DBS 植入手术相关的重要并发症。Abelson 等在双盲对照研究中报道 4 例药物难治性 OCD 患者接受双侧 ALIC 的 DBS 后,在 DBS"开"期 Y - BOCS 评分减少 19.8%。在该研究的隐蔽阶段,1 例患者出现>35% 的 Y - BOCS 评分改善,另 1 例 Y - BOCS 评分减少 17%,另 2 例在 DBS 刺激后对 OCD 症状没有影响。研究开放阶段,4 例患者中有 2 例(50%)报告刺激后 Y - BOCS 评分减少>35%。另一项研究报道单独 1 例药物难治性 OCD 患者双侧 ALIC - DBS 刺激 10 个月 Y - BOCS 评分减少 27 分。

11.1.2　腹侧内囊/腹侧纹状体(ventral capsule and ventral striatum, Vc/Vs)

　　尾状核腹侧部分和伏隔核共同组成腹侧纹状体,并被认为是大脑的犒赏中心。内囊前肢的毁损和 DBS 手术成功后,腹侧纹状体联合腹侧内囊在药物难治性 OCD 患者中作为潜在的 DBS 靶点进行探索。Greenberg 等报道 10 例药物难治性 OCD 患者接受双侧 Vc/Vs 的 DBS 后,分别有 40% 和 20% 的患者完全(Y - BOCS 评分减少>35%)和部分(Y - BOCS 评分减少 25%~35%)反应。该非对照研究中,DBS 刺激 36 个月后与基线相比,Y - BOCS 评分减少 12.3 分并伴症状改善,如焦虑、抑郁、独立生活和自我照顾。该研究没有报道症状性出血、抽搐、表面感染、轻躁狂和抑郁加重。2010 年,Greenberg 等报道美国 3 家中心(巴特勒医院/布朗医学院、克利夫兰诊所和佛罗里达大学)和欧洲一家中心(鲁汶/安特卫普)共 26 例药物难治性 OCD 患者接受双侧 ALIC - Vc/Vs 的 DBS,反应率为 62%。这项超过 8 年的开放研究报道神经刺激在 3~36 个月随访与基线比较,Y - BOCS 评分减少 13.1 分。

他们还提到 DBS 刺激电极触点比其他的研究更靠近腹侧尾状核或伏隔核,反应性增加。该研究报道 11 例患者共计 23 项不良事件与 DBS 植入手术相关(2 例无症状性颅内出血,1 例抽搐,1 例表面伤口感染,1 例刺激导线和延长线损坏)和 9 项刺激相关不良事件(4 例患者抑郁增加,3 件 OCD 症状增加事件,1 例轻躁狂和 1 例家庭问题/易激惹)。Goodman 等在一项随机对照研究中报道 6 例难治性 OCD 患者在双侧 Vc/Vs 的 DBS 随访 1 年时反应率为 67%。该研究显示双侧 Vc/Vs 的 DBS 与基线比较 Y - BOCS 评分减少 15.7 分。该研究没有报道重大植入相关不良反应,6 例患者中有 4 例轻躁狂,与长期刺激相关。Tsai 等研究 4 例患者接受双侧 Vc/Vs 的 DBS 治疗药物难治性 OCD,刺激产生微笑/大笑与长期 DBS 结果的关系。发现快速 Vc/Vs 的 DBS 与短暂的情绪改变、血流动力学、感觉或运动作用相关,并易于随时间适应。在该研究中,他们注意到刺激产生的微笑/大笑与 Y - BOCS 评分减少在刺激 15 个月时显著相关。

11.1.3　伏隔核(nucleus accumbens,NAc)

伏隔核是腹侧纹状体组成之一,位于内囊前肢末端、尾状核头与壳核前部的连接处。NAc 被认为是大脑"犒赏中心"。2003 年,Sturm 等报道 DBS 植入药物难治性 OCD 和焦虑症患者右侧 NAc 壳部,在 24～30 个月随访时反应率为 75%(4 例患者中有 3 例)。该研究中,其中 1 例患者在刺激期间进行 PET 成像,也支持伏隔核调节边缘环路的作用。但是,临床评估工具如 Y - BOCS 或其他评分系统并未在该研究中用于量化术后改善。另一项研究单独报道 1 例难治性严重 OCD 伴抑郁症的患者 DBS 腹侧尾状核 12～15 个月与基线比较,Y - BOCS 评分平均减少 13 分,OCD 缓解(Y - BOCS<16 分)。类似的,另一项研究单独报道 1 例患者残留精神分裂症,在右侧 ALIC - NAc 的 DBS 刺激 24 个月后 OCD 症状持续改善。该患者没有在该研究中符合"反应者"的标准(Y - BOCS 量表减少>35%)。2010 年,一项开放研究报道药物难治性 OCD 患者接受双侧 NAc 的 DBS 刺激 24～72 个月与基线相比,Y - BOCS 评分平均减少 13 分,反应率为 50%(2 例患者中有 1 例)。2010 年 Huff 等在一项双盲对照研究中报道右侧 NAc - DBS 治疗药物难治性 OCD,10% 的患者($n = 10$)是完全反应者(Y - BOCS 评分减少>35%),50% 为部分反应者(Y - BOCS 评分减少>25%)。Y - BOCS 平均评分从基线的 32.2 分减少为 DBS 刺激 12 个月后的 25.4 分,抑郁缓解、大体功能和生活质量得以改善,焦虑、大体症状严重程度和认知功能无改变。植入相关的轻度不良反应,如 1 例患者锁骨下感觉异常,该研究没有其他重大不良事件报道。刺激后有报道刺激相关的不良反应,如轻躁狂、激动/焦虑、体重增加、集中困难伴记忆衰退、自杀想法、头痛和失眠。Denys 等报道 16 例在双侧 NAc - DBS 治疗药物难治性 OCD 的患者,其中有 9 例(56%反应者)随访 21 个月时 Y - BOCS 评分减少>35%。总体而言,刺激后 Y - BOCS 评分平均减少 17.5 分,DBS 开启 2 周和关闭 2 周之间有 8.3 分的差异。另外,症状显著改善,如研究中刺激后的抑郁和焦虑。研究有报道植入和刺激相关的轻度不良反应,如表面切口感染、切口部位麻木、延长导线、感觉异常、找词困难、轻度健忘、轻躁狂。

11.1.4　丘脑底核(subthalamic nucleus,STN)

STN 是帕金森病患者缓解运动症状的首选靶点之一。研究人员已经注意到接受 STN 的 DBS 治疗 PD 的患者的情绪、焦虑和其他神经心理学症状可得到改善。此外,有文献报道心理学症状,如短暂急性抑郁、轻躁狂/躁狂发作或愉快的大笑,出现在 STN 刺激上限水平。STN 是背外侧前额叶、眶额叶和边缘神经环路的组成之一,因而能够调节改善药物难治性 OCD 患者的症状。具体而言,STN 内侧/腹内侧部分以及紧邻 STN 的结构,如外侧下丘脑、腹侧被盖区、黑质和未定带已参与 STN 刺激的神经心理学作用中。一项非对照研究报道 2 例 PD 和严重 OCD 患者接受双侧 STN 的 DBS 刺激 6 个月后,Y - BOCS 评分均减少＞35%。这项研究中,电极植入 STN 的前内侧部,在 STN 前内侧部/未定带之间或者未定带前部,刺激后与基线比较,Y - BOCS 评分减少 20 分。2004 年,Fontaine 等单独报道 1 例难治性 OCD 患者在双侧 STN - DBS 刺激 12 个月后 Y - BOCD 评分与基线相比减少了 31 分。后来在一项随机多中心对照研究中,Mallet 等报道接受双侧 STN 的 DBS 治疗难治性 OCD 患者获得 75%(16 例患者有 12 例)的反应率,Y - BOCS 评分减少＞25%。总体上,研究刺激后,大体功能评估量表改善并且没有影响神经心理学的参量,如抑郁或焦虑。研究报道不良事件,如颅内出血 1 例和严重感染导致取出硬件 2 例。Chabardes 等报道 4 例接受双侧 STN 的 DBS 治疗难治性 OCD 6 个月有 3 例(75%反应率)Y - BOCS 评分减少＞70%。

11.1.5　丘脑下脚(inferior thalamic peduncle, ITP)

只有一项开放研究以丘脑下脚作为缓解药物难治性 OCD 患者症状的潜在 DBS 靶点而探索其有效性。ITP 提供了连接丘脑至眶额叶皮质的白质纤维路径,因而 ITP 能够作为神经调控的潜在节点进行探索。2009 年,Jimenez-Ponce 等报道 5 例接受双侧 ITP 的 DBS 治疗药物难治性 OCD 患者(100%)均获得显著反应(Y - BOCS 评分减少＞35%)。这一开放研究中,刺激 12 个月与基线比较,Y - BOCS 评分减少 17.2 分。平均大体功能评定量表(global assessment of functioning scale, GAF)在该研究中从 20%改善为刺激后的 70%。该研究既没有报道植入手术/长期刺激相关的重大不良反应,也没有报道刺激后神经心理学功能的改变。虽然,该研究结果鼓舞人心,但是,需要随机对照研究扩充 ITP 作为药物难治性 OCD 患者潜在 DBS 靶点的有效性。

11.1.6　苍白球内侧部(Globus Pallidus Internus, Gpi)

2013 年,Nair 等报道 2 例患者接受双侧前内侧(边缘)苍白球内侧部(globus pallidus internus, Gpi)的 DBS 在治疗抽动秽语综合征和严重 OCD 随访 3～26 个月,分别在强迫问卷量表(Obsessive-compulsive inventory scale, OCI)获得 100%和 85%的改善。该研究中,刺激双侧 Gpi 缓解抽动秽语综合征相关的运动症状,并且他们提到该靶点还能缓解 OCD 相关症状。因而 Gpi 能够作为药物难治性 OCD 的潜在 DBS 靶点进行研究,必须行进一步对照研究以验证其有效性。

11.2　精神外科的患者选择、合作方式和伦理

1977 年,国家研究建立国家保护人类受试者委员会以避免在临床和研究情况下对精神疾病患者无差别使用精神外科手术。根据该委员会建立的指南,考虑精神外科手术的患者应当符合慢性药物难治性 OCD 标准[《诊断与统计手册》第五版(*Diagnostic and Statistical Manual V*, DSM - 5)]。参与治疗这些患者的团队包括精神科医生、神经内科医生、功能神

经外科医生、神经心理学家、生物伦理学家和外部人士以确保手术人选的合适选择。应当教育辅导患者关于手术、涉及的可能风险与预期收益。患者还应当能够理解手术,能够决定包括选择退出研究。然后从患者或其法律监护人处获得有效的书面知情同意。量化量表,如耶鲁-布朗强迫量表(Yale-Brown obsessive-compulsive scale,Y-BOCS)或强迫问卷(obsessive-compulsive inventory,OCI)必须由有经验的精神科医生在手术前后量化疾病的严重程度,还要确保不同研究之间的统一性。机构审查委员会(Institutional review board,IRB)对研究方案和手术批准后,由有经验的功能神经外科医生、精神科医生和神经内科医生团队开展手术。关键在于按照一系列方案、安全监测和伦理考虑以避免重复精神外科的惨痛历史,从而帮助这些患复杂疾病的患者。而且,精神外科不应该在儿科患者中使用,或为增强记忆功能、改变个体的行为/身份、法律或政治原因而强制进行。选择合适的患者后,严格依照安全方案和伦理问题的考虑,使患有这种临床难题的患者获益,从而我们可能推动精神外科的前沿。

11.3　DBS 植入的手术技术

OCD 的 DBS 导线放置的手术设置和技术与公认的运动疾病设置类似。以下讲述我们机构开展的手术概况。手术通常分两个阶段,间隔 7～10 d 进行。

阶段一:包括立体定向引导 DBS 电极植入脑深部解剖靶点。手术根据下列步骤进行。

(1)安置框架:患者剃头,在镇静或局部麻醉患者头部后将立体定向 Leksell 头架(佐治亚州亚特兰大 Elekta 公司)置于头部。接着使用 stealth 序列(1 mm 连续分割)进行头颅 CT 扫描。然后将这些影像导出至工作站,将 CT 扫描图像融合以获得靶点坐标。使用参考联合中点的间接定位方法或在 T_2 加权 MRI 直接显示核团的方法定位靶点。在工作站计划安全的手术路径到达靶点并避免皮质沟、颅内静脉和脑室壁。

(2)使用微电极进行神经生理学监测:在阶段一手术日,从工作站获得 Leksell 框架坐标定义的钻孔位置和手术位点,以标准方式准备和铺巾。患者取仰卧位,根据 Leksell 坐标在预先确定的位置钻孔。钻孔后,将 Navigus Stimloc™ 钻孔覆盖系统(美国明尼苏达州明尼阿波利斯美敦力)附于钻孔处,用螺丝固定在颅骨上,使 DBS 导线在植入后安全固定。电凝硬脑膜,硬脑膜在导管入口处开口提供足够空间,避免触碰硬脑膜边缘。电凝软脑膜并使用 11 号刀片在导管入口打开。通过靶点上方 15 mm 的软脑膜植入导管(长度=177 mm)。然后使用止血纱覆盖钻孔,使用纤维蛋白胶密闭防止 CSF 丢失。取出导管内芯,通入导管进行微电极记录,电镀钨的铂铱或铂金微电极的电阻范围 0.6～1.0 MΩ(兆欧)。然后使用电动微推进系统在清醒患者以亚毫米步进微电极通过大脑。靶点内的神经元活动沿核团长度每 1～2 mm 由被动控制和主动运动肢体末端或口面部结构进行评估。使用高质量音频显示器、计算机显示和数字示波器扩大、过滤、呈现和记录神经元活动。根据微电极记录和肢体运动反应计划靶点的边界和体积,利用间隔 2～3 mm 的单个或多个平行路径确定。每个神经元结构具有特征性电生理属性,有助于通过结构分辨出入点,如 STN 神经元和 SNr(平均放电率 71 Hz 和规律模式)相比,有较低的平均放电率(37 Hz)和不规则模式。满意的电生理记录后,微电极入引导管(≥3 mm),进行宏电极刺激分辨周围结构的阈值,如内囊、内侧丘系、动眼神经纤维和下丘脑。

（3）最后电极植入：然后评价关于位置、微电极记录的特征和宏电极刺激作用的数据，并由全组讨论。根据评价，建立 Schaltenbrand 和 Bailey 图集的"最适位置"，确定 DBS 植入的最终位置。

阶段二：植入式脉冲生成器放置，即在全身麻醉下完成的门诊手术，包括连接电极尾端至延长导线，后在头皮下钻隧道至颈部皮肤，到达锁骨下/腹部区域。通常在锁骨下行线性切口，切开皮下囊袋适合脉冲生成器。连接延长导线至脉冲生成器。

我们在第二阶段后 1 个月开始 DBS，使得有充分的时间愈合手术位点，消退水肿。熟悉患者病情的神经内科医生调节长期刺激参数。通常神经内科医生是患者治疗团队的部分，并参与评估、术前患者选择和术中生理学绘制。

11.4 结论

与运动疾病手术不同，OCD 的 DBS 手术需要针对多个神经环路以缓解药物难治性 OCD 患者的临床症状。随着技术进步和对 OCD 病理生理学的认识的增加，使得可能分辨手术干预的具体节点增加，从而使 DBS 相关的临床获益最大。而且，影像学、神经导航和定位技术的进步已提高该微侵袭手术的精确性和安全性，使得成为药物难治性 OCD 患者的良好治疗选择。DBS 现在是 FDA 批准的人道主义器械豁免（Human device exemption，HDE）状态的药物难治性 OCD 患者的治疗。OCD 的 DBS 需要多学科专家的专业团队密切合作来治疗这些复杂的患者，如精神科医生、功能神经外科医生、神经内科医生、神经心理学家、神经放射科医生、生物医学工程师和生物伦理学家。下一代 DBS 智能设备以适应性、反应性闭环反馈设备为形式，基于化学和电信号，增加了难治性 OCD 这一治疗的利用。较新的毁损技术，如伽马刀、高强度聚焦超声射频是这些复杂患者的非侵入性替代选择。神经调控领域的快速进步可能为药物难治性 OCD 患者提供希望和获益。但是需要长期随机化对照研究以验证 DBS 在临床难题的患者中的有效性。

参考文献

［1］ Ruscio A M，Stein D J，Chiu W T，et al. Theepidemiology of obsessive-compulsive disorder in the National Comorbidity Survey Replication ［J］. MolPsychiatry，2010，15：53 - 63.

［2］ Alonso P，Segalas C，Real E，et al. Suicide in patients treated forobsessive-compulsive disorder：a prospective followupstudy ［J］. J Affect Disord，2010，124：300 - 308.

［3］ Kamath P，Reddy Y C，Kandavel T. Suicidal behaviorin obsessive-compulsive disorder ［J］. J Clin Psychiatry，2007，68：1741 - 1750.

［4］ Rasmussen S A，Eisen J L. The epidemiology and clinical features of obsessive compulsive disorder ［J］. Psychiatr Clin North Am，1992，15：743 - 758.

［5］ Bjorgvinsson T，Hart J，Heffelfinger S. Obsessivecompulsivedisorder：update on assessment and treatment ［J］. J Psychiatr Pract，2007，13：362 - 372.

［6］ de Koning P P，Figee M，van den Munckhof P，et al. Current status of deep brainstimulation for obsessive-compulsive disorder：aclinical review of different targets ［J］. CurrentPsychiatry Rep，2011；13：274 - 282.

［7］ Blomstedt P，Sjoberg R L，Hansson M，et al. Deep brain stimulation in the treatment ofobsessive-compulsive disorder [J]. World Neurosurg, 2013,80: e245 - 253.

[8] Robison R A, Taghva A, Liu CY, et al. Surgery of the mind, mood, and conscious state: anidea in evolution [J]. World Neurosurg, 2013,80: S2 - 26.

[9] Denys D. Pharmacotherapy of obsessive-compulsivedisorder and obsessive-compulsive spectrumdisorders [J]. Psychiatr Clin North Am, 2006,29:553 - 584.

[10] Math S B, Janardhan Reddy Y C. Issues in the pharmacological treatment of obsessive-compulsivedisorder [J]. Int J Clin Pract, 2007,61:1188 - 1197.

[11] Abudy A, Juven-Wetzler A, Zohar J. Pharmacological management of treatment-resistantobsessive-compulsive disorder [J]. CNS Drugs, 2011;25:585 - 596.

[12] Rasmussen S A, Eisen J L. Treatment strategies forchronic and refractory obsessive-compulsive disorder [J]. J Clin Psychiatry, 1997,13:9 - 13.

[13] Pallanti S, Quercioli L. Treatment-refractoryobsessive-compulsive disorder: methodologicalissues, operational definitions and therapeutic lines [J]. Prog Neuropsychopharmacol Biol Psychiatry, 2006,30:400 - 412.

[14] Lapidus K A, Kopell B H, Ben-Haim S, et al. History of psychosurgery: apsychiatrist's perspective [J]. World Neurosurg, 2013,80: S27 - e21 - 16.

[15] Kopell B H, Greenberg B, Rezai A R. Deep brainstimulation for psychiatric disorders [J]. J ClinNeurophysiol, 2004,21:51 - 67.

[16] Lapidus K A, Kopell B H, Ben-Haim S, et al. History of psychosurgery: apsychiatrist's perspective [J]. World Neurosurg, 2013,80: e1 - S27.

[17] Goodman W K, Alterman R L. Deep brain stimulationfor intractable psychiatric disorders [J]. Annu Rev Med, 2012,63:511 - 524.

[18] Heath R G, Monroe R R, Mickle W A. Stimulation of the amygdaloid nucleus in a schizophrenic patient [J]. Am J Psychiatry, 1955,111:862 - 863.

[19] Bickford R G, Petersen M C, Dodge H W Jr, et al. Observations on depth stimulation of the human brain through implanted electrographicleads. In: Proceedings of the staff meetings [J]. MayoClinic, 1953,28:181 - 187.

[20] Heath R G, Dempesy C W, Fontana C J, et al. Feedback loop between cerebellum and septalhippocampalsites: its role in emotion and epilepsy [J]. Biol Psychiatry, 1980,15:541 - 556.

[21] Johnson M D, Miocinovic S, McIntyre C C, et al. Mechanisms and targets of deep brain stimulation inmovement disorders [J]. Neurother: J Am Soc ExpNeurother, 2008,5:294 - 308.

[22] McIntyre C C, Savasta M, Kerkerian-Le Goff L, et al. Uncovering the mechanism(s) of action of deepbrain stimulation: activation, inhibition, or both [J]. Clinical Neurophysiol: Official J Int Fed ClinNeurophysiol, 2004,115:1239 - 1248.

[23] McIntyre C C, Grill W M, Sherman D L, et al. Cellular effects of deep brain stimulation: modelbasedanalysis of activation and inhibition [J]. J Neurophysiol. 2004,91:1457 - 1469.

[24] Guo Y, Rubin J E, McIntyre C C, et al. Thalamocortical relay fidelity varies acrosssubthalamic nucleus deep brain stimulationprotocols in a data-driven computational model [J]. J Neurophysiol, 2008,99:1477 - 1492.

[25] Nuttin B, Cosyns P, Demeulemeester H, et al. Electrical stimulation in anterior limbs of internal capsules in patients with obsessivecompulsivedisorder [J]. Lancet, 1999,354(9189):1526.

[26] Mindus P, Rasmussen S A, Lindquist C. Neurosurgical treatment for refractory obsessivecompulsivedisorder: implications for understandingfrontal lobe function [J]. J Neuropsychiatry ClinNeurosci, 1994,6: 467 - 477.

[27] Nuttin B J, Gabriels L A, Cosyns P R, et al. Longtermelectrical capsular stimulation in patients

withobsessive-compulsive disorder [J]. Neurosurgery，2003；52：1263－1272.

[28] Nuttin B J，Gabriels L A，Cosyns P R，et al. Long-term 11 DBS for Obsessive-Compulsive Disorder 121 electrical capsular stimulation in patients withobsessive-compulsive disorder [J]. Neurosurgery，2008，62：966－977.

[29] Abelson J L，Curtis G C，Sagher O，et al. Deepbrain stimulation for refractory obsessive-compulsivedisorder [J]. Biol Psychiatry，2005；57：510－516.

[30] Anderson D，Ahmed A. Treatment of patients withintractable obsessive-compulsive disorder with anteriorcapsular stimulation. Case report [J]. J Neurosurg，2003，98：1104－1108.

[31] Knutson B，Adams C M，Fong G W，et al. Anticipation of increasing monetary rewardselectively recruits nucleus accumbens [J]. J Neurosci：Official J Soc Neurosci，2001，21(16)：Rc159.

[32] Schultz W. Neural coding of basic reward terms ofanimal learning theory，game theory，microeconomicsand behavioural ecology [J]. Curr Opin Neurobiol，2004，14：139－147.

[33] Ruck C，Karlsson A，Steele J D，et al. Capsulotomy for obsessive-compulsive disorder：long-term follow-up of 25 patients [J]. Arch GenPsychiatry，2008，65：914－921.

[34] Greenberg B D，Malone D A，Friehs G M，et al. Three-year outcomesin deep brain stimulation for highly resistant obsessivecompulsivedisorder [J]. Neuropsychopharmacol：OfficialPubl Am Coll Neuropsychopharmacol. 2006；31：2384－2393.

[35] Greenberg B D，Gabriels L A，Malone D A Jr，et al. Deep brainstimulation of the ventral internal capsule/ventralstriatum for obsessive-compulsive disorder：worldwideexperience [J]. Mol Psychiatry，2010，15：64－79.

[36] Goodman W K，Foote K D，Greenberg B D，et al. Deep brain stimulation forintractable obsessive compulsive disorder：pilot studyusing a blinded，staggered-onset design [J]. BiolPsychiatry，2010；67：535－542.

[37] Tsai H C，Chang C H，Pan J I，et al. Acute stimulation effect of the ventralcapsule/ventral striatum in patients with refractoryobsessive-compulsive disorder—a double-blindedtrial [J]. Neuropsychiatric Dis Treat，2014，10：63－69.

[38] Knutson B，Wimmer G E，Kuhnen C M，et al. Nucleus accumbens activation mediates theinfluence of reward cues on financial risk taking [J]. NeuroReport，2008，19：509－513.

[39] Liu X，Hairston J，Schrier M，et al. Common anddistinct networks underlying reward valence and processing stages：a meta-analysis of functionalneuroimaging studies [J]. Neurosci Biobehav Rev，2011；35：1219－1236.

[40] Sturm V，Lenartz D，Koulousakis A，et al. The nucleusaccumbens：a target for deep brain stimulation inobsessive-compulsive-and anxiety-disorders [J]. J ChemNeuroanat，2003，26：293－299.

[41] Aouizerate B，Cuny E，Martin-Guehl C，et al. Deepbrain stimulation of the ventral caudate nucleus in thetreatment of obsessive-compulsive disorder and majordepression. Case report [J]. J Neurosurg，2004，101：682－686.

[42] Plewnia C，Schober F，Rilk A，et al. Sustained improvement ofobsessive-compulsive disorder by deep brainstimulation in a woman with residual schizophrenia [J]. Int J Neuropsychopharmacol/ Official Sci J CollegiumInt Neuropsychopharmacol (CINP)，2008，11：1181－1183.

[43] Franzini A，Messina G，Gambini O，et al. Deep-brainstimulation of the nucleus accumbens in obsessivecompulsive disorder：clinical，surgical andelectrophysiological considerations in twoconsecutive patients [J]. Neurol Sci：Official J Ital NeurolSoc Ital Soc Clin Neurophysiol，2010，31：353－359.

[44] Huff W，Lenartz D，Schormann M，et al. Unilateral deep brainstimulation of the nucleus accumbens in patients withtreatment-resistant obsessive-compulsive disorder：outcomes after one

year [J]. Clin Neurol Neurosurg, 2010,112:137 - 143.

[45] Denys D, Mantione M, Figee M, et al. Deep brain stimulation of the nucleusaccumbens for treatment-refractory obsessivecompulsivedisorder [J]. Arch Gen Psychiatry, 2010,67:1061 - 1068.

[46] Alexander G E, DeLong M R, Strick P L. Parallelorganization of functionally segregated circuitslinking basal ganglia and cortex [J]. Annu RevNeurosci, 1986;9:357 - 381.

[47] Ardouin C, Pillon B, Peiffer E, et al. Bilateral subthalamic or pallidal stimulation for Parkinson's disease affects neither memory norexecutive functions: a consecutive series of 62 patients [J]. Ann Neurol, 1999,46:217 - 223.

[48] Woods S P, Fields J A, Troster A I. Neuropsychologicalsequelae of subthalamic nucleus deep brainstimulation in Parkinson's disease: a critical review [J]. Neuropsychol Rev, 2002,12:111 - 126.

[49] Mallet L, Mesnage V, Houeto J L, et al. Compulsions, Parkinson's disease, andstimulation [J]. Lancet, 2002,360:1302 - 1304.

[50] Temel Y, Kessels A, Tan S, et al. Behavioural changes after 122 M. Sharma et al. bilateral subthalamic stimulation in advanced Parkinson disease: a systematic review [J]. ParkinsonRelat Disord, 2006,12:265 - 272.

[51] Witt K, Daniels C, Reiff J, et al. Neuropsychologicaland psychiatric changes after deep brain stimulation for Parkinson's disease: a randomised, multicentre study [J]. Lancet Neurol, 2008,7: 605 - 614.

[52] Krack P, Kumar R, Ardouin C, et al. Mirthfullaughter induced by subthalamic nucleusstimulation [J]. Mov Disord, 2001;16:867 - 875.

[53] Bejjani B P, Damier P, Arnulf I, et al. Transient acute depression induced by highfrequencydeep-brain stimulation [J]. N Engl J Med, 1999,340:1476 - 1480.

[54] Tommasi G, Lanotte M, Albert U, et al. Transient acute depressivestate induced by subthalamic region stimulation [J]. J Neurol Sci, 2008,273:135 - 138.

[55] Fontaine D, Mattei V, Borg M, et al. Effect ofsubthalamic nucleus stimulation on obsessivecompul-sivedisorder in a patient with Parkinsondisease. Case report [J]. J Neurosurg, 2004,100:1084 - 1086.

[56] Mallet L, Polosan M, Jaafari N, et al. Subthalamic nucleus stimulationin severe obsessive-compulsive disorder [J]. N Engl JMed, 2008,359:2121 - 2134.

[57] Chabardes S, Polosan M, Krack P, et al. Deep brainstimulation for obsessive-compulsive disorder: subthalamic nucleus target [J]. World Neurosurg, 2013,80: S31 - e31 - 38.

[58] Greenberg B D, Rauch S L, Haber S N. Invasivecircuitry-based neurotherapeutics: stereotacticabla-tion and deep brain stimulation for OCD [J]. Neuropsychopharmacol: Official Publ Am CollNeuro-psychopharmacol, 2010,35:317 - 336.

[59] Jimenez-Ponce F, Velasco-Campos F, Castro-FarfanG, et al. Preliminary study in patients with obsessive-compulsive disorder treated with electricalstimulation in the inferior thalamic peduncle. Neurosurgery [J]. 2009,65:203 - 209; discussion 209.

[60] Nair G, Evans A, Bear R E, et al. The anteromedial GPi as a new target for deep brainstimulation in obsessive compulsive disorder [J]. J ClinNeurosci: Official J Neurosurg Soc Australas, 2013,21 (5):815 - 821.

[61] Protection of Human Subjects. Use of psychosurgeryin practice and research: report and recommendationsof National Commission for the Protection of HumanSubjects [J]. Fed Reg, 1977, 42:26318 - 26332.

[62] American Psychiatric Association. Diagnostic andstatistical manual of mental disorders [M].

Washington，D C：American Psychiatric Association，2013．

[63] Nuttin B，Gybels J，Cosyns P，et al. Deep brain stimulation for psychiatric disorders [J]. Neurosurg Clin N Am，2003，14(2)：xv-xvi.

[64] Grant R A，Halpern C H，Baltuch G H，et al. Ethical considerations in deep brainstimulation for psychiatric illness [J]. J Clin Neurosci：Official J Neurosurg Soc Australas. 2013，18：00251 - 258.

[65] Baker K B，Lee J Y，Mavinkurve G，et al. Somatotopicorganization in the internal segment of the globuspallidus in Parkinson's disease [J]. Exp Neurol，2010，222：219 - 225.

[66] Hutchison W D，Allan R J，Opitz H，et al. Neurophysiological identification of the subthalamicnucleus in surgery for Parkinson's disease [J]. AnnNeurol，1998，44：622 - 628.

[67] Schaltenbrand G，Bailey W. Introduction tostereotaxis with an atlas of the human brain [M]. Stuttgart：Thieme；1959.

第 12 章
聚焦超声治疗强迫症

Young Cheol Na，Hyun Ho Jung，Jin Woo Chang

摘　要

强迫症(obsessive-compulsive disorder，OCD)是一种致残性神经精神科疾病，以反复侵入性思维、愿望和/或意向(强迫思维)导致减少相关焦虑的重复行为(强迫行为)为特征。典型的 OCD 症状包括畏惧环境污染，患者试图强迫洗手直至酸痛和皲裂来缓解。尽管如此努力，强迫思维和导致的行为仍持续存在。流行病学研究显示约 1%～2% 的普通大众在生命的某些时候符合 OCD 的诊断标准，终生患病率为 2%～3%。尽管接受了现有的最佳治疗，包括认知行为治疗和药物，保守治疗仍难以医治 10%～20% 的 OCD 患者。

多种神经外科方法如毁损手术、脑深部电刺激(deep brain stimulation，DBS)和伽马刀放射手术(gamma knife radiosurgery，GKRS)已用于治疗难治性 OCD 患者。最近，已提出经颅磁共振引导聚焦超声(transcranial magnetic resonance-guided focused ultrasound，MRgFUS)作为新型热毁损方法而无须开颅手术。在此将探讨 MRgFUS 治疗 OCD 的合适靶点、手术程序、技术考虑、优势、潜在风险和临床结果。

12.1　强迫症的现代神经环路

虽然现在对精神疾病神经环路的认识进展迅速，但 OCD 相关的准确神经环路仍未完全阐明。许多早期研究已经揭示眶额叶皮质、前扣带回和尾状核内活动增加，但背外侧前额叶皮质活动减少。还有报道尾状核代谢减少与药物治疗后 OCD 症状改善的相关。基底节环路障碍已经在抽动秽语综合征的运动和 OCD 症状中得以说明。这些环路和 OCD 的部分临床特征，还与帕金森病的环路和特征相关。这些研究结果支持"皮质-纹状体-丘脑-皮质(cortico-striato-thalamo-cortical，CSTC)环路功能高度参与 OCD 的发病机制"的假说。边

Young Cheol Na(通信作者)、Hyun Ho Jung、Jin Woo Chang
韩国首尔延世大学医学院脑研究所神经外科

缘结构的额叶-纹状体控制减少,如杏仁核导致 OCD 患者不充分的畏惧反应,并可能导致惧怕污染。

随着对神经环路的了解,OCD 的发病机制已提出 3 条相互联系的神经环路:Papez 环路、基底外侧环路和 CSTC 环路。Papez 环路:丘脑前核经内囊前肢(anterior limb of the internal capsule,ALIC)投射至扣带回;基底外侧环路:中丘脑背内侧核经 ALIC 投射至眶额叶皮质;CSTC 环路:中丘脑内侧部还会经过 ALIC 投射至大脑皮质。这些解剖位置以及前扣带回和伏隔核是 OCD 手术治疗最常用的靶点。因此,认识这些相互联系的神经环路对理解手术干预部分靶点选择基本原理至关重要。

12.2　强迫症的手术策略

手术策略可分为两类:毁损和神经调控。两类方法均已提出多个解剖靶点。但对 OCD 患者手术应用的解剖靶点仍有争议。

毁损手术为 45%～65% 的难治性 OCD 患者提供获益。解剖靶点包括前扣带回和内囊前肢。鉴于前扣带回在上述神经环路的重要作用,神经外科医生可以定位该结构为 OCD 患者进行毁损手术。我们之前已经报道双侧前扣带回毁损术使耶鲁-布朗强迫症状量表(Yale-Brown obsessive-compulsive scale,Y-BOCS)平均改善 36%。在 14 例接受扣带回毁损术的患者中,6 例患者术后 12 个月符合手术有效的标准,即 Y-BOCS 评定改善至少 35%。最重要的是扣带回毁损术后没有重要的认知功能障碍。内囊前肢毁损术也有类似报道结果,Y-BOCS 平均改善 33%,并没有认知障碍。毁损手术的侵入性意味着它们不可避免地与手术并发症相关,如颅内出血、癫痫和脑积水。另外,术者无法实时估计毁损灶的准确大小和位置,直至在术后影像中才能看见。GKRS 的发展提供了一种非侵入性精确定位毁损灶的方法而无须侵入性手术。但使用高剂量放射与无法预计的不良反应风险相关。

多个脑深部结构包括 ALIC、伏隔核(nucleus accumbens,NAc)、尾状核、丘脑底核(subthalamic nucleus,STN)和背内侧丘脑已被提出作为 DBS 的靶点。Nuttin 等报道一项双盲研究有 50% 的患者在双侧内囊前肢 DBS 术后 Y-BOCS 评分获得至少 35% 的改善。刺激期平均 Y-BOCS 评分(19.8±8.0)分,而刺激器关闭时为(32.3±3.9)分,这种刺激产生的作用在内囊前肢 DBS 术后至少保持了 21 个月。不仅在内囊前肢上行 DDS 有改善作用,腹侧纹状体与 NAc 也被提出作为难治性 OCD 患者的有效 DBS 靶点,并获得 OCD 症状改善。与毁损手术不同,DBS 根据症状或疾病进展可逆可调节。但 DBS 至少需要一根多触点电极、延长导线和植入式脉冲生成器(implantable pulse generator,IPG)的永久植入。这意味着患者必须密切随访并进行设备管理,而且每隔 3～5 年需置换 IPG。另外,DBS 设备对于高能电场敏感,可使机器关闭,甚至引起设备重置。尽管 DBS 有上述相对有效的结果,但它存在的这些限制因素促使研究者去寻找侵入性较小且更精确的方法。

12.3　经颅磁共振引导聚焦超声

12.3.1　简史

超声最早在医学的应用属治疗用途。超声生物学作用的最早报道出现于 1928 年,当时

Harvey 和 Loomis 报道高强度高频超声使活体生物组织发生改变。虽然一些研究报道成功使用超声的治疗结果,但由于安全问题考虑使得治疗应用遭到阻碍,直至 20 世纪 90 年代末。随着超声技术改进的发展以及超声对细胞、组织作用的更多理解,如破坏机制、阈值以及组织的传播性,人们已经认识到超声的治疗应用。

经颅超声已用于儿科神经外科以探测脑积水和大脑中线偏移。在成人可利用多普勒效应,经完整颅骨监视颈动脉血液流速。1942 年,Lynn 等报道了最早的聚焦超声在非侵入性毁损的研究。自 20 世纪 50 年代起,已有多项研究说明使用聚焦超声在脑深部形成局部热毁损的运用。Fry 等表明低频(约 0.5 MHz)超声可经颅聚焦。后来,该团队还对 10 只开颅的猫使用密集聚焦超声束产生局部大脑毁损灶,探查了超声参数和组织特征。由于这些毁损灶的组织表现与既往热毁损比较相似而且没有开颅,他们预计经颅超声会应用于临床领域。

直至 20 世纪 90 年代,使用经颅聚焦超声的主要障碍是头颅本身。其偏转作用和多变的厚度影响超声传播导致超声无法产生局部毁损。产生颅内高温也是一项重要的顾虑,因为能量吸收可破坏头皮、颅骨和邻近大脑实质组织。为此,既往聚焦超声治疗大脑需要去除颅骨传递能量,导致侵入性手术伴有额外的风险和代价。因此,许多研究人员认同治疗性的超声能量无法经完整颅骨传递。但是兼容磁共振的相控阵换能器的发展——最先进的技术进步——重燃大家对经颅聚焦超声的兴趣。结合利用温度依赖性质子共振频率变换实现磁共振测温,这些进步产生了 MRgFUS 技术,从而实现非侵入性、影像引导并能监测温度的 MRgFUS 治疗。

12.3.2　超声的生物学作用

最初认为诊断性超声不会产生生物学损害。但在 20 世纪 90 年代初,Child 等报道,诊断性超声能对小鼠造成明显损害。说明了高强度超声经组织传播的两种主要生物学作用:热作用、非热或机械作用。

12.3.2.1　热作用

聚焦超声的特征是超声束聚焦于靶点。随着超声传播至细薄材料(如组织),声波波幅随距离减小。这种削弱是由于声波吸收和散射。吸收可认为是将超声波部分转化为热的机制,散射可认为是声波方向改变。无论组织吸收的发生部位在何处,只要热生成率高于消除率,温度就会上升。热机制相对容易理解是因为超声产生的温度增加可以使用生物热转化公式来计算。根据该等式,可估计热量并评价剂量是否足够高到破坏组织。活体破坏作用通常发生在足够的时间并维持在 $39 \sim 43℃$;较高的温度($\geqslant 44℃$)可出现蛋白凝固。Dickson 和 Calderwood 报道,长期(需要 $5 \sim 100$ h)暴露在 $40℃$ 可使细胞热死亡,而低于 $40℃$ 未探测到不可逆的不良反应。

聚焦体积可快速升温至少 $20℃$。虽然单束超声破坏的组织体积小(多为 0.5 ml),但贯穿感兴趣体积的连续阵列聚焦超声毁损可获得临床更相关的体积。

12.3.2.2　非热或机械作用

非热作用中,声波产生的空穴现象最受关注,主要由于超声造影剂的微气泡。辐射力也能通过超声的非热作用产生。

声穴现象是指超声所致活动在含微气泡液体或液体样材料中自发形成或自然出现。在超声刺激下,这些微气泡振荡并可能在足够高的超声压力水平下碰撞。这种现象称为惯性空穴效应,因为气泡运动受液体惯性控制。总之,在声音循环的时候微气泡扩张,然后因为振荡而快速碰撞,空腔迅速变大而产生惯性空穴效应。空腔可出现升温、机械压力和活性游离自由基。微气泡振荡本身也会由于周围液体黏度产生机械压力,与振荡对抗而产生所谓的辐射力。产生空穴现象的发生和辐射力正是取决于所暴露的组织类型,使得难以获得一致的反应。

12.3.3　MRgFUS 系统

在非侵入性、非电离热毁损附带实时成像与热反馈方面,MRgFUS 是一种有吸引力的方法。该技术解决了上述限制,通过结合大型相控阵列、主动水冷、声波异常校正算法和计算机断层成像(computed tomography,CT)数据校准颅骨厚度。

用于 MRgFUS 的大型相控阵换能器包括多个换能器组件。已经证明,大型半球相控阵列能经人体头颅活体毁损大脑组织传递足够的能量,而无需过度提升颅骨表面温度。现有的 MRgFUS 系统应用有 1 024 个半球相控阵换能器,操作频率为 650 kHz。被试头部和换能器之间填充水,提供声波路径。MRgFUS 系统还包括冷却器(制冷单元),保持水冷却至恒温使颅骨温度维持在安全限制内。

声波异常最多见是由颅骨骨性结构差异导致。根据每个组件至靶点的声波路径的预计异常计算每个换能器组件所需的补偿程度,并计算该组件所需的相对相位和波幅校正。该补偿结果就是每个组件的声波能量贡献会在对应相位抵达局部位点。辐射声波方法的相位/波幅校正算法取决于每个声波组件和靶点之间的射线投射所提供的骨密度属性输入信号。该信号提取自头颅三维 CT 影像。

MRgFUS 系统结合聚焦超声传递系统和传统诊断性 1.5T 或 3T MRI 扫描仪。该系统提供实时治疗计划算法、热剂量测定和闭环治疗控制。MRgFUS 的治疗过程在概念上与当前临床用于其他软组织的应用并无迥异。治疗从一系列标准诊断性 MR 影像开始,识别治疗区域的位置和形状。工作站使用医生对靶点体积的设计,计划以"超声治疗"的小点覆盖靶点体积的最佳方式。这些治疗点呈圆柱形。大小取决于超声波功率和时长。治疗期间,特定的 MR 扫描能够处理识别组织温度变化,提供治疗体积的温度图,以证实治疗作用。热图用于监测治疗进度,并证实毁损正按照计划进行,从而实现闭环治疗。

在将治疗剂量的声波能量传递至靶点之前,有必要证实靶点内热点对准。因此,应当进行多次阈值下超声治疗(低功率和短程,通常 10～20 s)使组织峰值温度(39～42℃)低于毁损阈值,但仍可在 MR 热图影像中观察到。在定位证实的过程中,增量式声波能级的连续超声治疗可在峰值温度显示为 53～60℃ 时,应用于位点形成组织毁损。

12.3.3.1　MRgFUS 的优势

作为非侵入性、非电离的 MR 引导手术,并能实时成像和热反馈,MRgFUS 具有多项优势。治疗可利用 MRI 和 MR 热图实时监测。这就允许快速确认定位过程。能够分别精确进行热毁损和快速评价。与立体定向放射手术不同,MRgFUS 没有使用电离辐射,也无需承担辐射导致肿瘤发生的风险。由于 MRgFUS 手术是非侵入性的,没有头皮切开,无钻孔,没有电极穿刺大脑,与射频毁损不同。因此,MRgFUS 降低了出血并发症的风险,而这种非侵入性手术还排除了感染引起并发症的风险。与 DBS 治疗相比,没有植入硬件,无需顾虑外源性电磁噪声干扰,不必长期程控随访,无需周期性更换电池。这意味着对所有患者治疗计划变得更简单,将节省数小时 DBS 设备管理和更换的临床时间。另外,健康治疗花费将大幅减少。可用于继续治疗其他手术治疗后复发的患者。

12.3.3.2　MRgFUS 的潜在风险

虽然超声技术已充分进步,足以克服许多既往问题。但颅骨加热可能仍然足以破坏颅骨和/或邻近软组织。应计算超声治疗的时间以保持颅骨温度低于危险水平,而且在进行其他任何加热前至少冷却颅骨 10 min,为其恢复正常温度提供时间。沿途至靶点的组织(头皮、硬脑膜、蛛网膜)和邻近靶点的大脑组织也会由于加热出现组织破坏或发生烧伤的可能。这种加热可直接由不合适的治疗定位、皮肤表面的不规则、太接近皮肤或颅骨的组织治疗体积造成,或是充分加热导致表面烧伤。大脑组织出现微钙化可能产生沿超声束路径的额外加热作用。利用 CT 数据,可防止超声束经过这些钙化区。

骨-组织和空气-组织交界面的次级热点形成也是一项主要顾虑,特别是颅底。Pulkkinen 等报道治疗性超声设备能够产生潜在危险的颅底加热。它们决定了频率为 230 kHz 热治疗手术的安全性限制。

还会出现血脑屏障(blood brain barrier,BBB)干扰、水肿、肿胀、外出血和靶区远处出血。理论上,这些事件可能由于加热作用和/或超声束的压力波导致。颅内出血在以静脉内组织纤溶酶原激活物(tissue plasminogen activator,tPA)治疗的脑卒中患者中比例增加。

高场 MR 产生的眩晕常常在高场(≥2T)MRI 扫描仪的用户中观察到,他们在靠近或位于磁场口径管内工作时,会出现定向障碍或轻微的运动感,这会使患者在术中感到痛苦。患者会出现恶心、呕吐和头晕症状。虽然这些症状可能对大多数病例是暂时的,当患者离开磁场后症状会消失,但是眩晕感可能持续更久时间。在我们以 MRgFUS 治疗特发性震颤的过程中,半数患者(11 例患者中有 5 例)出现 MR 导致的眩晕。对这种影响提出了 3 种主要假说:产生电流,调节前庭毛细胞放电率,磁场-流体动力学和组织磁场易受伤害的差异。

在超声治疗期间或间期存在被试运动相关风险。这会造成相对于系统计划治疗体积的组织运动,在极端病例中会导致治疗位点在计划治疗体积之外。因为头颅像发散透镜一样起作用,若患者移动,则计算靶点的相位校正图也会失效。

如果 CT 和 MR 体积没有良好对齐,调制超声组件将会次优,扭曲将难以达到加热的准确体积。影像融合的方案是公认的,将由有经验的立体定向定位临床医师直观确认。观察低功率超声治疗试验加热的区域位置、大小和图案还将直接证实 MRgFUS 焦点的准确性。MR 热图确保超声治疗开始前的准确性。

12.3.3.3　MRgFUS 的治疗过程

仔细为患者剃头,检查头皮存在的瘢痕或治疗日之前任何其他损害。在固定头颅前,再次剃头预防热损伤。大体治疗过程步骤如下(见图 12.1)。

(1)患者头颅置于 MR 兼容的立体定向框架中(类似于立体定向放射手术的头颅固定)。

(2)患者取仰卧位,头颈部位于 MRgFUS 治疗台。

(3)在治疗位将包含换能器组件的半球头盔置于患者头部(这应当根据术前成像的测量完成)。

(4)橡胶隔膜附于患者头部和换能器使超声换能器和头皮之间的声波耦合。

(5)制动系统防护患者头部,使患者头部和超声换能器之间保持固定位置。

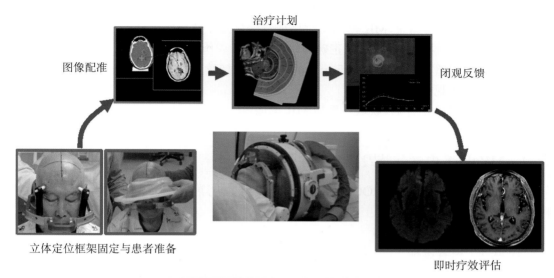

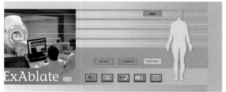

图 12.1　MRgFUS 大体治疗过程

（6）获得定位扫描（快 T_1）和 T_2 快速自旋回波（T_2 fast spin echo，T_2 - FSE）MR 扫描进一步精确换能器相对于靶点区域的局部位点。

（7）然后，橡胶隔膜内侧面以无气水完全填充，避免换能器和头皮之间的空气气泡（整个手术保持持续主动循环、排气、冷却水，避免不必要的头皮和颅骨加热）。

（8）将获得一系列 MR 影像识别靶区，计划实际治疗：

① 至少在 2 个方向检测 T_2 加权像：轴位和矢状位；

② 还可能获取其他 MR 影像序列。

（9）治疗前 MRI 和 CT 影像数据集登记于前面步骤获得的 T_2 加权 MR 影像。术前MR 影像融合有助于准确描绘靶区，确定安全的超声路径：

① 获得 CT 数据的融合以计算相位校正值，从而校正颅骨异常，并识别颅内钙化；

② 确定头皮瘢痕，保证超声束避开这些特定区域。

（10）治疗师确定治疗体积和计划。工作站自动计算超声治疗量，系统生成每个目标位置局部位点所必要的相位和波幅校正（每个超声治疗点）。

（11）靶区中心点以低剂量超声治疗定位，使用亚致死能级确认 MR 影像的定位精确性。按需调整局部位点的位置和（或）换能器位置。

（12）为提高手术安全性和减少部分固有的热毁损脑组织风险，应注意以下几点。

① MRgFUS 治疗是在患者清醒时的设计靶向体积内以小功率递增的一系列超声治疗。

② 患者在每次超声治疗期间和之后由临床团队检测神经系统体征和症状。

③ 永久性热毁损之前以低能量开始超声治疗。低能量超声非破坏性地加热靶点。这一加热可由 MR 热图捕获,MR 热图实时呈现给治疗师。然后医生证实加热在解剖靶点中央。这就明确永久性热毁损中心在正确的位置。

④ 递增局部超声滴定在直径 5 mm 的靶点中心持续至 60℃,或直至被试报告有副作用,或被临床团队观察到。

(13) MRgFUS 治疗后,获取一系列 MR 影像评估治疗效果。

12.4   MRgFUS 内囊前肢毁损术治疗强迫症

既往没有 MRgFUS 治疗 OCD 的临床报道,我们中心展开了世界首个临床试验。以下将对其进行讨论。

12.4.1   患者选择

纳入和排除标准的细节列于表 12.1。使用这些标准,选择 4 例 OCD 患者并以 MRgFUS 治疗。OCD 由精神科医生根据《精神疾病诊断与统计手册》第四版(*Diagnostic and Statistical Manual of Mental Disorders*,4th edition,DSM‐IV)标准诊断。所有患者被认为是药物和认知行为治疗(cognitive behavioral therapy,CBT)难治性,已患有 OCD 至少 3 年,其 Y‐BOCS 评分超过 28 分(见表 12.1)。药物难治性定义为服用超过 2 种不同类型的 5‐羟色胺再摄取抑制剂在最大可耐受剂量维持超过 12 周后缺乏改善。CBT 难治性定义为 1 年治疗或 20 次诊疗后缺乏反应。MRgFUS 之前,所有患者稳定服药,药物剂量在整个随访期间无改变。患者的人口学和临床特征如表 12.2 所示。

表 12.1   纳入和排除标准

纳入标准
1. 男性和女性,18~80 岁
2. 被试者能够并愿意提供知情同意,能够参与所有研究随访
3. OCD 对精神科医生提供的充分药物试验和行为治疗难以医治(超过 12 周最大耐受剂量)
4. 能够用 MRgFUS 设备定位双侧内囊前肢(内囊前肢必须在 MRI 上明显,从而可在直视下定位)
5. 能够在 MRgFUS 治疗期间交流感觉
6. 根据《精神疾病诊断与统计手册》第四版(*Diagnostic and Statistical Manual of Mental Disorder fourth edition*,DSM‐IV),OCD 诊断明确,病程超过 3 年,伴有已诊断的心理社会功能障碍
7. Y‐BOCS 评分超过 28 分
8. 招募前,OCD 药物方案稳定至少 30 天
9. 被试伴有的已诊断的心理社会功能障碍是受 OCD 影响
排除标准
1. 被试有不稳定心脏状况,包括:

（续表）

a. 服药中的不稳定性心绞痛
b. 患者进入方案前 40 天内有记载心肌梗死
c. 充血性心力衰竭 NYHA 分级Ⅳ级
2. 被试表现出任何与酒精或物质滥用相符的行为,根据 DSM-Ⅳ 概括的标准定义表现为 12 个月内出现下列一种或多种情况:
a. 反复物质滥用导致无法在工作、学校或家庭履行主要角色义务(如物质滥用相关的反复旷工或工作表现低下;物质相关的缺课、停学或开除;无视子女或家庭)
b. 在物理危险的情况下反复物质滥用(如物质滥用导致损害时驾驶汽车或操作机器)
c. 尽管有物质作用引起或加重的持续或反复的社会或人际问题,仍继续物质滥用(如与配偶争论关于醉酒的后果和搏斗)
3. 严重高血压(服药后舒张压>100 mmHg)
4. 被试有标准的 MR 成像禁忌证,如 MRI 不兼容的植入式金属设备,包括心脏起搏器、尺寸限制等
5. 已知对 MRI 造影剂(如钆或钆喷酸葡胺注射液)不耐受或过敏,包括进展性肾疾病
6. 被试接受透析
7. 异常出血和/或凝血障碍病史
8. 聚焦超声手术 1 周内接受抗凝(如华法林)或抗血小板(如阿司匹林)治疗,或已知增加风险的药物或计划聚焦超声手术 1 个月内出血(如贝伐单抗)
9. 活动性或疑似、急性或慢性无法控制的感染,或已知威胁生命的全身疾病
10. 颅内出血史
11. 脑血管疾病(多发脑血管意外或 6 个月内脑血管意外)
12. 治疗期间个体无法或不愿耐受要求的长久静态仰卧(总计台上时间可达 4 h)
13. 颅内压增加的症状和体征(如头痛、恶心、呕吐、嗜睡和视盘水肿)
14. 被试者无法与研究者和工作人员交流
15. 在神经系统检查时疑似出现任何其他神经退行性疾病,如帕金森叠加综合征,这些包括:
a. 多系统萎缩
b. 进行性核上性麻痹
c. 路易体痴呆
d. 阿尔兹海默病
16. 被试诊断为原发性帕金森病
17. 简明精神状态量表(Mini Mental Status Examination, MMSE)评分≤24 分确定有明显认知损害
18. 免疫低下病史,包括 HIV 阳性患者
19. 被试有术中或术后出血风险因素:

（续表）

a. 血小板计数小于 100 000 mm^{-3}
b. PT＞14 s
c. PTT＞36 s
d. INR＞1.3
e. 有记录的凝血障碍
f. 患者接受已知产生或导致出血的药物
20. 被试者有任何类型的脑肿瘤,包括转移瘤
21. 任何在研究者看来妨碍参与研究的疾病
22. 怀孕或哺乳
23. 被试者有动脉瘤病史,包括新诊断的疾病
24. 被试者已有 DBS 或既往有立体定向前扣带回毁损
25. OCD 药物方案在招募前至少 30 d 不稳定
26. 无法律行为能力或法律行为能力有限
27. 被试者有显著萎缩和头皮愈合能力差(＞30%的超声通路横跨的颅骨区域)
28. 正在或在过去 30 天参加另一项临床试验

表 12.2　基线患者的人口学和临床特征

病例编号	性别/年龄	症状(强迫思维/强迫行为)	病程(年)	药物	CBT	Y-BOCS	HAM-A	HAM-D
1	M/24	污染畏惧/洗手计数	11	艾司西酞普兰丙戊酸	无效	38	34	27
2	M/29	污染畏惧/洗手	17	氟西汀艾司西酞普兰丁螺环酮	无效	34	17	18
3	M/22	攻击强迫思维强迫洗手计数	13	舍曲林氯米帕明阿立哌唑利培酮	无效	35	31	25
4	F/44	病理性怀疑/检查	24	氟西汀奥氮平	无效	34	26	20
均值(±标准差)			16.3(±5.7)			35.3(±1.9)	27(±7.4)	22.5(±4.2)

No. 编号;CBT 认知行为治疗;Y-BOCS 耶鲁-布朗强迫症状量表;HAM-A 汉密尔顿焦虑量表;HAM-D 汉密尔顿抑郁量表;S.D.标准差

12.4.2　手术

基本过程如上述,已在之前的文章中详细说明。MRgFUS 使用 3T MRI 系统(威斯康星州密尔沃基 GE 医疗系统）和 ExAblate 4000（以色列海法 Insightec），以直径 30 cm 的半球形 1 024 个组件相控阵换能器在 650 kHz 下操作，并由机械定位器支撑。患者仔细剃头，局部麻醉注射后，头部固定在 Cosma-Roberts-Wells 立体定向框架（美国 Radionics）上。中央开孔的环状活动式硅胶膜覆盖于患者头部，密封换能器外面以包含排气和冷却（15～20℃）水，水在头部和换能器之间循环。患者进入 MRI 房间后，立体定向框架固定在 ExAblate 4000 设备的台上。超声治疗前进行 MRI，将 CT 和其他 MR 序列影像融合以确定靶点坐标。我们定位双侧 ALIC（前联合－后联合（anterior commissure-posterior commissure，AC－PC）相同平面的前联合前界前方 7 mm，冠状位延伸至内囊 2～3 mm）。应用多次阈值下低频 10 s 超声加热产生峰值温度 40～42℃。这使我们可查看热点的准确位置和大小，以及保证所用超声参数的总体安全性。然后应用高功率超声治疗逐步增加声波功率和能量使靶区的峰值温度达到 51～56℃ 持续超过 3 s。所有这些超声治疗过程由 MRI 和 MR 热图引导。目的是通过调节超声中心形成 10 mm 大小的椭圆形毁损灶。每次超声治疗后，患者在 MR 室由神经外科医生和精神科医生进行躯体和神经系统评估，检查任何不良反应。完全毁损的超声治疗数 23～36，每次 10～31 s。总手术时间 5～7 h。所有患者神志完全清醒，并在整个手术过程中有反应。MRgFUS 后，患者在重症监护室监测约 24 h。

进行 T_1 加权成像伴或不伴对比增强、T_2 加权成像、扩散加权成像（diffusion-weighted imaging，DWI）和液体衰减翻转恢复（fluid-attenuated inversion recovery，FLAIR）序列探测超声治疗后的毁损灶。获得 MRgFUS 前后的轴位、矢状位和冠状位 T_1 和 T_2 加权快速自旋回波影像，并与在 MRgFUS 后、1 周、1 个月和 6 个月的 MRI 改变相比。

采用 Y－BOCS、汉密尔顿抑郁评定量表（Hamilton Rating Scale for Depression，HAM－D）和汉密尔顿焦虑评定量表（Hamilton Rating Scale for Anxiety，HAM－A）由精神科医生在基线、MRgFUS 后 1 周、1 个月、3 个月和 6 个月评估。

潜在不良反应和患者神经系统和躯体状态的任何变化在每次随访由神经外科医生和精神科医生评价。OCD001 的研究方案登记在临床试验网站（http://www. clinicaltrials. gov/ct2/show/NCT01986296? term＝OCD001&rank＝2）。

12.4.3　临床结果

Y－BOCS 平均由基线期评分（35.3±1.9）分改善为 MRgFUS 后 6 个月的（23.5±4.9）分，平均改善率为（33±11）%。虽然 6 个月随访时 4 例患者中只有 2 例达到完全反应的标准（Y－BOCS 改善超过 35%），但 4 例患者相继获得 Y－BOCS 评分的改善。鉴于 OCD 患者的习惯化行为，可能要花费较长时间探测明确的治疗作用。HAM－A 平均评分基线期为（27±7.4）分，也在 MRgFUS 后 6 个月改善为（8.3±6）分。平均改善率 MRgFUS 后 1 周为 62%、1 个月为 66.7%、3 个月为 66.7% 以及 6 个月为 69.4%。4 例患者都在 MRgFUS 后 1 周获得显著改善，这一改善持续贯穿 6 个月。HAM－D 评分也在 MRgFUS 后快速改善，与 HAM－A 评分类似，HAM－D 平均评分基线期为（22.5±4.2）分，也在 6 个月改善为（8.8±3.3）分，改善率 61.1%。相继改善率为 MRgFUS 后 1 周 52.2%、1 个月 64.4%、3 个月为 55.6%、6 个月为 61.1%（见图 12.2）。

耶鲁-布朗强迫症状量表

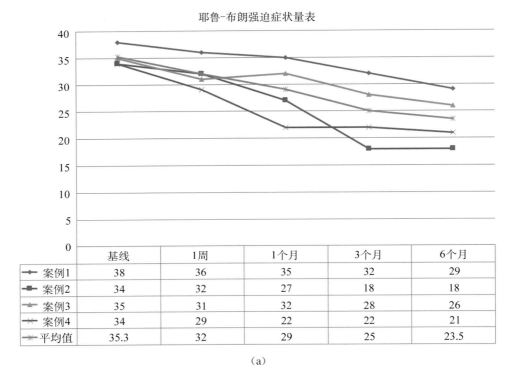

	基线	1周	1个月	3个月	6个月
案例1	38	36	35	32	29
案例2	34	32	27	18	18
案例3	35	31	32	28	26
案例4	34	29	22	22	21
平均值	35.3	32	29	25	23.5

（a）

汉密尔顿焦虑评定量表

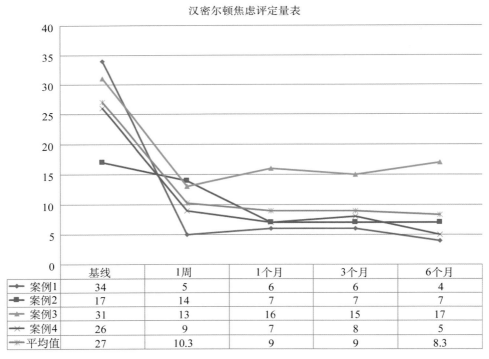

	基线	1周	1个月	3个月	6个月
案例1	34	5	6	6	4
案例2	17	14	7	7	7
案例3	31	13	16	15	17
案例4	26	9	7	8	5
平均值	27	10.3	9	9	8.3

（b）

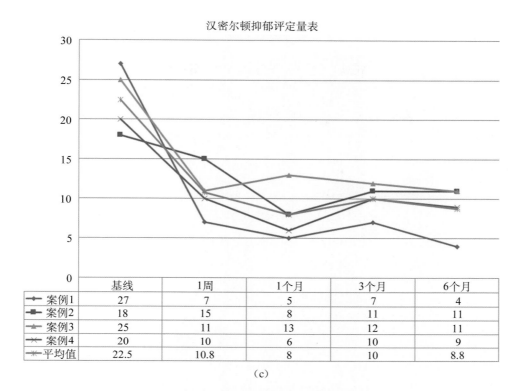

汉密尔顿抑郁评定量表

	基线	1周	1个月	3个月	6个月
案例1	27	7	5	7	4
案例2	18	15	8	11	11
案例3	25	11	13	12	11
案例4	20	10	6	10	9
平均值	22.5	10.8	8	10	8.8

(c)

图 12.2　强迫、抑郁和焦虑症状的临床过程

(a)基线、MRgFUS 治疗后 1 周、1 个月、3 个月和 6 个月的 Y - BOCS 评分；(b)基线、MRgFUS 治疗后 1 周、1 个月、3 个月和 6 个月的 HAM - A 评分；(c)基线、MRgFUS 治疗后 1 周、1 个月、3 个月和 6 个月的 HAM - D 评分

所有患者没有重要的和(或)永久的并发症，包括躯体、神经系统和心理学改变。

12.4.4　MRgFUS 后影像结果

所有 MRgFUS 最初在右半球进行，术者在右半球超声治疗期间无法在 MR 影像中发现右侧 ALIC 信号的改变。但是超声治疗对侧左半球期间 T$_2$ 加权像的右侧 ALIC 有高强度信号改变。术后还有 ALIC 的轻微增强，我们假设这种增强是由于血脑屏障的部分破坏所致。MRgFUS 后 1 周，热毁损在 MR 影像上更为明显，伴有 HAM - A 和 HAM - D 评分的显著改善，但 MR 影像的轻微增强消失。正如我们早些时候假设的，血脑屏障的重建影响着增强作用。毁损周围水肿也在 MRgFUS 后 1 周受到注意，但是 1 个月后消失。6 个月后，虽然 T$_2$ 加权像仍可观察到高强度信号，但毁损灶总体尺寸轻度缩小，与 MRgFUS 后 1 周和1 个月所摄影像相比较小(见图 12.3)。

12.4.5　MRgFUS 治疗 OCD 的未来展望

早期治疗 OCD 的神经外科方法中，Mindus 等说明射频热凝内囊前肢在严重 OCD 患者的潜在优势。因而射频热凝内囊前肢已经被接受为有效的治疗选择。但是，该手术有严重的风险，如颅内出血。而且不能保证每个患者 ALIC 的毁损灶大小和位置的准确，造成了

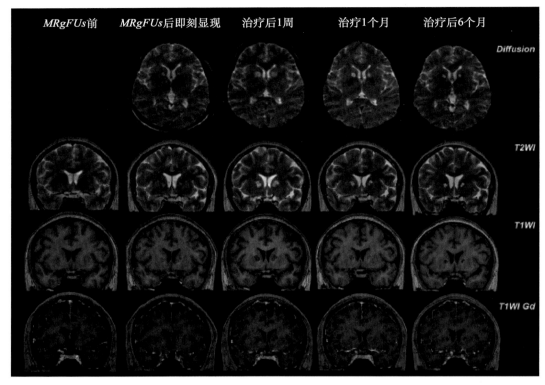

图 12.3　使用 MRgFUS 双侧内囊前肢毁损术后连续影像改变。内囊前肢的双侧毁损灶尺寸在 MRgFUS 后 1 周最大,伴轻度毁损周围水肿。MRgFUS 后 1 个月,毁损灶稳定,水肿消失

关于治疗作用的不确定性。GKRS 是一种非侵入性手术,能够在 ALIC 形成毁损灶。但由于高剂量辐射,GKRS 还有不可预测的永久性不良反应,虽然尚未确定准确的剂量。尽管有许多优点,这些毁损技术均无法在术中监测毁损灶。因而,术者无法在术中调整毁损灶的尺寸和(或)位置。虽然 DBS 具有诸如可调节性和可逆性的优点,但还是有诸如硬件相关并发症、感染、出血、昂贵和维护需求的缺点。

　　相反,MRgFUS 使神经外科医生通过实时闭环 MR 热图监测在 ALIC 开展安全精确的毁损,无需损伤邻近脑深部结构。Y－BOCS 评分在 MRgFUS 后 6 个月改善,平均改善(33±11)%。MRgFUS 的相继改善模式类似于其他传统神经外科治疗,尽管 Y－BOCS 的完全反应(改善超过 35%)在半数患者中达到。有趣的是,HAM－D 和 HAM－A 评分的显著改善都只 MRgFUS 后 1 周就被探测到,并在整个随访期间保持。基于这些结果,神经外科医生能够现实地扩展 MRgFUS 的范围治疗其他心理疾病,特别是抑郁症。纳入更多患者和更长的随访时间,我们能够预期 MRgFUS 被采用作为难治性 OCD 患者的一种安全有效的神经外科选择。

12. 5　结论

　　总在尝试寻找更安全更有效治疗疾病的方法。在神经外科时代,随着聚焦超声和 MR

热图的到来，MRgFUS 使神经外科医生能够在脑深部结构形成精确、安全、有效的热毁损灶。以我们有限的经验，能够预测 MRgFUS 治疗难治性 OCD 患者的成功。

参考文献

［1］ Aouizerate B，Cuny E，Martin-Guehl C，et al. Deep brain stimulation of the ventral caudate nucleus in thetreatment of obsessive-compulsive disorder and majordepression ［J］. Case report. J Neurosurg, 2004,101：682 – 686.

［2］ Baxter LR. Brain imaging as a tool in establishing atheory of brain pathology in obsessive compulsivedisorder ［J］. J Clin Psychiatry, 1990,51 Suppl 22 – 25；discussion 26.

［3］ Bear R E，Fitzgerald P，Rosenfeld JV，et al. Neurosurgery for obsessive-compulsive disorder：contemporary approaches ［J］. J Clin Neurosci：OfficialJ Neurosurg Soc Australas, 2010,17：1 – 5.

［4］ Bjorgvinsson T，Hart J，Heffelfinger S. Obsessivecompulsivedisorder：update on assessment andtreatment ［J］. J Psychiatr Pract, 2007,13：362 – 372.

［5］ Chang W S，Jung H H，Kweon E J，et al. Unilateral magneticresonance guided focused ultrasound thalamotomy for essential tremor：practices and clinicoradiologicaloutcomes ［J］. J Neurol Neurosurg Psychiatry，2014.

［6］ Child S Z，Hartman C L，Schery L A，et al. Lung damage from exposure to pulsed ultrasound ［J］. Ultrasound Med Biol, 1990,16：817 – 825.

［7］ Clement G T，Sun J，Giesecke T，et al. Ahemisphere array for non-invasive ultrasound braintherapy and surgery ［J］. Phys Med Biol, 2000；45：3707 – 3719.

［8］ Clement G T，White J，Hynynen K. Investigation of alarge-area phased array for focused ultrasoundsurgery through the skull ［J］. Phys Med Biol, 2000,45：1071 – 1083.

［9］ D'Astous M，Cottin S，Roy M，et al. Bilateral stereotactic anterior capsulotomy forobsessive-compulsive disorder：long-term follow-up ［J］. J Neurol Neurosurg Psychiatry, 2013,84：1208 – 1213.

［10］ Daffertshofer M，Gass A，Ringleb P，et al. Transcranial low-frequency ultrasound-mediatedthrombolysis in brain ischemia：increased risk ofhemorrhage with combined ultrasound and tissueplasminogen activator：results of a phase II clinicaltrial Stroke ［J］；J Cereb Circ. 2005；36；1441 – 1446.

［11］ Dickson J A，Calderwood S K. Temperature range andselective sensitivity of tumors to hyperthermia：acritical review ［J］. Ann N Y Acad Sci, 1980,335：180 – 205.

［12］ Elias W J，Huss D，Voss T，et al. A pilot study of focused ultrasoundthalamotomy for essential tremor ［J］. N Engl J Med, 2013,369：640 – 648.

［13］ Field S B，Bleehen N M. Hyperthermia in the treatment of cancer ［J］. Cancer Treat Rev. 1979；6：63 – 94.

［14］ Fry F J，Barger J E. Acoustical properties of the humanskull ［J］. J Acoust Soc Am, 1978,63：1576 – 1590.

［15］ Fry F J，Goss S A，Patrick J T. Transkull focal lesionsin cat brain produced by ultrasound ［J］. J Neurosurg, 1981,54：659 – 663.

［16］ Fry W J. Intense ultrasound in investigations of thecentral nervous system ［J］. Adv Biol Med Phys, 1958,6：281 – 348.

［17］ Fry W J，Barnard J W，Fry E J，et al. Ultrasonic lesions in the mammalian centralnervous system ［J］. Science（N Y, NY）, 1955,122：517 – 518.

［18］ Fry W J，Barnard J W，Fry F J，et al. Ultrasonically produced localized selective lesionsin the central nervous system [J]. Am J Phys Med. 1955;34:413 - 423.

[19] Glover P M, Cavin I, Qian W, et al. Magnetic-field-induced vertigo: a theoretical andexperimental investigation [J]. Bioelectromagnetics, 2007,28:349 - 361.

[20] Greenberg B D, Gabriels L A, Malone D A Jr, et al. Deep brain stimulation of the ventralinternal capsule/ventral striatum for obsessivecompulsivedisorder: worldwide experience [M]. MolPsychiatry, 2010,15:64 - 79.

[21] Greenberg B D, Price L H, Rauch S L, et al. Neurosurgery for intractable obsessivecompulsivedisorder and depression: critical issues [J]. Neurosurg Clin N Am, 2003,14:199 - 212.

[22] Guthkelch A N, Carter L P, Cassady J R, et al. Treatment of malignantbrain tumors with focused ultrasound hyperthermiaand radiation: results of a phase I trial [J]. J Neurooncol, 1991,10:271 - 284.

[23] Hansen E S, Hasselbalch S, Law I, et al. Thecaudate nucleus in obsessive-compulsive disorder. Reduced metabolism following treatment withparoxetine: a PET study [J]. Int J NeuropsychopharmacolOfficial Sci J Collegium Int Neuropsychopharmacologicum(CINP), 2002,5: 1 - 10.

[24] Hollander E. Obsessive-compulsive disorder: thehidden epidemic [J]. J Clin Psychiatry, 1997,58 (Suppl12):3 - 6.

[25] Jang S H, Yeo S S. Thalamocortical tract betweenanterior thalamic nuclei and cingulate gyrus in thehuman brain: diffusion tensor tractography study [J]. Brain Imaging Behav, 2013;7:236 - 241.

[26] Jolesz F A. MRI-guided focused ultrasound surgery [J]. Annu Rev Med, 2009,60:417 - 430.

[27] Karno M, Golding J M, Sorenson S B, et al. The epidemiology of obsessive-compulsive disorderin five US communities [J]. Arch Gen Psychiatry, 1988;45:1094 - 1099.

[28] Kim C H, Chang J W, Koo M S, et al. Anterior cingulotomy for refractoryobsessive-compulsive disorder [J]. Acta Psychiatr Scand. 2003;107:283 - 290.

[29] Kyriakou A, Neufeld E, Werner B, et al. A review of numerical andexperimental compensation techniques for skullinducedphase aberrations in transcranial focusedultrasound [J]. Int J Hyperth: Official J Eur Soc HyperthOncol, N Am Hyperth Group. 2014;30:36 - 46.

[30] Lapidus K A, Kopell B H, Ben-Haim S, et al. History of psychosurgery: apsychiatrist's perspective [J]. World Neurosurg, 2013,80: S27 - e21 - 16.

[31] Lippitz B E, Mindus P, Meyerson B A, et al. Lesion topography and outcome afterthermocapsulotomy or gamma knife capsulotomy forobsessive-compulsive disorder: relevance of the righthemisphere [J]. Neurosurgery, 1999,44:452 - 458; discussion458 - 460.

[32] Lipsman N, Schwartz M L, Huang Y, et al. MRguidedfocused ultrasound thalamotomy for essentialtremor: a proof-of-concept study [J]. Lancet Neurol. 2013;12:462 - 468.

[33] Lopes A C, Greenberg B D, Noren G, et al. Treatment of resistant obsessive-compulsive disorder with ventralcapsular/ventral striatal gamma capsulotomy: a pilotprospective study [J]. J Neuropsychiatry Clin Neurosci, 2009,21:381 - 392.

[34] Lynn J G, Zwemer R L, Chick A J. The biologicalapplication of focused ultrasonic waves [J]. Science (NY, NY), 1942,96:119 - 120.

[35] Lynn J G, Zwemer R L, Chick A J, et al. A newmethod for the generation and use of focusedultrasound in experimental biology [J]. J Gen Physiol, 1942,26:179 - 193.

[36] Martin E, Jeanmonod D, Morel A, et al. High-intensity focused ultrasound fornoninvasive functional neurosurgery [J]. Ann Neurol, 2009,66:858 - 861.

[37] Mindus P, Nyman H. Normalization of personalitycharacteristics in patients with incapacitating anxietydisorders after capsulotomy [J]. Acta Psychiatr Scand, 1991,83:283 - 291.

[38] Muller N, Putz A, Kathmann N, et al. Characteristics of obsessive-compulsivesymptoms in Tourette's syndrome, obsessivecompulsivedisorder, and Parkinson's disease [J]. Psychiatry Res, 1997,70:105 - 114.

[39] Nuttin B J, Gabriels LA, Cosyns P R, et al. Longtermelectrical capsular stimulation in patients withobsessive-compulsive disorder [J]. Neurosurgery, 2003,52:1263 - 72; discussion 1264 - 1272.

[40] Nyman H, Andreewitch S, Lundback E, et al. Executive and cognitive functions in patients withextreme obsessive-compulsive disorder treated bycapsulotomy [J]. Appl Neuropsychol, 2001,8: 91 - 98.

[41] O'Brien W D Jr. Ultrasound-biophysics mechanisms [J]. Prog Biophys Mol Biol, 2007,93:212 - 255.

[42] Oliver B, Gascon J, Aparicio A, et al. Bilateral anterior capsulotomy for refractoryobsessive-compulsive disorders [J]. Stereotact FunctNeurosurg, 2003,81:90 - 95.

[43] Phenix C P, Togtema M, Pichardo S, et al. High intensity focused ultrasound technology, itsscope and applications in therapy and drug delivery [J]. J Pharm Pharm Sci: Publ Can Soc Pharm Sci, SocCan Sci Pharm, 2014,17:136 - 153.

[44] Pulkkinen A, Huang Y, Song J, et al. Simulations and measurements of transcranial lowfrequencyultrasound therapy: skull-base heating andeffective area of treatment [J]. Phys Med Biol, 2011,56:4661 - 4683.

[45] Rauch S L, Jenike M A, Alpert N M, et al. Regional cerebralblood flow measured during symptom provocationin obsessive-compulsive disorder using oxygen15 - labeled carbon dioxide and positron emissiontomography [J]. Arch Gen Psychiatry, 1994,51:62 - 70.

[46] Roh D, Chang W S, Chang J W, et al. Long-termfollow-up of deep brain stimulation for refractoryobsessive-compulsive disorder [J]. Psychiatry Res, 2012,200:1067 - 1070.

[47] Rubin D, Kuitert J H. Use of ultrasonic vibration inthe treatment of pain arising from phantom limbs, scars and neuromas; a preliminary report [J]. Arch PhysMed Rehabil. 1955,36:445 - 452.

[48] Ruck C, Karlsson A, Steele J D, et al, Asberg M, Svanborg P. Capsulotomy for obsessive-compulsive disorder: long-term follow-up of 25 patients [J]. Arch GenPsychiatry, 2008,65:914 - 921.

[49] Sheehan J P, Patterson G, Schlesinger D, et al. Gamma knife surgery anterior capsulotomy for severeand refractory obsessive-compulsive disorder [J]. J Neurosurg, 2013,119:1112 - 1118.

[50] Sturm V, Lenartz D, Koulousakis A, et al. The nucleusaccumbens: a target for deep brain stimulation inobsessive-compulsive- and anxiety-disorders [J]. J ChemNeuroanat, 2003, 26: 293 - 239.

[51] ter Haar G. Intervention and therapy [J]. Ultrasound MedBiol, 2000,26(1): S51 - 54.

[52] van den Heuvel O A, Veltman D J, Groenewegen H J, et al. Amygdala activity in obsessive - 140 Y. C. Na et al.compulsive disorder with contamination fear: a studywith oxygen - 15 water positron emission tomography [J]. Psychiatry Res. 2004;132:225 - 237.

[53] Vykhodtseva N, Sorrentino V, Jolesz F A, et al. MRI detection of the thermal effectsof focused ultrasound on the brain [J]. Ultrasound MedBiol, 2000,26:871 - 880.

[54] Zhang Q J, Wang W H, Wei X P. Long-term efficacy ofstereotactic bilateral anterior cingulotomy andbilateral anterior capsulotomy as a treatment forrefractory obsessive-compulsive disorder [J]. Stereotact Funct Neurosurg, 2013,91:258 - 261.

第 13 章
抽动秽语综合征的脑深部电刺激

张建国,葛　燕,孟凡刚

摘　要

　　抽动秽语综合征(Tourette syndrome,TS)是一种以持续至少 12 个月消长变化运动和发声抽动为特征的慢性神经行为障碍,也是影响全世界多达 1%儿童和众多成人的多因素神经发育疾病。Georges Albert Édouard Brutus Gilles de la Tourette 于 1885 年首次发表本病的明确描述,提到儿童期发病出现刻板异常运动和发声(称为抽搐)、遗传性、秽语(淫秽言语或社会冒犯性语言)、模仿语言(重复他人言语)和消长变化的症状;这种描述至今仍是准确的。

　　抽动通常发作性表现,大多数患者有感觉性先兆。多达 90%的 TS 患者有精神共病,如强迫行为(obsessive compulsive behavior,OCB)、注意缺陷多动障碍(attention deficit hyperactivity disorder,ADHD)或表现为自我伤害行为(self-injurious behavior,SIB)、抑郁和焦虑。其中 OCB 和 ADHD 最为常见,可发生在多达 50%的患者身上。

　　TS 曾被认为相对罕见,但普通人群实际患病率可能高达 50/10 000。儿童患病比成人更常见,大约是普通人群的 10 倍,13~14 岁儿童患病率高达 299/10 000。另外,TS 男性患病约至少为女性的 3 倍。抽动发病平均在 5~7 岁时出现,而严重程度约在 10 岁达峰。症状可能不经治疗随时间改善、甚至缓解,而该趋势发生在人生的第 3 个十年。但是尚未发现有患者或临床特征可预测自发性缓解。

13.1　诊断

　　TS 的诊断工具包括《精神疾病诊断与统计手册》第四版(*Diagnostic and Statistical Manual*,4th edition,DSM-IV)、《世界卫生组织国际疾病及与健康有关问题统计分类》第

张建国(通信作者)、葛燕、孟凡刚
中国北京首都医科大学附属北京天坛医院神经外科

十版（*International Classification of Disease and Related Health Problems*，10th edition，ICD‐10）和抽动秽语综合征分类研究小组（Tourette's Syndrome Classification Study Group，TSCSG）标准。根据 TSCSG，定义抽动秽语综合征的诊断需要可靠的检测者目睹或视频录像捕获运动和（或）发声抽动。如果有家庭成员或亲密朋友目睹抽动并能为可靠的检测者提供病史描述，那么可考虑患者患有抽动秽语综合征。当 18 岁前起病并持续超过 1 年出现多发运动抽动和至少一次发声抽动（不必同时发生）时可诊断为 TS，即便抽动强度和频率可能在此期间呈消长变化。其他抽动的可能原因包括药物直接生理学作用（如可卡因）或医学状态（如脑卒中，亨廷顿病或病毒性脑膜炎）也应排除。而且，抽动有时可类似于舞蹈、肌阵挛运动和刻板动作，但有先兆性冲动和暂时性抽动控制，可有助于同其他运动障碍鉴别，因为 ADHD、OCB、SIB 或非秽语等社会不当行为也可如此表现。

13.2　症状病程

TS 的自然史已经相当明了。抽动通常发生于儿童期 4～6 岁，随后严重程度增加，10～12 岁达峰。运动抽动通常出现在发声抽动前，单纯抽动常出现在复合抽动前。抽动严重程度在青少年时期趋于降低，到了成年早期，多数个体抽动次数显著减少或无抽动。成年出现抽动常归咎于儿童期抽动的再发或其他因素，如药物、创伤、脑卒中或颅内感染。精神疾病特别是 ADHD，可出现在抽动之前、同时或抽动之后。这些共病有时随抽动呈现相似的临床病程，但其他情况下两者可明显区分。精神疾病的部分特征，如情感障碍和 SIB 常持续存在或在成年加重，而与抽动严重程度无关。某些因素和事件，如压力、焦虑和疲劳可增加抽动发生，而其他需要集中注意和运动技巧的任务，包括音乐和运动表现和（或）物理锻炼可减少，甚至暂停抽动。另外，部分个体可在短时间内自主延迟或抑制抽动；但是抽动常随强度和（或）频率增加而再发。

TS 患者的抽动严重程度和精神疾病轻重不等。部分个体严重抽动（如颈部）可导致自我造成的疼痛、损害和残疾。但许多 TS 患者的精神共病比抽动更麻烦，并对生活质量造成深远的负面影响。这些个体生活常伴有不同程度的学术和职业发展损害，引起心理社会健康度下降。然而许多 TS 个体过着成功的生活，并有非同寻常的天赋和高度创造性。

13.3　病理生理学

TS 临床表现的解剖学和神经化学变化尚不明确。然而多项研究证据显示，基底节和其他神经系统的功能结构改变使该病的症状学更加复杂。这些改变可导致离子滤过或感觉运动门控机制变化，导致想要运动和发声活动冲动，而这些活动是不合适、不合时宜、过度和（或）非常频繁的。

TS 患者神经病理学研究说明，尾状核与壳核的快速放电 γ-氨基丁酸（GABA 能）释放和胆碱能中间神经元数量减少达 60%。这些个体还表明苍白球外侧部（globus pallidus externa，GPe）小白蛋白阳性 GABA 能神经元数量减少，而这些神经元在苍白球内侧部（globus pallidus interna，GPi）显著增加。这些研究结果需要在未来研究中证实，但它们提出了一种可能性，即 CNS 发育期间神经元迁移发生缺陷导致基底节环路和功能改变。

TS 患者的脑影像研究已经产生不一致结果，有时甚至是冲突的。如磁共振成像（magnetic resonance imaging，MRI）揭示某些神经解剖结构体积的大量改变，包括尾状核体积显著减少以及海马、杏仁核和丘脑体积增加。类似研究还报道本病个体的感觉和运动皮质区域变薄。TS 患者的功能 MRI 研究，控制抽动，说明多种皮质、边缘和基底节区域活动改变。这些观察可能反映大脑受 TS 影响的方式或可通过此寻得本病治疗的方法。

总体而言，TS 患者似乎表现为基底节活跃度降低，运动和（或）运动前区过度活跃，这与结构神经影像学研究结果一致。上述神经解剖改变与 TS 是否有确切关联尚不清楚。虽然越来越多的证据提示基底节功能改变，特别是皮质纹状体-丘脑皮质环路，或许还有多巴胺能黑质纹状体通路对本病的病理生理学发挥作用。已有研究报道，毁损或电刺激苍白球内侧部或丘脑核团可降低抽动的严重程度。类似的，多巴胺 D_2 受体拮抗剂，如氟哌啶醇和匹莫齐特，多巴胺耗竭剂，如丁苯那嗪，均可有效缓解 TS 运动症状。相反，增加多巴胺水平和（或）大脑活动的药物，如左旋多巴，还会增加抽动频率。显然，包括去甲肾上腺素能、5-羟色胺能、组胺能、谷氨酸能、GABA 能和胆碱能系统在内的其他神经元通路与 TS 有关，也许是因为针对这些系统的药物能改善本病的部分症状。

13.4 治疗

TS 个体的早期治疗尝试，放在今天的标准下会被认为是奇怪的、发明性的，并且大部分无效。这些方法包括在皮肤上应用水蛭、躯体降温、静电、脱水疗法、脊髓伸长以及运用用多种化学制剂，如草药。至今，TS 没有治愈方法，但现有多种合理可用，并非普遍有效的方法控制病情。重要的是，TS 个体运动功能障碍、精神特征和心理社会损害的复杂表现，显然需要多因素方法治疗。

确诊后，教育患者、父母和其他对 TS 感兴趣群体（如孩子的老师）可有助于确定这些个体的合理期望并优化患者的治疗策略。诚然，对大多数 TS 儿童而言，在同龄人中处理许多关于本病的流行误解，常常可使他人知情而改善关系，并大幅减少本病相关的负担。药物对许多 TS 个体是不必要的。但多种药物可用于中到重度抽动，或比抽动更麻烦的精神共病，虽然这些治疗常常无效，而且治疗相关风险超过获益。一些 TS 父母发现专业咨询、指导和心理治疗非常宝贵，而且诸如学习障碍的儿童可从其他专家教育和残疾服务中获益。对于 TS 的行为和手术方法当前也在研究中，并且预计会在未来成为部分患者可获取的治疗选择。因此 TS 的治疗高度个体化，而且治疗优化需要照料者和患者共同努力。

13.5 药物治疗

二十世纪六七十年代，研究人员显示多巴胺 D_2 受体阻滞剂氟哌啶醇可以减少 TS 患者抽动的严重程度。这些研究结果促进了许多其他潜在治疗本病的药物研究。显然，尚未开发特异性治疗 TS 的药物；相反，在发现能有效治疗 TS 之前，这些药物均使用其他指征，包括神经系统疾病（如精神分裂症）和非神经系统疾病（如高血压）。氟哌啶醇和匹莫齐特是当前唯一经 FDA 批准治疗本病的药物。这两种药和其他药物能降低抽动严重程度与部分 TS 相关精神共病。

医生通常采用序贯方法治疗 TS 患者的抽动。α-肾上腺素能激动剂，如胍法辛和可乐定，是常用的一线治疗药物。这两种药物推荐用于轻度抽动个体，因为这些药物比其他药物的不良反应少。二线治疗（因 α-肾上腺素能激动剂缺乏效果）药物包括抗精神病药物，也是最有效的 TS 治疗药物。但这些药物与严重不良反应相关。抗精神病药物分为典型和非典型抗精神病药物；典型药物是多巴胺 D_2 受体拮抗剂（如氟哌啶醇、匹莫齐特和氟奋乃静），而非典型抗精神病药物是多巴胺能和 5-羟色胺能受体拮抗剂（如利培酮和阿立哌唑）。非典型抗精神病药物比典型药物更受欢迎，是因为非典型药物锥体外系和其他不良反应（如迟发性运动障碍）风险较典型药物低。另外，非典型抗精神病药物可改善 TS 患者的行为共病和抽动。

其他有益于治疗 TS 的药物包括苯二氮䓬类药物，如氯硝西泮、托吡酯，以及将肉毒杆菌毒素注射至引起烦人的或致残抽动相关的肌肉组（如眼睑、颈部或喉部）。一些病案报道显示多巴胺耗竭剂丁苯那嗪可降低 TS 患者的抽动严重程度，但需要双盲研究明确效果。

如前所述，TS 患者的精神共病常成为比抽动更大的问题。兴奋剂药物哌甲酯、α-肾上腺素能激动剂胍法辛和可乐定以及选择性去甲肾上腺素再摄取阻滞剂阿托莫西汀可改善 TS 患者的 ADHD。深入研究的结果已经解决兴奋剂药物可加重 TS 抽动和其他病征的初步问题。认知行为治疗、选择性 5-羟色胺再摄取抑制剂（如氟西汀）以及典型和非典型抗精神病药物均已用于治疗 TS 患者的 OCB。

13.6　行为治疗

TS 患者的行为治疗旨在传授个体如何修正影响其抽动严重程度的环境因素，并提供可用于个体优化本病症状控制的技巧。这些方法的治疗潜能，如习惯逆转训练、暴露和反应预防一直为人所知，但这些方法并未像 TS 药物干预一样广泛研究。但近些年，TS 的行为治疗已取得重大进展。TS 或长期抽动障碍儿童和青少年的随机对照试验显示，作为广泛使用的习惯逆转方法，抽动症综合行为干预（comprehensive behavioral intervention for tics，CBIT）是治疗行为障碍的强化方法，可显著降低近 50% 患者的抽动严重程度。CBIT 是一种有希望的治疗，应深入开发并在未来研究中检验，而且很可能被众多 TS 患者获取。

13.7　手术治疗

虽然本病常自限，但部分患者仍有症状而需长期治疗。标准治疗是药物治疗，包括主要的抗精神病药物、α-肾上腺素能激动剂，有时使用苯二氮䓬类药物。部分病例接受行为治疗可能获得短暂的控制症状，但一些患者表现为药物难治性或难以耐受药物不良反应，这些患者是神经外科干预的潜在候选者。过去几十年，许多毁损手术已在尝试治疗难治性 TS。共有 65 例患者接受从"量身定做"立体定向手术到更残酷的前额叶脑白质切断术的毁损手术，包括脑白质切断术、边缘叶脑白质切断术、脑白质切除术、扣带回毁损术、丘脑下核切断术、丘脑毁损术、齿状核毁损术、热凝术、毁损手术和立体定向手术。

　　1962 年，Baker 将 TS 描述为一种"整个骨—肌肉组织参与的不自主阵发性多动症"，并报道了首例 TS 脑白质切除术。手术因额叶脓肿而变得复杂，后来脓肿被吸出。同年，Cooper 发表了一例 16 岁女孩进行右侧丘脑化学毁损术的病例，并在术后 1 年进行左侧丘脑化学毁损术。Cooper 报道患者术后抽动大量减少并且功能完善。术后 2 年，Stevens 发表了 1 例 37 岁男性于 1955 年接受 James Watts 进行的首例前额叶脑白质切断术长期随访结果。1970 年，Hassler 和 Dieckmann 报道双侧丘脑毁损术治疗 3 例难治性 TS 患者的结果。他们对丘脑板内核和内侧丘脑核进行超过 10 次的热凝毁损，并对面部抽动病例毁损丘脑腹嘴内侧核（ventro-oralis internus，Voi）。关于抽动效果的报道，术后患者 1 改善100%，患者 2 改善 90%，患者 3 改善 70%。并无提供有关抽动评定方法的细节。Nadvornik 等描述了 1 例立体定向齿状核毁损术和双侧额叶脑白质切除术。Beckers 发表了 3 例 TS 患者接受神经外科治疗的结果。患者 1（女性）进行了 2 次立体定向手术（靶点不明），手术间隔 1 年；患者 2（男性）进行了双侧丘脑下核切断术和前额叶脑白质切除术两次手术；患者 3（女性）进行了双侧脑白质切除术。作者观察到这些立体定向干预使抽动部分减少。然而，因为没有具体说明的不良反应，并未提倡手术作为难治性 TS 的良好治疗选择。1978 年，Wassmann 和同事简要提及 1 例女性患者接受前额叶脑白质切断术，但他们没有提供有关结果的任何信息。Asam 等提供 TS 手术干预文献的简要（不完全）综述，并报道治疗 2 例 TS 患者的经验。患者分别为 14 和 15 岁男性，病程分别为 5 和 11 年。患者 1 接受了立体定向手术（靶点不明）抽动短暂减轻，术后患者进展为痉挛性偏瘫。在患者 2 进行了左侧未定带（zona incerta，ZI）热凝毁损术，也出现术后偏瘫，且术后 15 个月因不明原因毁损了对侧 ZI。术后该患者进展为左侧偏瘫并变成四肢瘫痪。据报道，该患者获得短暂症状缓解。后来，联合复杂肌张力障碍运动再发抽动。他们得出结论，TS 手术干预可能短暂改善抽动但手术可伴随严重的不良反应。1982 年，Hassler 在 Schaltenbrand 课本上更新了立体定向手术治疗精神紊乱的材料，简要提及他为 15 例难治性 TS 患者进行丘脑手术的经验。无有关结果的详细内容。

　　1987 年 Cappabianca 等发表了 3 例最初由 Divitiis 等描述的患者长期随访结果和 1 例新患者结果。另外，他们回顾了（所有）手术患者。他们的手术基于 Hassler 和 Dieckmann 提出的立体定向坐标系。1 例患者在双侧丘脑板内核与背内侧核行热凝毁损，3 例患者单侧热凝毁损。其中 2 例患者获得数月的短暂抽动改善，1 例患者强迫行为症状轻微改善，1 例患者抽动几近消失。鉴于发表年份，这些患者的随访考察比预期提早数年进行。Robertson 等报道了 1 例 5.5 岁发病的 19 岁男性，表现为大量发声和运动抽动。D_2 受体拮抗剂舒必利可成功治疗抽动；但未能治疗强迫行为。立体定向边缘叶脑白质切断术在双侧额叶内下象限进行毁损，并单独毁损前扣带回（边缘叶脑白质切断术）。术后 6 周内强迫行为消失。不良反应包括情感淡漠、总体智力受损、思维组织问题和注意力集中困难。术后 2 年，患者社会独立并且无 SIB。Robertson 等总结对具有严重自我伤害行为的 TS 患者考虑进行边缘叶脑白质切断术作为有效治疗，但强调需要进一步评估手术对抽动的长期作用。作者未提及抽动评价方法、不良反应影响或时程以及 TS 诊断标准。1993 年，Sawle 等报道双侧边缘叶脑白质切断术对 1 例 45 岁 TS 患者的治疗结果。患者症状包括严重 SIB、强迫思维和强迫行为、发声和运动抽动。经药物和行为治疗的长期试验无效。边缘叶脑白质切断术在双侧下丘脑前部和扣带回进行热凝毁损。与 Rauch 等个人沟通后,Sawle 认为实际靶点是传统边缘叶脑白质切断术(扣带回毁损术联合热凝毁损额叶丘脑纤维)的靶点。据报道,手术没有直接影响抽动,但强迫行为减少。在术后 19 个月,不再有任何抽动迹象,报道患者强迫思维改善极佳。Leckman 等在 1993 年报道 1 例 40 岁 TS 和 OCB 男性接受手术。患者 3 岁发病出现运动抽动,后来出现发声抽动,SIB 出现形式为检查和清洗强迫行为,药物试验对症状无效。患者接受了立体定向双侧丘脑内毁损和前扣带回毁损术。术后强迫思维和强迫行为改善,但患者仍有严重运动和发声抽动。3 周后,再行左侧丘脑内核扣带回毁损术。第二次手术的丘脑内毁损灶延伸至更下方在红核边界内,然后在 Forel - H 区热凝毁损。患者术后出现严重神经系统缺陷,包括构音障碍、吞咽困难、书写和步态障碍、轻度半身偏瘫、异常眼外肌运动、轴向刻板和动作迟缓。作者认为这些不良反应是丘脑内毁损灶扩大所致。长期结果显示抽动和 OCB 仍有出现。作者认为脑毁损不仅影响病理症状,而且损害生理功能。

　　1 年后,Baer 等于 1995 年报道扣带回毁损术对 1 例 TS 和 OCB 患者的影响。患者是 35 岁男性,5 岁起病并表现为 OCB 和相关 TS。行为治疗或药物无效。患者接受了 2 次扣带回毁损术,2 次手术间隔 18 个月。两次术后无明显抽动改善。但手术使 OCB 改善。作者认为单用扣带回毁损术无法有效治疗 TS。1995 年,Rauch 等发表了 TS 神经外科治疗的全面综述。他们通过总结现有文献的详细信息提供了不同的神经外科方法。报告注重不同靶点的基本原理。但需要提醒的是,有 3 例患者进行双侧前扣带回毁损术和丘脑内毁损术在此之前并无发表。患者 1 是严重 TS、OCB 和双相障碍的 34 岁女性。患者进行了前扣带回毁损术联合丘脑内毁损。Rauch 等使用录像带记录抽动,表明抽动次数从每分钟 18 次减少至 2 次。患者 2 是饱受自我伤害的运动抽动、秽语和 OCB 的 40 岁男性。患者 3 无详细描述。后 2 例患者和患者 1 接受了相同手术,但是结果不佳。而且患者 2 术后出现构音困难和吞咽、书写、步态障碍。仅观察到抽动和 OCB 中度改善。患者 3 完全没有症状改善。另外,Rauch 等注意到 Korzenin 在 1991 年发表在俄罗斯文献的 1 例病例。这是 1 例 19 岁 TS 和相关 OCB 男性,接受了双侧丘脑冷冻毁损术(腹外侧核)并在 1 年随访观察到良好结果。数年后,Korzenev 等发表了他们手术治疗 4 例难治性 TS 患者。他们认为立体定向手术是治疗严重难治性 TS 的有效方法。但文中未描述 TS 患者,也没有提供有关患者特征、抽动、手术靶点或评价方法的信息。

　　在 TS 的手术治疗史中已开展了众多不同的毁损手术。前额叶手术包括前额叶脑白质切断术和双侧内侧额叶脑白质切除术。边缘叶脑白质切断术和前扣带回毁损术则针对边缘系统。丘脑手术包括毁损内侧、板内核和腹外侧丘脑核。丘脑内毁损在 Forel 域水平(丘脑下核切断术)和未定带进行,而小脑手术包括齿状核毁损术。在试图完全控制症状时,已进行过较复杂的手术,如联合前扣带回和丘脑内毁损。

13.8　脑深部电刺激

　　脑深部电刺激(deep brain stimulation,DBS)是可逆可调节的神经外科技术,涉及植入刺激电极以发送持续电脉冲至大脑特定靶点区域。植入电极后,在随访终点调节刺激器设备以达到最佳结果和最小不良反应。

1999 年进行了首例难治性 TS 的丘脑 DBS 刺激手术,手术基于 Hassler 所述的丘脑毁损术。从那时起已使用不同靶点。尽管 DBS 是不同的神经系统疾病公认的治疗选择,包括帕金森病、肌张力障碍和震颤,但它在 TS 的应用仍是试验性的。

13.9 抽动秽语综合征的脑深部电刺激

虽然 DBS 已经显示治疗难治性 TS 的潜能,但仍有许多问题需要解决:①DBS 的合适指征和对于传统治疗"难治性"的定义;②基于临床表现的靶点区域选择;③DBS 期间全麻的适用性;④术后问题,如随访评估技术;⑤优化脉冲生成设备。

13.9.1 患者选择

抽动秽语综合征协会(Tourette Syndrome Association,TSA)可提供患者筛选的实用推荐。但基于 TS 临床表现消长变化的性质,以及考虑到十分常见的行为共病会限制患者的依从性,因而 DBS 指征是困难的。而且,广为流传的观点认为 DBS 应作为保守或非侵入/非手术治疗(如肉毒杆菌毒素渗入)的增效治疗,这就是由于"难治性"标准仍无明确定义造成的最不确定问题。

当记录到对超过至少 6 个月的传统(典型和非典型抗精神病药物)或新型治疗(包括多巴胺耗竭剂如丁苯那嗪)缺乏反应或无法耐受不良反应时,会使用 DBS,尽管单用选择性 5-羟色胺再摄取抑制剂(氟伏沙明 25~100 mg)或联合氯米帕明 25~100 mg/d 还用于强迫共病。ADHD 以可乐定 75~100 mg/d 或胍法辛 5 mg/d 或更高剂量治疗,虽然无反应的单独抽动症状可使用肉毒杆菌毒素渗入治疗在所牵涉的区块(包括发声抽动的环杓软骨肌肉)。

从专科诊所中的成千上万 TS 患者中选择病例,所有潜在的被试经多学科团队筛选,包括神经内科、神经外科、神经心理科、精神科医生和伦理学家,并要求按照心理行为方法治疗至少 6 个月而没有临床成功。如患者持续出现与正常社会功能不相符的临床表现,或症状威胁生命时应考虑手术。Servello 等报道的一项 18 例接受 DBS 治疗的研究中,2 例因难治性颈部扭曲抽动造成颈椎脊髓病变而需要脊柱手术。DBS 治疗后,颈部发作性扭转显著减少,运动损害情况稳定,并参与了运动康复项目。

而且,为了符合 DBS,患者应表现出对既往治疗的依从性。依从性应从以下方面评估:①依从药物治疗方案;②完成随访;③依从心理行为训练项目。使用不同靶点的基本原理在于 TS 功能障碍的所有靶点均处于腹侧纹状体-丘脑-皮质环路。

13.9.2 靶点选择

TS 患者最常用的刺激靶点是丘脑(中央中核-束旁核复合体;centromedian-parafascicular complex,CM - Pf)和苍白球内侧部(globus pallidus internus,GPi)。但文献中,至今已描述 7 个不同靶点用于慢性抽动患者:丘脑(CM - Pf)和 CM - Spv[脑室旁灰质/腹嘴内侧核(Voi)]、GPi(腹后外侧和前内侧部)、伏隔核(nucleus accumbens,NA)、内囊前肢(anterior limb of the internal capsule,AIC)和丘脑底核(subthalamicus nucleus,STN)。治疗 TS 最

常用的 DBS 靶点之一为 CM－Pf，丘脑板内核部分，参与感觉运动基底节环路。CM－Pf 前部可影响参与震颤生成的细胞，这些细胞位于包括腹嘴前部和后部核（ventral oral anterior and posterior，VoA 和 VoP）的广泛区域。板内核与 CM－Pf 将多模刺激信号传递至纹状体，从而参与注意和产生刺激反应。研究证明，刺激 CM－Pf 和 VoA 复合体可有效治疗 TS 行为层面并缓解抽动。一项由单中心报道 18 例患者进行 CM－Pf 和 VoA 的 DBS 研究中，所有患者 DBS 治疗后反应良好，抽动严重程度和频率以及行为共病均有不同程度的减少。耶鲁综合抽动严重程度量表（Yale Global Tic Severity Scale，YGTSS）总分均数由 DBS 前的 41.1 分（标准差 SD 8.3）减少至 DBS 后的 28.6 分（SD 17.5）（$p < 0.001$），而且 YGTSS 运动、发声和社会损害评分（与基线比较，所有 $p < 0.001$）也观察到类似减少。近期报道，1 例严重难治性 TS 女性在双侧中央中核丘脑 DBS 刺激后，DBS 刺激内囊前肢 3 个月而获得抽动控制显著改善（抽动总分减少：与 DBS 前基线相比降幅 42%，与 DBS 刺激后内侧内囊相比降幅 27%），并且与刺激内囊相比的精神不良反应减少，如情绪和冲动控制改变。

虽然 CM－Pf 常被认为是 DBS 的首选靶点，但没有排除替代位置如伏隔核和 GPi；已有报道 TS 患者在 DBS 刺激伏隔核和 GPi 获得支持性结果。

GPi 前内侧部作为基底节输出通路的边缘中继发挥作用，研究显示持续高频电刺激该区域可缓解肌张力障碍。刺激 GPi 能修正 VoA 核神经元活动。VoA 核参与计划运动的启动并抑制不必要的运动，而 VoP 核在触觉、痒感觉、温度觉、味觉和警觉起作用，体位除外。近期，双盲随机试验的 3 例严重难治性 TS 中，刺激双侧 GPi 能够比 CM－Pf 更显著地减少抽动严重程度［使用耶鲁综合抽动严重程度量表评估（Yale Global Tic Severity Scale，YGTSS）］。

研究认为伏隔核能够调节杏仁核基底节-前额叶皮质环路，而且由于其神经元活动受多巴胺调节，而大量细胞具有高浓度多巴胺 D_1 和 D_3 受体，因而研究认为伏隔核还参与成瘾和 OCB。伏隔核 DBS 的有效性已经在严重 OCB 和焦虑症患者中说明。1 例 37 岁严重难治性 TS 女性患者在 DBS 刺激内囊前肢（电极止于伏隔核）后，术后 18 个月抽动频率和严重程度显著减少。1 例 26 岁严重抽动和 SIB 的男性患者在 DBS 刺激伏隔核后抽动减少；秽语和涉及自我伤害的抽动几乎完全缓解。

在所选靶向核团内 DBS 电极最终植入的最佳区域会在至少 2 个单极电极路径以术中微电极记录研究，需要从靶向核团上方 8～10 mm 到下方 1 mm 逐步递进 1～0.5 mm，以神经放射学方式估计位置。进行的研究是评价放电模式，从而显示神经生理学靶点特征而增加 DBS 的准确性。

我们使用北京天坛医院数据库自 2006 年 1 月 1 日至 2013 年 5 月 31 日的数据，回顾性评价了 13 例药物和心理治疗难治性 TS 患者接受 GPi 靶点的 DBS 长期临床结果。主要结果是 YGTSS 评估的抽动严重程度变化，次要结果是相关行为障碍变化和抽动秽语综合征生活质量量表（Tourette Syndrome-Quality of Life Scale，TSQOL）评估的情绪改变。结果显示最终随访（平均 43 个月，范围 13～80 个月）与基线相比，YGTSS 总分平均降幅 52%（范围 4%～84%），相对于基线的平均改善率在 1、6、12、18、24、30 和 36 个月分别为 13%、22%、29%、34%、42%、47% 和 55%。我们注意到 DBS 程控 6 个月后抽动症状在配对 t 检验中显著改善（$p < 0.05$）。TSQOL 评分平均改善 46%（范围 11%～77%）。我们的研

究提供了 13 例难治性 TS 患者接受 GPi DBS 治疗的最长随访结果的最大病例系列报道。结果支持 GPi DBS 的潜在益处，可减少致残性抽动并提高生活质量，详情如下。

总体而言，挑选了 13 例因其抽动造成严重失能的 TS 患者（12 例男性和 1 例女性）接受 GPi DBS（见表 13.1 和 13.2）。所有患者对 α-肾上腺素能激动剂、至少 2 种多巴胺受体拮抗剂、苯二氮䓬类药物和行为治疗无效。术前每例患者由专家评价并识别符合《精神疾病诊断与统计手册》（第四版）TS 的标准。DBS 手术经北京天坛医院神经调控委员会批准。术前和 DBS 参数优化后分别测评每个患者的 YGTSS，详情见补充材料。持续 1 年 YGTSS 评分 35/50（运动和发声抽动严重程度 0～50 的量表）或更高是疾病严重程度的标志，足够考虑 DBS 的需要。所有患者有严重抽动障碍伴有功能损害，并且 YGTSS＞35/50（运动和发声抽动严重程度 0～50 的量表）。另外，抽动是引起所有患者失能的主要症状，而共病情况治疗稳定。

简言之，以 Leksell G 立体定向头架（瑞典斯德哥尔摩 ElektaAB）于手术日早晨安装于患者头部，并转至 MRI 房间进行 MRI（3.0T）扫描。然后传输影像数据至手术室的手术计划工作站（瑞典 Elekta），从而显示个体苍白球靶点。在融合 MRI 影像定位 GPi 靶点，坐标如下：GPi 位于联合中点前方 3 mm，第三脑室中分面外侧 18～21 mm，联合间线下方 4～6 mm。靶点坐标根据第三脑室宽度和前联合-后联合（anterior commissure-posterior commissure，AC-PC）长度调整。计划时，在计划入径中避免可见静脉。使用 Leksell 立体定向框架，以微电极记录相对于患者个体解剖的电极位置。所有神经外科手术细节已在之前发表。颅骨钻孔后，与计划入径一致，进行细胞外单神经元微电极记录。记录始于靶点上方 15 mm 并持续至靶点下方 4 mm（美国明尼苏达州明尼阿波利斯美敦力 LeadPoint）以 0.5～1 mm 递进。所有 13 例患者中，微电极记录清楚显示 GPi 电信号。信号显示高频高幅放电模式并有高背景噪声。电活动呈节律性并能在部分病例探测到"震颤细胞"。试验性刺激通常轻度缓解高肌张力，但很少改善不自主运动。接着，四极电极（美敦力 3387 型号）最深触点（触点 0）植入 GPi 靶点水平，在最佳电信号（0-3＋。频率 185 Hz，脉宽 90 μs）处进行临时测试刺激以评估刺激产生的不良反应。刺激强度以 0.1 mA 递增，直至出现不必要的不良反应或达到最大刺激强度 5.0 mA。最后确定该电极固定在钻孔内以丙烯酸胶合，并连接至外置延长导线。DBS 总是双侧进行。术后当日进行 CT 扫描以评价电极位置和探测无症状性出血。术后首日行 MRI 以评价电极位置。一旦神经内科、神经外科和精神科医生对潜在益处意见统一，则在 1 周内单独手术中全麻植入植入式脉冲生成器（implantable pulse generator，IPG）（美敦力 Kinetra 7428 型号）。

第二次术后 4 周在非盲期间调节刺激参数，确定对抽动最有效的最低电压。连续 4 d 以脉宽 60 μs 和频率 130 Hz 进行每个触点的序贯单极刺激。在此期间，电压进行性增加直至出现不必要的副作用。一旦选定最终电极激活触点（单极或双极），则调节频率、脉宽和电压以获得对减少抽动和不良反应的最佳临床作用。

如表 13.1 和 13.2 为 13 例患者的概况。DBS 手术时的平均年龄为 21.7 岁（标准差 SD 5.0 年）。最后一次随访与基线相比所有 13 例的 YGTSS 评分均减少。表 13.3 表示对每个患者在序贯随访期间评估 YGTSS 的定量结果。表 13.4 表示末次随访评估 TSQOL 的定量结果。如图 13.1 表示序贯随访考察时 13 例患者的 YGTSS 评分均值和标准差。

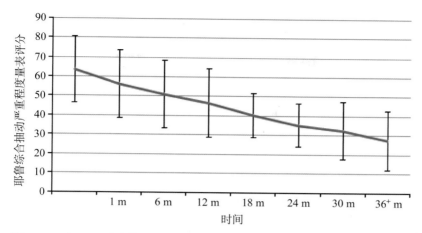

图 13.1 在 DBS 治疗前后不同时间点对所研究患者进行耶鲁综合抽动严重程度量表(YGTSS)评估

表 13.1 抽动秽语综合征 10 例患者的临床特征

患者	抽动症状	相关行为障碍	社会职业状态	术前用药	术后 1 年用药
1[a]	眨眼、撞头、耸肩、抖腿、鬼脸	无	工作	氟哌啶醇 4 mg bid	氟哌啶醇 4 mg bid
2[b]	鬼脸、耸肩、屈臂、叫喊、秽语	无	工作	无	无
3	耸肩、咕哝、仿说	无	工作	无	无
4	仿说	OCB	工作	无	无
5	撞头、耸肩、叫喊	无	工作	氟哌啶醇 4 mg bid	氟哌啶醇 4 mg bid
6[b]	撞头、耸肩、叫喊	无	工作	氟哌啶醇 4 mg bid,匹莫齐特 4 mg/d	无
7[b]	撞头、伸颈	无	工作	氟哌啶醇 4 mg bid	无
8	鬼脸、耸肩、屈臂、叫喊、秽语	OCB ADHD	无业	氟哌啶醇 4 mg bid,匹莫齐特 4 mg/d	氟哌啶醇 4 mg bid
9	耸肩、叫喊	ADHD	无业	无	无
10	眨眼、咳嗽、撞头、叫喊、鸟叫	无	工作	无	无
11	眨眼、咳嗽、撞头、叫喊	无	工作	无	无
12[a]	撞头、耸肩伸颈、秽语、提肩	OCB ADHD	无业	利培酮 2 mg bid,米氮平 45 mg bid,西酞普兰 40 mg/d	利培酮 2 mg bid,米氮平 45 mg bid,西酞普兰 40 mg/d
13	眨眼、撞头	无	无业	无	无

[注]所有患者术前对 α-肾上腺素能激动剂、至少 2 种多巴胺受体拮抗剂、苯二氮䓬类药物和行为治疗无效。
OCB 强迫行为;ADHD 注意缺陷多动障碍焦虑。
[a]患者 1 的植入式脉冲生成器 IPG 无充电,但由于未知原因改变或移除了。患者 12 报告焦虑、激动、抑郁和持续疲劳没有随刺激调节而变化。最终该患者移除电极,未植入 IPG。
[b]患者 2 的症状几乎完全缓解,但患者 6 和 7 认为疾病几乎没有变化。因此这 3 例患者的植入式系统在术后 4～5 年移除。

表 13.2　苍白球内侧部脑深部电刺激治疗的抽动秽语综合征患者

患者	性别	抽动发病年龄	DBS年龄	运动抽动	发声抽动	靶点	DBS手术并发症	不良反应	随访时间(m)
1	M	8	16	C	无	GPi	无	无	80
2	M	9	19	C	S	GPi	头化脓	无	60
3	M	13	20	S	S	GPi	胸部皮下积液	焦虑	53
4	M	3	18	C	S	GPi	无	无	54
5	M	11	20	C	S	GPi	无	无	57
6	M	10	28	C	S	GPi	无	无	54
7	F	20	21	C	无	GPi	无	无	47
8	M	12	18	C	S	GPi	无	激动	38
9	M	10	17	C	S	GPi	无	激动	36
10	M	6	34	C	无	GPi	无	无	14
11	M	13	28	C	S	GPi	无	焦虑	22
12	M	7	23	C	C	GPi	无	焦虑、激动、抑郁、疲劳	17
13	M	7	20	C	无	GPi	无	无	13

［注］M 男；F 女；DBS 脑深部电刺激；S 简单；C 复杂；m 月；Gpi 苍白球内侧部。

表 13.3　序贯随访的耶鲁综合抽动严重程度量表(YGTSS)评估

患者	YGTSS基线	1个月	6个月	12个月	18个月	24个月	30个月	36[+]个月	最后随访改善率(%)
1	58	43	35	27	30	30	26	24	19(67.2)
2	61	53	48	37	33	27	24	15	10(83.6)
3	74	53	47	43	36	33	26	19	17(77.0)
4	74	65	46	53	38	27	28	26	21(71.6)
5	47	43	40	35	31	24	21	10	8(83.0)
6	45	42	43	39	36	32	27	25	18(60.0)
7	48	45	41	37	33	29	25	23	22(54.2)
8	93	87	78	67	63	55	67	59	48(48.4)
9	73	65	67	64	59	55	48	46	46(37.0)
10	58	53	45	38	—	—	—	—	35(39.7)
11	58	51	48	45	43	39			36(37.9)
12[a]	94	94	92	90					90(4.3)
13	42	34	31	29					25(40.5)

（续表）

患者	YGTSS 基线	1 个月	6 个月	12 个月	18 个月	24 个月	30 个月	36⁺ 个月	最后随访改善率(%)
均值[b]	60.9	52.8	47.4	42.8	40.2	35.1	32.4	27.4	25.4(58.3)
SD[b]	15.1	14.1	13.0	12.6	11.6	11.3	15.1	15.5	13.1(—)
改善率[b](%)	—	13.3	22.2	29.7	34.0	42.4	46.8	55.0	58.3(—)
均值[c]	63.5	56	50.8	46.5	40.2	35.1	32.4	27.4	30.4(52.1)
SD[c]	17.1	17.7	17.6	17.8	11.6	11.2	15.1	15.5	21.8(—)
改善率[c](%)	—	11.8	20	26.8	36.7	44.7	49.0	56.9	52.1(—)

[注]运动和发声抽动数量、频率、强度、复杂度和干扰分别评分 0~5 分,抽动对活动的总体影响评分在 50 分之内。总分因而在 0~100 范围内。
如果不纳入病例 12,那么均值、标准差和改善率会不同。
DBS 脑深部电刺激;SD 标准差。
[a] 患者 12 的 DBS 电极被拉出,IPG 未被植入。
[b] 患者 12 未纳入均值和标准差,因为其电极取出,未植入 IPG。
[c] 所有 13 例患者的均值和标准差。

表 13.4　最终随访的抽动秽语综合征生活质量量表(TSQOL)评估

患者	TSQOL 基线（总体）	最终随访	改善率(%)
1	48	21	56.3
2	53	15	71.7
3	58	27	53.4
4	55	33	40.0
5	57	13	77.2
6	48	18	62.5
7	43	21	51.2
8	68	42	38.2
9	49	35	28.6
10	43	27	37.2
11	54	31	42.6
12	73	65	11.0
13	43	28	34.9
均值[a]	51.6	25.9	49.8
均值[b]	53.2	28.9	45.7

[注]DBS 脑深部电刺激。TSQOL 转换为 0~100 范围(较低分值反映较好生活质量)。
[a] 若不纳入病例 12,那么 TSQOL 平均分值术前为 51.6,术后 25.9,降幅 49.8%。
[b] 末次随访 TSQOL 平均分值术前 53.2,术后 28.9,平均降幅 45.7%。

13.9.3　电极位置和刺激设置

美敦力 3387 每个电极末端有 4 个触点,传统命名 0～3 为左半球,而 4～7 为右半球;位置、电压、脉宽和刺激频率可通过外部程控经由植入电池控制。在识别最佳刺激设置前通常需耗费长达 6 个月(见表 13.5)。我们 TS 患者大部分有两个单极 0～2－/C＋和 4～6－/C＋的配置,而数名其他患者为单极(1－/C＋和 5－/C＋)和双极(1－3＋和 5－7＋)设置,所有双侧幅值≤3.6 V,脉宽≤120 μs 频率≤185 Hz。

表 13.5　程控参数

患者	激活触点(左)	幅值(V)	脉宽(μs)	频率(Hz)	激活触点(右)	幅值(V)	脉宽(μs)	频率(Hz)
1	C＋0～2－	3.1	90	185	C＋4～6－	3	120	185
2	C＋0－	3.2	90	185	C＋4－	3.3	90	185
3	C＋1～3－	3	90	185	C＋4～7－	3.1	90	185
4	1－3＋	3.2	120	185	5－7＋	3.3	90	185
5	C＋2～3－	3	90	185	C＋5～6－	3.2	90	185
6	C＋2－	3.5	90	185	C＋6－	3.3	90	185
7	C＋0～2－	2.8	120	160	C＋4～6－	2.9	120	160
8	C＋1－	3.4	90	185	C＋6－	3.5	90	185
9	C＋0～2－	3.3	90	185	C＋4～6－	3.4	90	185
10	C＋0～2－	2.7	90	160	C＋4～6－	2.5	120	160
11	C＋1－	2.8	90	185	C＋5－	2.8	90	185
12	0－3＋	3	90	185	5－7＋	3.3	90	185
13	C＋1～3－	3.4	90	185	C＋5～7－	3.3	90	185

13.9.4　效果

基线 YGTSS 均值 63.5(范围 42～94,SD 17.1),末次随访(平均 43 个月,范围 13～80 个月)为 30.4(范围 8～90,SD 21.8),平均降幅 52%(范围 4%～84%)。相对于基线的平均改善率在 1、6、12、18、24、30 和 36 个月分别为 13%、22%、29%、34%、42%、47%和 55%(见表 13.3;图 13.1)。另外,运动和发声抽动严重程度的 0～50 量表呈现于表 13.6。显然,13 例患者中有 5 例(患者 1、2、4、8、9)在 DBS 植入术时年龄小于 20 岁,并在 DBS 治疗后获得极好结果(YGTSS 平均改善率为 62%,范围 37%～84%)。所有患者的平均 TSQOL 分值术前为 53.2(范围 43～73),术后为 28.9(范围 13～65),TSQOL 分值平均降幅 46%(范围 11%～77%,见表 13.4)。几乎所有患者经 TSQOL 量表评估显示健康改善(配对 t 检验,$p < 0.05$)。总之,研究说明,几乎所有患者的 YGTSS 评分减少,抽动症状显著改善。DBS 术后 6 个月观察到 YGTSS 的改善(配对 t 检验,$p < 0.05$)(见表 13.3)。而且,13 例患者中有 9 例找到工作并能在经济上支持家庭。根据顾问精神科医生的意见,我们还识别出几乎所有患者的共病精神症状保持稳定或轻度改善,大部分患者自评获得较高水平的社会

功能。

13.9.5　手术准确性、并发症和刺激的不良反应

术后急性并发症在我们的病例没有观察到。虽然患者 2 抱怨术后 2 年头部脓肿，但他的症状几乎完全解决，他自我报告显示较高水平的社会功能（由工作和后续结婚说明）。后来，根据患者要求，我们移除电池、电极和延长导线在术后 5 年。患者没有报告任何进一步症状。DBS 的病例 12 的电极在植入后 1 周被移除，因为缺乏临床获益在程控期间和来自患者及其家属的持续要求。另外，患者 6 和患者 7 在术后 4 年移除电极，两个患者都获得大量来自 DBS 的益处，并回归正常生活。患者 3 经历了胸部皮下积液并有感染征象，在术后 3 年。不足为奇的是，一些患者报告情感障碍，如患者 3 和患者 11 报告焦虑；患者 8 和患者 9 经历激动。但是这些症状通过仔细程控得到解决。患者 12 抱怨焦虑、激动、抑郁和持续疲劳并未因刺激调节而修正，最终其电极被移除。DBS 治疗的耶鲁综合抽动严重程度量表（Yale Global Tic Severity Scale，YGTSS）分值，如表 13.6 所示。

表 13.6　DBS 治疗的 13 例患者的耶鲁综合抽动严重程度量表
（Yale Global Tic Severity Scale，YGTSS）分值

病例	术前 DBS				DBS 术后			
	运动亚分	发声亚分	损害亚分	总分	运动亚分	发声亚分	损害亚分	总分
1	23	0	35	58	12	0	18	30
2	18	11	32	61	7	0	20	27
3	19	15	40	74	6	7	20	33
4	19	13	42	74	6	3	18	27
5	10	9	28	47	8	1	15	24
6	10	8	27	45	8	4	20	32
7	18	0	30	48	9	0	20	29
8	25	22	46	93	17	13	25	55
9	17	13	43	73	14	11	30	55
10	17	11	31	58	10	8	20	38
11	16	14	28	58	13	9	23	45
12	25	23	46	94	23	22	45	90
13	17	0	25	42	9	0	20	29
平均	18.0	10.7	34.8	63.1	11.0	6.0	22.6	39.5

在至今无充足样本的 RCT 试验背景下，我们给出自己的建议。因此这不能完全排除这样一种可能，即 DBS 术后的受益得益于安慰效应或该病的消长变化特点。因此，近期未来目标必须开展盲法对照试验，包括充足数量的患者和（或）共享数据库以联合样本以获得足够大的样本量。这最好被建立通过中心的合作和共享数据库。

13.10　补充和替代治疗

　　一些 TS 个体证实针灸、催眠、膳食补充和(或)同类疗法改进减少抽动频率和不同的严重程度。虽然这些方法可能对一些个体有益,但它们的有效性并未被设计良好的大型临床试验证实。

参考文献

[1] Bloch M H, Leckman J F. Clinical course of Tourettesyndrome [J]. J Psychosom Res, 2009,67(6): 497 - 501.

[2] de la Tourette G G. Étude sur une affection nerveusecaractérisée par de l'incoordination motriceaccompagnée d'écholalie et de coprolalie (French) [J]. Arch Neurol, 1885,9:158 - 200.

[3] Robertson M M. Tourette syndrome, associatedconditions and the complexities of treatment [J]. Brain. Mar, 2000,123(3):425 - 462.

[4] Mink J W, Walkup J, Frey K A, et al. Patient selectionand assessment recommendations for deep brainstimulation in Tourette syndrome [J]. Mov Disord, 2006,21(11):1831 - 1838.

[5] Leckman J F. Tourette's syndrome [J]. Lancet, 2002,360(9345):1577 - 1586.

[6] DSM-IV-TR. Diagnostic and Statistical Manual ofMental Disorders [M]. 4th ed. Washington: AmericanPsychiatric Association; 2000.

[7] ICD - 10. International Classification of Disease andRelated Health Problems. Classification of mental andbehavioural disorders: clinical descriptions anddiagnostic guidelines [M]. 10th ed. Geneva: WorldHealth Organization, 1992.

[8] TSCS Group. Definitions and classification of ticdisorders. The Tourette Syndrome ClassificationStudy Group [J]. Arch Neurol, 1993,50:1013 - 1016.

[9] Jankovic J. Tourette's syndrome [J]. N Engl J Med, 2001,345:1184 - 1192.

[10] Peterson B S, Skudlarski P, et al. A functionalmagnetic resonance imaging study of tic suppressionin Tourette syndrome [J]. Arch Gen Psychiatry, 1998,55:326 - 333.

[11] Singer H S, Minzer K. Neurobiology of Tourette's syndrome: concepts of neuroanatomic localizationand neurochemical abnormalities [J]. Brain Dev, 2003,25(1): 70 - 84.

[12] Flaherty A W, Williams Z M, et al. Deep brainstimulation of the anterior internal capsule for thetreatment of Tourette syndrome: technical case report [J]. Neurosurgery, 2005,57(4): 403.

[13] Baker E F W. Gilles de la Tourette syndrome treatedby bimedial leucotomy [J]. Can Med AssocJ, 1962,86:746 - 747.

[14] Cooper IS. Dystonia reversal by operation in the basalganglia [J]. Arch Neurol, 1962,7:64 - 74.

[15] Stevens H. The syndrome of Gilles de la Tourette andits treatment [J]. Med Ann District Columbia, 1964:36:277 - 279.

[16] Hassler R, Dieckmann G. Stereotaxic treatment of ticsand inarticulate cries or coprolalia considered asmotor obsessional phenomena in Gilles de laTourette's disease [J]. Rev Neurol (Paris), 1970,123: 89 - 100.

[17] Nadvornik P, Sramka M, Lisy L, et al. Experiences with dentatotomy [J]. Confin Neurol, 1972, 34:320.

[18] Beckers W. Gilles de la Tourette's disease based onfive own observations [J]. Arch Psychiatr Nervenkr, 1973,217:169 - 186.

[19] Wassman E R，Eldridge R，Abuzzahab S Sr，et al. Gilles de la Tourette syndrome：clinical and geneticstudies in a midwesterncity [J]. Neurology. 1978,28：304 - 307.

[20] Asam U，Karrass W. Gilles de la Tourette syndromeand psychosurgery [J]. Acta Paedopsychiatr，1981,47：39 - 48.

[21] Hassler R. Stereotaxic surgery for psychiatricdisturbances. In：Schaltenbrand G，Walker AE，editors. Stereotaxy of the human brain [M]. New York：Thieme-Stratton Inc.；1982. p. 570 - 90.

[22] Cappabianca P，Spaziante R，Carrabs G，et al. Surgical stereotactic treatment for Gilles de laTourette's syndrome [J]. Acta Neurol (Napoli)，1987,9：273 - 280.

[23] de Divitiis E，D'Errico A，Cerillo A. Stereotacticsurgery in Gilles de la Tourette syndrome [J]. ActaNeurochir (Wien)，1977,(24)：73.

[24] Robertson M，Doran M，Trimble M，et al. Thetreatment of Gilles de la Tourette syndrome by limbicleucotomy [J]. J Neurol Neurosurg Psychiatry，1990,53：691 - 694.

[25] Sawle G V，Lees A J，Hymas N F，et al. The metabolic effects of limbicleucotomy in Gilles de la Tourette syndrome [J]. J Neurol Neurosurg Psychiatry，1993,56：1016 - 1019.

[26] Rauch S L，Baer L，Cosgrove G R，et al. Neurosurgical treatment of Tourette's syndrome：acritical review [J]. Compr Psychiatry，1995,36：141 - 156.

[27] Leckman J F，de Lotbiniere A J，Marek K，et al. Severe disturbances in speech，swallowing，and gait following stereotacticinfrathalamic lesions in Gilles de la Tourette's syndrome [J]. Neurology，1993,43：890 - 894.

[28] Baer L，Rauch S L，Ballantine H T Jr，et al. Cingulotomy for intractable obsessive compulsivedisorder. Prospective long-term follow-up of 18patients [J]. Arch Gen Psychiatry，1995,52：384 - 392.

[29] Korzenev A V，Shoustin V A，Anichkov A D，et al. Nizkovo- los VB，Oblyapin AV. Differential approach to psychosurgery of obsessivedisorders [J]. Stereotact Funct Neurosurg，1997,68：226 - 230.

[30] Vandewalle V，van der Linden C，Groenewegen H J，et al. Stereotactic treatment of Gilles de laTourette syndrome by high frequency stimulation ofthalamus [J]. Lancet，1999,353：724.

[31] Porta M，Maggioni G R，Ottaviani F，et al. Treatment of phonic tics in patients with Tourette's syndrome using botulinum toxin type A [J]. Neurol Sci. 2003,24：420 - 423.

[32] Porta M，Sassi M，et al. Tourette's syndrome and roleof tetrabenazine：review and personal experience [J]. Clin Drug Investig，2008,28：443 - 459.

[33] Servello D，Porta M，et al. Deep brain stimulation in18 patients with severe Gilles de la Tourette syndrome refractory to treatment：the surgery andstimulation [J]. J Neurol Neurosurg Psychiatry，2008,79：136 - 142.

[34] Priori A，Giannicola G，Krauss J K，et al. Concepts and methods in chronic thalamicstimulation for treatment of tremor：technique andapplication [J]. Neurosurgery，2001,48：535 - 543.

[35] Houeto J L，Karachi C，et al. Tourette's syndrome anddeep brain stimulation [J]. J Neurol Neuro surgPsychiatry，2005,76：992 - 995.

[36] Katayama Y，Kano T，et al. Difference in surgicalstrategies between thalamotomy and thalamic deepbrain stimulation for tremor control [J]. J Neurol，2005,252 (4)：IV17 - IV22.

[37] Welter ML，Mallet L，et al. Internal pallidal andthalamic stimulation in patients with Tourette syndrome [J]. Arch Neurol，2008,65：952 - 957.

[38] Sturm V，Lenartz D，et al. The nucleus accumbens：atarget for deep brain stimulation in obsessivecompulsive and anxiety-disorders [J]. J ChemNeuroanat，2003,26：293 - 299.

[39] Kuhn J，Lenartz D，et al. Deep brain stimulation of the nucleus accumbens and the internal capsule intherapeutically refractory Tourette syndrome [J]. J Neurol，2007,254：963 - 965.

［40］ Hirabayashi H，Tengvar M，Hariz MI. Stereotacticimaging of the pallidal target ［J］. Mov Disord，
       2002,17(3)：130‐134.

［41］ Hu W，Klassen B T，Stead M. Surgery for movementdisorders ［J］. J Neurosurg Sci，2011,55：305‐
       317.

［42］ Schiefer T K，Matsumoto J Y，Lee K H. Movingforward：advances in the treatment of
       movementdisorders with deep brain stimulation ［J］. Front IntegrNeurosci，2011,5：69.

第14章

药物成瘾的立体定向神经外科手术

高国栋，王学廉

摘　要

　　药物成瘾也被称为药物依赖。**WHO** 的专家委员会定义药物成瘾为一种精神的，有时是躯体的，由药物和组织的相互作用引起一种状态。个体成瘾于药物会表现出一种强迫持续服药行为伴随其他反应。这些反应的目的是为体验欣快感，避免药物撤退引起的不适。成瘾的核心症状是成瘾者知道行为有害，但是他们无法控制其摄入。药物成瘾包括两部分，生理依赖（躯体依赖）和心理依赖（精神依赖）。生理依赖是由反复药物摄取引起的生理适应状态，并表现出药物耐受和撤药时的戒断综合征。心理依赖是由药物摄取引起的欣快感和持续摄取以反复体验欣快是需求的基础。这是药物成瘾复发的主要原因。

　　调查结果由联合国毒品和犯罪问题办公室（United Nations Office of Drug-inspection and Crime-defense，UNODC）在 2007 年 6 月 25 日宣布指出约 2 亿人（相当于当时世界人口 5%）显示在 2006 年有服药行为。在全世界，每年在药物成瘾者中，约 10 万人死亡，1 千万人丧失工作能力。物质滥用和精神健康服务管理局的调查指出直至 2010 年年龄在 12 岁以上（相当于当时总人口的 8.9%）至少使用毒品一次的人约 2.23 千万。国家禁毒委员会和中国公安部发表数据显示至 2010 年底，有 1.545 千万为在册毒品成瘾者，而其中有 1.065 千万（69%）是海洛因成瘾。到 2011 年 11 月，在册毒品成瘾者在 35 岁以下有 1.78 千万人，相当于所有毒品成瘾者的 87%，而实际总数可能要高得多。

　　在中国治疗毒品成瘾的显著方法主要包括替代治疗、非替代治疗、中草药治疗、针灸和电针灸治疗。替代治疗使用药理学作用相似于阿片类以取代成瘾的药物。在该方法中，摄取替代药物逐渐随时间减量直至成瘾停止存在。美沙酮和丁丙诺啡是替代药物的代表。非替代治疗使用中

高国栋（通信作者）、王学廉
中国陕西省西安市（710038）唐都医院第四军医大学
电子邮箱：gguodong@fmmu.edu.cn

枢作用的 α_2 受体激动剂减少撤退症状。可乐定和洛非西定是非替代药物的代表。这些药物的撤退症状比那些替代药物弱。中草药、针灸和电针灸治疗可引起在短时间内的撤退但无法消除由成瘾药物引起的心理依赖，因此无法有效预防复发。这个问题存在于所有非侵入性治疗方法。成瘾者落入服药、撤退和复发的恶性循环。戒药半年内的复发率为 97%～100%。因此，预防复发是需要解决的难题，并是对医学社会和人类社会提出的挑战。

随着试验性研究和立体定向和功能手术的发展，有效通过干扰关键大脑核团对药物成瘾可能减少心理药物依赖，使用微侵袭手术调整成瘾环路的功能。立体定向功能神经外科手术是现代神经外科的一个重要分支，可视为前沿学科。在发展的数十年，立体定向手术已广泛应用于非器质性脑疾病，其主要症状以运动障碍病、精神疾病和若干类型的疼痛和抽动障碍为特征。这个手术已经逐渐成为综合治疗，包括药物治疗和其他保守治疗策略的一部分。多年来，一些在功能性脑疾病有专长的神经外科医生已经尝试通过立体定向技术定位脑毁损灶治疗药物成瘾。2000～2004 年，这些手术在中国多家医院开展，但这已引起广泛公众担忧和广泛争论。在 2004 年 11 月中国卫生部后来禁止这些手术作为临床服务，但继续支持该技术作为临床研究项目的部分。本章将描述立体定向手术治疗药物成瘾的历史、该方法的神经系统基础、涉及的手术技术、结果评估和对未来使用该技术的展望。

14.1　药物成瘾的立体定向手术历史

立体定向技术自 20 世纪 50 年代末期应用于精神外科。它使得准确定位靶点并减少手术伤口大小以及后续的并发症比例。从 20 世纪 60 年代开始，发表的文章已经报道扣带回、下丘脑和额叶白质可成为阿片类和酒精成瘾的治疗靶点。一位印度学者 Kanaka 在 1978 年报道 73 例药物成瘾者接受立体定向毁损前扣带回，有效率在 60%～80%。Medvedev 等来自于俄罗斯科学院，自 1998 年起已经完成了 348 例双侧立体定向扣带回毁损术治疗药物成瘾。他随访这些病例中的 187 例超过 2 年并确定 62% 的患者没有复发；而 13% 的患者显著减少服药水平；一些人已经能够继续工作，而只有少部分手术并发症在该系列中记录。但是，由于缺乏长期随访结果，该研究的焦点能用于只是精神外科而不是药物成瘾。例如，Medvedev 认为双侧立体定向扣带回毁损术能帮助成瘾者做出正确的选择。当成瘾者面对药物通过减少强迫服药行为达到治疗效果。因而该报道没有引起更多关注。

第四军医大学唐都医院神经外科的高国栋使用立体定向手术创建在伏隔核（nucleus accumbens，NAc）的双侧毁损治疗 2 000 例的阿片类成瘾患者。他报道了 42 例患者中有 45% 在术后 1 年没有复发，且不良反应罕见。后来超过 10 家医院在中国开展手术，直至 2004 年，接受该手术患者的数量急剧增加，并超过 1 000 例。但由于在这些医院中设备质量、技术和实践经验的多样性，已经很难客观评价该巨大的病例系列。另外，越来越多的学者意识到该手术方法的迅速扩张是不适合的，因为它仍然在临床研究阶段。他们主要关注是药物成瘾的神经机制仍不明确，可能会发生长期并发症，因为在这样的手术定位的参与区域有许多高级的脑功能，例如犒赏、认知、行为决策和学习记忆。确实，这些风险是未知的，手术可能是高风险的。另外，本手术技术有其他潜在的负性因素，包括其毁损复杂的本质、有争议的有效率和未知的长期效果和并发症。基于这些因素，中国卫生部在 2004 年 11 月禁止这些手术作为临床服务，只允许该技术作为临床研究项目的部分而应用。类似地，俄罗斯官方已经在 2002 年禁止使用该治疗方法。

14.2　药物成瘾的病理生理学

病理生理学机制极度复杂。虽然不同成瘾药物在其化学结构、准确的靶点和药理学作用上相当不同，但是主要常见特征导致药物滥用并最终药物成瘾是犒赏和强化的作用。充分证据显示 NAc 和大脑皮质是产生阿片类强化作用的最后的神经底层。Olds 和 Milner 发现中脑-边缘多巴胺（dopamine，DA）系统由中脑-前脑-锥体外系环路含有 NAc 作为该环路的中心。大脑核团与犒赏系统参与了相关的腹侧被盖区（ventral tegmental area，VTA）、NAc、弓状核、杏仁核、蓝斑和导水管周围灰质等。

虽然有其他独立的阿片类成瘾强化通路，但是主要机制是阿片作用于多巴胺神经元通过阿片受体产生强化。其他独立的强化方式可能包括以下几种：①阿片类直接刺激 DA 释放增多并预防 DA 重吸收；②阿片限制 γ-氨基丁酸（gamma-aminobutyric acid，GABA）通过作用于 μ 受体在 GABA 能中间神经元通过移除 GABA 对 DA 神经元在 VTA 的抑制作用，并增加其靶向区域的 DA 释放；③阿片直接刺激 DA 释放增加，然后兴奋相关神经元，包括欣快。阿片受体-多巴胺能神经元通路是 DA 参与犒赏过程负责的特定环路。药物摄取/刺激、DA 释放、犒赏作用和觅药行为显示共同的促进关系。阻滞的 DA 受体可弱化该强化。在阿片成瘾中，DA 水平在大脑增加，适应性平衡在高水平。一旦药物摄取终止，DA 内容逐渐减少，然后撤退症状和觅药行为出现。在 DA 受体中，特别是 D_2 功能的犒赏作用。在阿片成瘾大鼠没有 D_2 受体基因的，觅药行为和条件地点偏好仍然存在但受限。这些结果强化了 DA 系统对阿片成瘾心理依赖的重要作用。

快速使用大部分成瘾药物可激活 DA 神经系统环路在 NAc 和大脑皮质中，即犒赏系统的部分，并能产生犒赏和强化作用。可卡因和 DA 转运体共同作用阻止 DA 重吸收。结果，DA 在 NAc 神经元突触间隙的浓度增加。苯丙胺特异性增加单氨神经递质释放并刺激加速 NAc 神经元释放。因此，苯丙胺和可卡因有相似的强化和精神刺激作用。动物研究已经显示，毁损要么在 VTA 的细胞团，要么在 VTA 和内侧前脑束，或神经通路终止在 NAc 和前脑皮质的神经纤维，或相关腹侧苍白球剧烈减少成瘾药物的犒赏作用（特别是可卡因和苯丙胺）。参与慢性长期使用成瘾药物作用的脑环路包括不仅管理快速犒赏作用的环路，而且参与学习和记忆的环路，参与处理和存储由药物产生的快乐犒赏刺激。这些脑环路对药物成瘾是重要的。使用正电子发射计算机断层扫描（positron emission tomography，PET）已经显示成瘾药物引起的改变在海马、杏仁核和其他相关脑区伴随对药物的渴求。而且，与药物渴求相关的代谢改变已经被报道在一些脑区发生，包括边缘系统和相关大脑皮质。

14.3　手术治疗药物成瘾的基本原理

使用笛卡尔坐标系统并将前联合和后联合间中点作为起点，立体定向手术能够获得脑中任何位置的空间值。核心技术使得准确定位毁损灶，使得活检和设备植入能够通过微侵入实现。只有小锁孔需要在立体定向手术钻入颅骨。因此，只有少量组织在靶点毁损灶周围被破坏。现在，立体定向手术主要用于治疗运动障碍病（如帕金森病、肌张力障碍和特发性震颤）和精神疾病［如强迫症（obsessive compulsive disorder，OCD）］。常见遇到的困难包括确定合适靶点和准确定位。

靶点选择对药物成瘾立体定向手术的有效性至关重要。不幸的是，现有试验性和临床研究数据不能提供确定性结论。文献综述发现治疗药物成瘾的现有靶点要么是扣带回，要么是 NAc。一些医院已经定位多个脑区为联合毁损。但是这可能引起更多的神经损害和潜在的并发症。而且，如果多靶点定位，那么评估区域和治疗效果间的关系就变得更困难。

扣带回是边缘系统的部分。自 20 世纪 60 年代扣带回毁损术已用于缓解癌症相关疼痛。该技术比其他神经外科方法更安全，如杏仁核海马毁损术或脑白质切断术，而且保持对难治性抑郁症、OCD 和焦虑症的有效治疗。许多研究已经选择扣带回作为立体定向手术治疗药物成瘾的靶点，主要因为许多研究者认为强迫觅药行为类似于 OCD 观察到的强迫行为。

成瘾是习得行为，其常规模式以习惯和强迫行为为特征。该模式基础是若干神经系统环路由长期摄取药物引起的病理学改变。病理学犒赏作用在中脑边缘-多巴胺系统的神经系统环路可触发强迫药物摄取。NAc 是该系统的交叉点，广泛参与病理学犒赏机制。关于 NAc 的功能研究已显示其壳部参与直接药物作用并增加强化服药机制。NAc 的壳和核部分别参与非条件和条件的刺激引起的觅药动机。它们还保持形成的觅药行为模式，导致觅药和复发。NAc 形成主要多巴胺能连接在腹侧和背侧纹状体。另外，谷氨酸能投射在前扣带回和 NAc 核部，包括药物成瘾复发的共同路径。

药物成瘾参与若干类型的脑功能，包括犒赏、情绪、学习-记忆、动机和行为决策。若干神经核团和神经系统环路参与成瘾。因为 NAc 是边缘系统和运动皮质的中介，它整合基于犒赏的情绪信息，并参与从动机转换为行为，因而在成瘾机制起重要作用。因此，手术期间定位 NAc 可理论上减少觅药行为并有效预防复发。

14.4　临床研究

当前，立体定向手术治疗药物成瘾处于探索阶段。由于靶向区域的毁损是不可逆损害引起相关在人脑的争议。因为技术发展在脑深部电刺激（deep brain stimulation，DBS）的新型立体定向神经外科技术，该技术逐渐取代毁损手术。DBS 包括立体定向技术的靶点定位和后续放置电极，通过刺激靶点改善症状。虽然类似于立体定向手术，但是 DBS 具有引起更少脑损伤的优势，并且可调节。DBS 已成功用于治疗运动障碍病，如帕金森病。另外，研究对使用 DBS 治疗难治性精神疾病包括 OCD、抑郁症、焦虑症和神经性厌食，以及疼痛和持续植物状态，已达到临床研究阶段。使用 DBS 和更特异性的靶点区域，研究人员可在伦理批准限制内探索新的疾病适应证。使用 DBS 治疗药物成瘾的可能性值得讨论，在中国一些中心已开展 DBS 治疗药物成瘾的研究，并获得良好初步结果。

　　一项由我们中心开展的前瞻性研究中，我们比较了在 4 个不同 NAc 亚区的 DBS 的临床效果和并发症，并发现 NAc 内后侧壳部是最佳靶点区域，具最高反应率和最低并发症比例（见图 14.1 和图 14.2）。

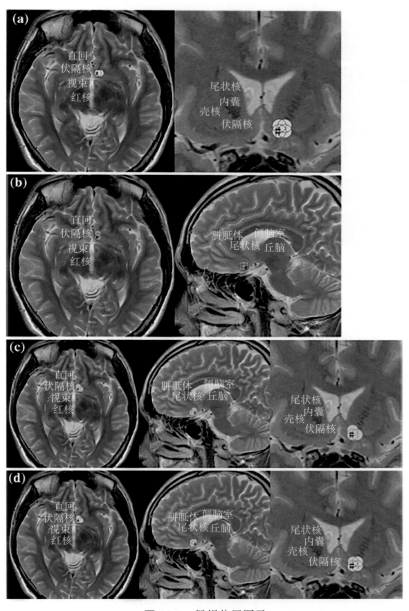

图 14.1　毁损位置图示

（a）轴位观和冠状位观；（b）轴位观和矢状位观；（c）轴位观、矢状位观和冠状位观；
（d）轴位观、矢状位观和冠状位观。井号（♯）指初始毁损灶。

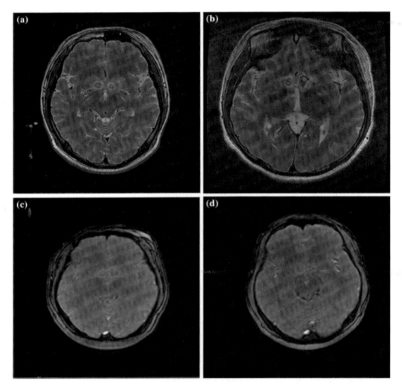

图 14.2 患者术后 MRI 影像。术后 MRI 扫描显示 4 个不同手术组的 4 名患者的毁损中心情况。(a)患者的 MRI（轴位观，T2 加权像）；(b)患者的 MRI（轴位观，T2 加权像）；(c)患者的 MRI（轴位观，T1 加权像）；(d)患者的 MRI（轴位观，T1 加权像）。

使用立体定向技术，我们精确地植入电极于靶向区域，然后刺激它影响相关大脑核团功能，改善症状并控制病情。DBS 具有下列优势：非破坏性（DBS 不引起许多脑纤维损伤，非常安全并且电极可同时双侧植入），可调节性（疾病可通过调节 DBS 参数最佳控制）和可逆性（DBS 相关不良反应可通过调整参数缓解）。

我们中心 DBS 治疗药物成瘾的不同特点在于使用一根能同时刺激 NAc 和内囊前肢（anterior limb of internal capsule，ALIC）的电极。应用立体定向系统的影像分析软件的路径分析功能以防止电极远端触点于 NAc 和近端触点于 ALIC。因此，能同时刺激两个区域。在我们的研究中已经包括 ALIC 考虑药物成瘾的冲动行为和 ALIC 治疗 OCD 的有效性（见图 14.3 和图 14.4）。

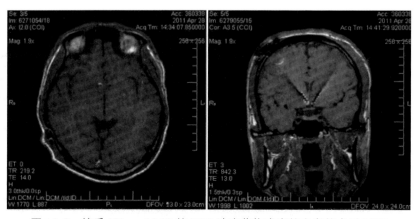

图 14.3 接受 NAc‐ALIC 的 DBS 治疗药物成瘾的患者的术后 MRI

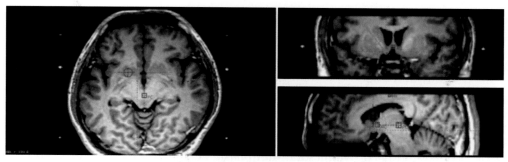

图 14.4　NAc - ALIC DBS 的草图

小圈和大圈的中心分别提示 NAc 和 ALIC。

14.5　如何开展手术

14.5.1　目的

立体定向手术治疗药物成瘾的目的是直接影响参与药物成瘾的关键大脑核团，以控制成瘾环路的功能，从而削弱药物的心理依赖，并最终避免复发，以保证完全从成瘾康复。

14.5.2　手术指征

（1）根据《中国精神疾病分类方案与诊断标准》(第二版修正版；(*Chinese Classification and Diagnostic Criteria of Mental Disorders*，CCMD - Ⅱ - R)诊断患者药物成瘾。

（2）患者药物滥用病史超过 3 年，并至少 3 次复发，尽管经过系统保守治疗。

（3）患者年龄在 18～70 岁之间；

（4）患者及其家属自愿接受手术，并同意依从治疗。

（5）患者已经完成生理脱毒治疗(中断所有药物 7～10 d，并且急性戒断症状已经消失，吗啡尿检和纳洛酮测试结果阴性)。

14.5.3　禁忌证

（1）患者不愿放弃药物并由其家属强制住院。

（2）患者有立体定向神经外科手术的禁忌证。

（3）根据 CCMD - Ⅱ - R 诊断标准患者有明显的精神障碍、人格障碍和社会残疾。

（4）患者有严重的传染病，如 AIDS、梅毒和病毒性肝炎。

（5）患者有明显的学习困难或退行性脑疾病等禁忌证。

14.5.4　术前评估

收集基本信息

收集包括药物滥用病史、药物种类、药物剂量、治疗史、身高、体重和其他健康状况指标。

精神状态评估

注：考虑到实际情况，在下列每个方面至少选择 1～2 个量表。

（1）评估成瘾严重程度。

阿片成瘾严重程度量表（Opiate Addiction Severity Inventory，OASI）

阿片戒断量表（Opiate Withdrawal Scale，OWS）

（2）评估总体精神状态。

症状自评量表（Symptom Checklist 90，SCL－90）

（3）评估神经心理功能。

人格

明尼苏达多项人格问卷（Minnesota Multiphasic Personality Inventory，MMPI）

艾森克人格问卷（Eysenck Personality Questionnaire，EPQ）

卡特尔 16 种人格因素问卷（16 Personality Factor Questionnaire，16PF）

情绪

贝克抑郁量表（Beck Depression Inventory，BDI）

贝克焦虑量表（Beck Anxiety Inventory，BAI）

汉密尔顿焦虑量表（Hamilton Anxiety Scale，HAMA）

汉密尔顿抑郁量表（Hamilton Depression Scale，HAMD）

认知

中国修订韦氏成人智力量表（Wechsler Adult Intelligence Scale-Revised by China，WAIS－RC）

中国修订瑞文标准推理测验（Raven Standard Progressive Matrices Test-Revised by China，RSPM－RC）

中国修订韦氏记忆量表（Wechsler Memory Scale-Revised by China，WMS－RC）

临床记忆量表（Clinical Memory Scale，CMS）

（4）评估生活质量和社会功能。

SF－36 健康调查量表（Short Form 36 Health Survey Questionnaire，SF－36）

药物成瘾者生命质量测定量表（Quality of life Scale for Drug Addicts，QOL－DA）

14.5.5　术前准备

（1）患者完成生理脱毒治疗。

（2）吗啡尿检和纳洛酮测试阴性。

（3）大脑 MRI 或 CT 筛查颅内器质性病变。

（4）术前评估（见 14.5.4 节）。

（5）神经外科术前正常检测。

（6）禁食禁饮。

（7）手术前心理准备。

14.5.6　手术过程

（1）麻醉类型：全身静脉麻醉＋气管插管。

（2）手术方法：传统毁损手术、DBS 手术。

① 立体定向毁损手术

靶点 双侧 NAc 是主要靶点。如果有任何共病精神症状可添加更多靶点,但是没必要在单个手术中进行多靶点。

手术过程 立体定向设备头架安装后,患者接受薄层 MRI 或 CT(纹层厚 2 mm,层距 0 mm)。获取影像使用计算机工作站处理根据 Schaltenbrand-Wahren 立体定向图谱确定坐标值。NAc 坐标值范围为前后联合间线下方 5～6 mm;脑中点前方 16～17 mm;脑中线外侧 5～7 mm。患者取仰卧位,手术医生在眉间中点后侧 11 cm,中线处 2.5 cm,约 3 cm 长切口。接着 2 个骨洞被在颅骨上钻,切开硬脑膜。当止血并谨慎切开软脑膜,使用立体定向设备,手术医生将电极引导至靶点并毁损。毁损完成并止血后,缝合头皮切口。

毁损参数 温度:80℉;时间:60 s;射频针规格:1.6 mm×4.0 mm 或 1.6 mm×5.0 mm;毁损体积:2 mm×2 mm×8 mm。

② 立体定向 DBS 手术

靶点 主要靶点是双侧 NAc 或双侧 NAc+ALIC。

手术过程 直至定位步骤,DBS 手术和立体定向毁损手术是相同的。当确认 NAc 坐标值后,手术医生可设置并确认"颅骨针路径"使用立体定向系统影像分析软件的路径分析功能,以确保电极远端触点在 NAc 和近端电极触点在 ALIC。根据该颅骨路径,双侧半弧形切口在头皮形成,在颅骨钻 2 个骨孔,切开硬脑膜。使用立体定向设备的弧弓,电极被植入靶点并固定。立体定向设备弧弓移除,止血,缝合头皮切口。从全身麻醉康复后,临时刺激器可开启,即刻作用和不良反应可观察到。如果在术后 1 周内没有明显不良反应,回顾 MRI 显示电极位置没有偏差,可在局麻下皮下脉冲发生器植入前胸皮肤。

刺激电极和刺激相关参数 刺激电极美敦力 3387 型号(美敦力公司),4 触点电极,触点长度 1.5 mm,触点间距长度 1.5 mm。刺激模式:单极或双极刺激模式,单或多触点刺激模式,持续刺激模式,高频和固定脉宽,逐渐增加的电压。刺激参数 130 Hz,90 μs,4.0～7.0 V。

14.5.7 手术反应评价

药物成瘾康复的标准是患者能限制不摄入任何种类药物至少 1 年,并且在第一年内,在任何时候吗啡尿检和纳洛酮测试阴性。对治疗效果评价标准是基于复发发生率和戒断时间如下:①好:术后不使用所有种类药物超过 12 个月;②改善:术后 6～12 个月不使用所有种类药物;③无效:术后 6 月内摄入任何种类药物。

14.5.8 术后随访

面对面随访在术后 1、3、6、12、18 和 24 个月分别进行。检测范围如下。

(1) 有效性:复发、保持率和药物成瘾时间,药物复发剂量和频率,渴求和欣快水平的改变。

(2) 安全性:总体生理参数变化(如血压、体温、体重),胃口和性欲;比较术前和术后心理评估多项指数值(记忆、智力、人格等);非特异性并发症发生率(如出血和感染);特异性神经系统并发症发生率(如中枢性高热、尿失禁、顺行性遗忘和动机形成障碍)。

(3) 毁损靶点确认:术后 6 个月内进行重复薄层 MRI 以确认靶点毁损位置。

14.5.9　并发症

（1）非特异性并发症：包括与靶点区域功能无关的并发症和伤口自身密切相关的并发症。这些主要包括发热、感染、头痛、尿失禁和癫痫。此类并发症发生率为10%，这些并发症通常为短暂、轻度，并经适当处理后消失。

（2）特异性并发症：指与毁损靶点功能密切相关的并发症。这些主要包括人格改变、注意减退、记忆抱怨、兴趣改变、轻度情感障碍、嗅觉减退和性欲异常。此类并发症发生率为10%，这些并发症通常经适当处理后逐渐消失。

14.5.10　未解决问题

（1）立体定向手术不仅是治疗药物成瘾的手术方式；还要考虑心理治疗和社会支持。它是整体的治疗模型并能克服心理依赖，减少术后复发率。但是该手术治疗不是唯一的药物成瘾治疗方法。它只有在其他保守治疗方法重复失败后被采用。

（2）该手术治疗的成功，患者的合作是最重要的因素。患者及其家庭意识到药物成瘾的有害作用，自愿接受治疗是主要前提并对保证该手术治疗成功有重要作用。

（3）在我们的机构，该方法获得良好结果，在于患者接受脱毒7～10 d并等待，直至所有戒断症状消失（吗啡尿检和纳洛酮检测阴性），再行立体定向手术。该严格的条件原因是：生理和心理依赖相互作用可轻易导致复发。

（4）一些患者仍报告长期延长的戒断症状，包括难治性失眠、焦虑和肢体关节和肌肉疼痛，在完成脱毒治疗后和获得吗啡尿检和纳洛酮测试阴性结果后。对每个病例，一些药物可使用。但是偏爱无成瘾风险的中药多于"易导致成瘾"的西药，如阿达农、曲马多、地仑丁和三唑仑。如果不得不选择西药，那么药物逐日减量原则更有帮助。

（5）术后特异性和非特异性并发症是主要在靶点周围的相关于脑水肿。并发症可以通过精确立体定向技术和设备、丰富临床经验和及时预防、诊断和治疗。

14.6　随访结果：中国一项多中心研究

较多临床报告指出立体定向手术能有效预防药物成瘾复发。治疗后过半患者显示没有复发，并且复发的患者中摄入剂量和服药频率显著减少。非特异性并发症发生率，如出血和感染较低。特异性并发症，中枢性高热和尿失禁是术后短期常见的，但这些症状经治疗后解决。这些并发症可能因为靶点毁损灶周围出现水肿。有报道一些患者显示顺行性遗忘和动机形成能障碍，以沉默、情感淡漠、缺乏兴趣、缺乏主动行为、懒散和社会撤退为特征。这些患者通常治疗后数月康复。

大多数研究者已应用立体定向手术治疗药物成瘾，认为是安全有效的。虽然缺乏循证医学证据支持该观点，但是预试验已经指出该手术在短期有效。但是遗憾的是，大多数预研究没有证实靶点部位和毁损灶体积，没有分析毁损位靶点体积和治疗有效性的关系。大多数预研究只报道术后1年内的随访结果，没有给出关于该治疗长期作用的指征。

与这些阳性报道相反，许多专家对该手术的安全性和有效性提出问题。而且关于该手术的伦理问题已经成为争论问题。中国"十一五"科学支持计划项目，题为"当前防复吸方法的临床再评估"（编号2007BAI0703）在2010年完成。独立第三方专家委员会全面地、科学地评价立体定向手术安全性和有效性,目的是达到公正令人信服的结论。

随访结果显示,中国 17 家中心已经采用立体定向手术治疗药物成瘾,至 2004 年 11 月有 1 167 例患者接受该手术。有 8 个中心参与随访研究,769 例患者纳入研究。选择 150 例患者通过应用完全随机数字方法进行研究。完成随访后,150 例患者中有 122 例同意面对面访谈,28 例在随访期间失访或拒绝面对面访谈。有无复发由患者及其家属拒绝服药行为判断,吗啡尿检结果阴性和纳洛酮试验阴性。保守无复发率在该随访研究为 50%(75/150),而最长无复发时间为 8 年。在这些患者中 47 例复发,34 例术后 1 年内复发。研究识别出下列在该序列中复发主要原因:生活负性事件,缺乏社会和家庭关怀;药物交易者诱惑,心理依赖药物;躯体不适由长期持久戒断症状引起。非特异性并发症发生率是 9.0%(11/122),所有都在术后 6 月内解决。特异性并发症发生率为 7.4%(9/122),大部分随时间改善。在 122 例患者中,75.4%有不同种类常规工作,84.6%患者经济独立。与没有接受手术的患者相比,患者术后确实生活得更好些。而且这些患者术后 5 年及以上确实复发的生活质量类似于正常人。

总之,药物治疗应当组成系统包括下列 3 个持续过程:脱毒、防复吸和回归社会。本章我们总结了成功的临床经验。在达到通过术前生理脱毒、精确和合适毁损 NAc,并且积极修正认知行为获得治疗效果。除其他治疗方法外,标准的立体定向技术能帮助人类在未来制服药物成瘾恶魔。

参考文献

[1] Dieckmann G, Schneider H. Influence of stereotactichypothalamotomy on alcohol and drug addiction [J]. Appl Neurophysiol, 1978,41(1-4):93-98.

[2] Jansson B, Nystrom S. Lobotomy as a therapeuticalternative in drug addiction [J]. Lakartidningen, 1968,65(24):2444-2445.

[3] Kanaka T S, Balasubramaniam V. Stereotacticcingulumotomy for drug addiction [J]. Appl Neurophysiol, 1978,41(1-4):86-92.

[4] Medvedev S V, Anichkov A D, Polyakov Y I. Physiological mechanisms of the effectiveness of172 G. Gao and X. Wangbilateral stereotactic cingulotomy against strongpsychological dependence in drug addicts [J]. HumPhysiol, 2003,29(4):492-497.

[5] Gao G, Wang X, He S, et al. Clinical study foralleviating opiate drug psychological dependence by amethod of ablating the nucleus accumbens withstereotactic surgery [J]. Stereotact Funct Neurosurg, 2003,81(1-4):96-104.

[6] Wang X, He S, Heng L et al. Follow-up of nucleusaccumbens lesion for treatment of drug dependence [J]. Chinese Journal of Neurosurgery, 2005,10.28;21(10).

[7] Fu X, Niu C. Stereotactic and FunctionalNeurosurgery [M]. Anhui: Science and TechnologyPublishing House, 2004.

[8] Xu M, Wang C, Jiang C. Bilateral cingulotomy forthe treatment of heroin dependence [J]. Chinese Journalof Minimally Invasive Neurosurgery, 2005,10(4):162-163.

[9] Yang K, Xi S, Wang K, et al. Stereotactic bilateralnucleus accumbens lesion for the treatment of opioiddependence [J]. Chinese Journal of Stereotactic andFunctional Neurosurgery, 2005;18(3):135-139.

[10] Orellana C. Controversy over brain surgery for heroinaddiction in Russia [J]. Lancet Neurol, 2002,

1(6):333.

[11] Everitt B J, Robbins T W. Neural systems ofreinforcement for drug addiction: from actions tohabits to compulsion [J]. Nat Neurosci, 2005,8(11):1481 – 1489.

[12] Belin D, Everitt B J. Cocaine seeking habits dependupon dopamine-dependent serial connectivity linkingthe ventral with the dorsal striatum [J]. Neuron, 2008,57(3):432 – 441.

[13] Kalivas P W, McFarland K. Brain circuitry and thereinstatement of cocaine-seeking behavior [J]. Psychopharmacology, 2003,168(1 – 2):44 – 56.

[14] Bittar R G, Kar-Purkayastha I, Owen SL, et al. Deepbrain stimulation for pain relief: a meta-analysis [J]. J Clin Neurosci: Official J Neurosurg Soc Australas, 2005,12(5):515 – 519.

[15] Wichmann T, Delong M R. Deep brain stimulation forneurologic and neuropsychiatric disorders [J]. Neuron, 2006,52(1):197 – 204.

[16] Yamamoto T, Katayama Y. Deep brain stimulationtherapy for the vegetative state [J]. NeuropsychologicalRehabil, 2005,15(3 – 4):406 – 413.

[17] Zhou H, Xu J, Jiang J. Deep brain stimulation ofnucleus accumbens on heroin-seeking behaviors: acase report [J]. Biol Psychiatry, 2011,69: 41 – 42.

[18] Li N, Wang J, Wang XL, et al. Nucleus accumbens surgery for addiction [J]. World Neurosurg, 2012,10:7.

[19] Greenberg B D, Gabriels L A, Malone D A Jr, et al. Deep brainstimulation of the ventral internal capsule/ventralstriatum for obsessive-compulsive disorder: worldwide experience [J]. Mol Psychiatry, 2010,15(1):64 – 79.

[20] Anderson D, Ahmed A. Treatment of patients withintractable obsessive-compulsive disorder withanterior capsular stimulation: case report [J]. J Neurosurg, 2003,98:1104 – 1108.

[21] Schaltenbrand G, Wahren W. Atlas for stereotaxy ofthe human brain [M]. Stuttgard: Thieme, 1977.

[22] Heng L, Wang X, He S, et al. Complications ofnucleus accumbens leasions for the treatment of drugdependence [J]. Chinese Journal of Stereotactic and Functional Neurosurgery, 2006,19(1):5 – 8.

[23] Hang J. Reflections on neurosurgery detoxification [J]. Chinese Journal of Pain Medicine. 2005;11(1):45 – 46.

[24] Qu X, Qiu Z. Our views for the treatment of drugaddiction by neurosurgery [J]. Medicine and Philosophy, 2004,25(12):32.

第 15 章
神经性厌食症的外科治疗

孙伯民,李殿友,刘　伟,占世坤,潘宜新,张小小

摘　要

　　神经性厌食症(anorexia nervosa)是一种具有高发病率和病死率的严重精神类疾病。据估测,即使采取最佳药物和行为治疗,仍有 21% 的患者久治不愈。当前数据表明,毁损手术和 DBS 治疗术可使大部分药物难治性神经性厌食症患者(60%~80%)从中受益,并且术后长期严重的不良反应极少发生。功能影像学研究已提高我们对疾病的发生发展及药物作用机制的认识。在我院,我们根据神经性厌食症的临床特点及 8 年来的手术经验,用四级量表对神经性厌食症评分,并用这个量表指导患者的手术选择方式。我们通常会选择 DBS 治疗术、伏隔核毁损术、内囊前肢毁损术、前扣带回毁损术治疗神经性厌食症、研究表明外科手术是治疗难治性神经性厌食症有效的办法,同时还能缓解患者的病痛,改善其生活质量。

15.1　引言

　　神经性厌食症通常起病于青年,并以拒绝将体重维持在正常最低水平,极度恐惧体重增加,极端追求苗条为特点,现已成为最具挑战性的精神病之一。女性患者一般会伴有绝经,其他的发病特点还包括体相障碍,不断增强的减肥欲,对肥胖的恐惧等。年轻女性的平均患病率为 0.3%~1%,男性患病率仅为女性的十分之一。女性的终生患病率为 2.2%。

　　神经性厌食症是病死率最高的精神病之一,它给患者及其家庭带来巨大的苦痛。引起神经性厌食症死亡的主要原因是自杀、药物的不良反应、长期营养不良引起的大量严重并发症。并发症包括骨质疏松、胃肠道和心脏的并发症、肝损害、电解质紊乱,并最终发展为多器官衰竭。神经性厌食症的精神性并发症包括抑郁发作(50%~70%的神经性厌食症患者)、焦虑障碍(大于 60%)和强迫症(大于 40%)。神经性厌食症的暴食-吐泻型患者也会伴有人

孙伯民(通信作者)、李殿友、刘伟、占世坤、潘宜新、张小小
中国上海上海交通大学医学院附属瑞金医院功能神经外科

格障碍、酒精成瘾和物质依赖（12%～27%），并且这类亚型患者的强迫行为也高于节食型患者。

大量文献报道，低于 50% 的神经性厌食症患者可恢复健康（46.9%），1/3 的患者（33.5%）可获得部分改善，20.8%（0～70%）的患者迁延不愈。超过 10 年病程的神经性厌食症患者则很难获得恢复。基因连锁研究进一步表明，神经性厌食症、抑郁发作、焦虑障碍、强迫症和物质依赖均与 1/3 的遗传危险因素有关。有证据表明，情绪低落是神经性厌食症的危险因素，同时亦能加重神经性厌食症患者病情或者引起神经性厌食症复发。这些精神类疾病在发病的神经环路上可能有显著的解剖结构重叠。

15.2　神经性厌食症的神经环路

进食神经环路非常复杂，并且明确的神经性厌食症环路还尚不清楚，同时又因为单因素致病既不能充分解释神经性厌食症的发生与发展，亦不是其发病的必要因素，因此多因素阈值模型则成为最能准确阐述该发病机制的方法。神经性厌食症的生物及神经环路研究是当前的热点，大量的疾病模型主要用来研究潜在的病态心境、焦虑障碍、犒赏机制以及躯体的感知、抑制、失语和欲望的致病因素，这些大量的研究工作主要得益于神经影像学，它被大量地用来显示痊愈后的神经性厌食症患者与正常对照在结构及功能上的差异。

神经性厌食症患者在性格及人格特点上异于常人，这是其典型的发病特点，这类特点往往在童年时就已出现，早于疾病的发生，可促进疾病的发生并可持续到患者痊愈之后。大量的这些性格特点最终会形成神经环路，例如，典型的有害规避行为与背侧壳核的多巴胺 D2/D3 受体有关，完美主义和强迫人格由背外侧前额叶皮质（dorsolateral prefrontal cortex，DLPFC）控制的夸大认知控制力有关。DLPFC 会过多参与抑制犒赏环路进行的信息抑制过程。神经性厌食症患者的焦虑性格会引发多种行为紊乱，这种异常行为被认为是调解负性情感的排解方式。功能脑影像学研究表明，前额叶纹状体环路（包括腹部纹状体、前扣带皮质、辅助运动区）的负性激活作用造成了神经性厌食症患者认知适应性的损伤，进而导致患者节食和控制体重的刻板、仪式性行为。

大量数据表明，神经性厌食症患者有 DA 和 5－HT 系统功能紊乱。5－HT 在改变饱足感、控制冲动、调节情绪方面发挥重要作用，然而 DA 系统与动机、执行能力（冲动抑制、显著归因、决策行为）以及异常摄食犒赏行为有关。最新 PET 以及特异性放射标记 5－HT 的 SPECT 研究表明，在神经性厌食症患者中，其皮质结构和边缘系统的 5－HT1A 和 5－HT2A 受体，5－HT 转运子活性发生改变，这可能是导致焦虑、行为抑制、体相障碍的原因。耗竭 5－HT 水平可缓解患者及神经性厌食症康复者的焦虑情绪。饥饿感可能会降低与焦虑性格相关的 DA 病理性升高。

摄食的犒赏过程很复杂，它受到认知、情绪以及与学习行为控制，并受到与遗传倾向相关的生物因素的调控。进食动机和食物获取是犒赏环路的重要组成部分，在神经性厌食症患者中，该环路出现功能障碍。就神经性厌食症患者而言，食物可能发挥不了多大犒赏作用，因此这可能和眶额回皮质（orbitofrontal cortex，OFC）或纹状体的相应应答有关。最近影像学研究为神经性厌食症患者的味觉处理功能障碍提供证据，该功能障碍不仅和前岛叶相关，而且和纹状体区有关。遗传学、药理学、生理学研究表明神经性厌食症患者及恢复者可表现出纹状体功能改变。DA 功能障碍可改变食欲行为的调控以及引发快感缺乏、烦躁、禁欲及运动增多。这些结果则会提升神经性厌食症患者改变食欲机制的可能，这种机制可能有感觉、内感受或犒赏过程的参与。犒赏和情感的调控障碍可能会增加食欲行为异常的易感性。神经性厌食症患者可抑制食欲并可利用过度放大的背侧认知环路功能而获得异于常人的自控能力。

　　除了犒赏环路以外，还有其他的神经环路可引起神经性厌食症。岛叶皮质促进神经性厌食症各相关结构的信息整合处理过程，因此对于神经性厌食症来说显得尤为重要。于是有了这样一个假说，神经性厌食症患者的临床症状由岛叶组成的神经环路速度限制功能障碍引起。然而神经性厌食症确切的神经环路依旧不清楚。神经影像学、神经生理学以及毁损研究表明边缘和认知神经环路最特别，并极有可能帮助我们进一步了解神经性厌食症患者的行为。边缘环路由杏仁核、岛叶、腹侧纹状体、ACC 和 OFC 腹侧区组成，它不仅可以协调识别能力，还能对刺激做出反应。相比而言，认知环路由海马、ACC、DLPFC 背侧区和顶叶皮质区组成，该环路可能与选择性注意、策划和激动状态下努力调节有关。

　　恐惧感的关键区主要定位在杏仁核、海马、岛叶皮质、ACC、纹状体和前额叶皮质。当神经性厌食症患者看见食物时，他们会产生高于常人的外侧杏仁核区、内侧前额叶皮质区和伏隔核区的兴奋性冲动。因此，食物可引起神经性厌食症患者的躲避和恐惧感。恐惧环路也和恐怖记忆消除有关。更重要的是，从内侧眶额回和前额皮层区到杏仁核的抑制性投射对恐怖记忆的消除起到了至关重要的作用，同时神经性厌食症患者较常人表现出更快的恐惧习得能力，并且还能对条件性反射消除产生更加明显的抵抗作用。

　　最新神经性厌食症患者[18]F－FDG PET/CT 研究发现，前额叶、海马有高代谢，当接受伏隔核 DBS 处理后，豆状核代谢降低。Lipsman 等发现经过胼胝体下扣带 DBS 治疗的神经性厌食症患者，其前扣带、岛叶和顶叶有高代谢降低，并且他们的 BMI 和心境均有明显的改善。这些结果表明这些区域对神经性厌食症患者而言非常重要。

　　神经环路紊乱究竟发生在营养不良之前还是继发于营养不良尚不明确，但是已经明确的是与岛叶和前额叶区有关，当然也包括处理犒赏、愤怒的眶额叶和扣带区的功能，结构改变可使个体有患神经性厌食症的倾向性，同时还明确机体为了应对营养不良，这些神经环路也会发生适应性改变。因此，特定脑区的功能和结构改变、神经调质的改变都和神经性厌食症的病因学有关，但是为了进一步阐明神经性厌食症的病因学和神经环路学机制，我们尚有很长的路要走。

15.3　非侵入性治疗

　　神经性厌食症多为慢性疾病，可能会终身带病。当前心理治疗和药物治疗效果大多欠佳，但令人惊奇的是仅就药物和心理治疗而言，并无 A 类证据支持，而只有家庭干预符合 B 类证据（具备设计优良的实验证据但缺乏随机对照）。各种家庭干预治疗对青年有效，但就成年人而言，证据不足。

　　选择性 5－HT 再摄取抑制剂（SSRIs）是控制神经性厌食症患者临床症状、促其体重复原的主要治疗药物，但对于处于低于正常标准体重的神经性厌食症患者而言，美国精神病协会并不推荐使用 SSRIs 类药物。典型的抗精神类药物治疗神经性厌食症依旧资料不足。奥氮平虽能增加体重,而且还能降低较严重的慢性神经性厌食症患者的强迫症状,但指南并不推荐常规使用。

虽然神经性厌食症治疗方式有多种,但仍有 20%的患者属于药物难治性,并且这类患者面临早死的风险。在发病的前 10 年当中,神经性厌食症患者的随机病死率约 10%。对于难治性神经性厌食症患者来说,外科治疗无疑是另外一种备择方式。

15.4 神经性厌食症的神经外科治疗

15.4.1 神经性厌食症的外科治疗史

外科手术治疗神经性厌食症已经走过了 50 个年头,首次对前额叶切除治疗神经性厌食症的报道发表于 1950 年。患者,21 岁,女,曾接受经眶白质切除术后疾病再次复发,遂再行前额叶全切术,术后 2 个月患者体重获得明显增加并且食欲大增。随后 20 年,评估和报道过 16 例接受前额叶切除的神经性厌食症患者,无独有偶,结果同第一次报道近似,这 16 例患者均获得了体重和食欲的明显增加;然而,其中有 3 例患者一直经受着精神症状的煎熬(抑郁、暴躁、惊恐发作),另外,还有 1 例患者在术后 4 个月自杀。1976 年,一项研究分析了立体定向下边缘白质切除术患者的疗效,术后所有患者均获得了体重的明显增加及其他精神疾病的明显改善。

现代的神经性厌食症外科治疗术诞生于近 10 年。为了加强手术的安全性和高效性以及减少手术带来的并发症,这种现代技术已致力于可视下制造更加微创、靶向性精度更高的立体定向毁损灶。和过去的治疗方式截然不同,目前采用的治疗方式会借助 CT 或者 MRI 的导引,MRI 为手术靶点提供的高分辨率影像可显著降低术后并发症。和前额叶切除术相比,这种术式相对安全、有效、创伤最小,并且不良反应和并发症更少。2007 年,孙伯民教授等报道了 20 例药物和心理治疗不佳的神经性厌食症患者,其中 15 例患者接受了双侧伏隔核 DBS 手术,术后 2 个月,这部分患者体重增加了 17～44 磅,其中有大部分患者获得强迫症状和焦虑症状的显著改善。12 例暴食-吐泻亚型患者术后 6 个月后体重未见明显增加。这 12 例患者接受了双侧内囊前肢毁损术之后才表现出精神和进食症状的显著改善。术后 38 个月,我们报道了 4 例接受双侧伏隔核 DBS 患者的随访结果。基于这项研究,许多医疗中心也相继有了运用 DBS 和毁损手术治疗神经性厌食症的成功报道。

DBS 治疗术和毁损手术手术被用于常规治疗神经性厌食症。DBS 的治疗靶点多为伏隔核或者胼胝体前或胼胝体下;毁损手术的靶点包括内囊前肢毁损。伏隔核毁损术和扣带毁损术,如图 15.1 所示。

15.4.2 DBS 治疗术

DBS 被视为是一种常规治疗手段,它能够有效地治疗神经科疾病和难治性精神疾病,其中包括帕金森病、肌张力障碍、震颤和强迫症等。DBS 是一种神经调控治疗方式,即把电极植入体内,然后电极将脉冲发生器产生的产生电脉冲传递至特定的脑区域来发挥治疗作用。DBS 治疗术不同于毁损手术,它对脑组织产生更加微小的可逆性损害,并且大部分不良反应都是可逆的,并可通过调节刺激参数来控制这些不良反应。

对于难治性精神环路相关的疾病,DBS 无疑是具备开创性和前景性的一种治疗手段。

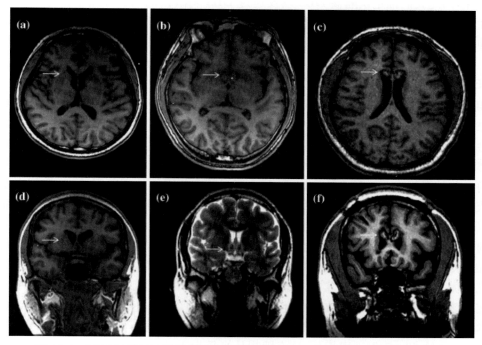

图 15.1 MRI 扫描显示了经典的内囊前肢毁损术、Nacc 毁损术和扣带回毁损术

(a)为内囊前肢毁损术轴位；(b)为 Nacc 毁损术轴位；(c)为扣带回毁损术轴位；(d)以为内囊前肢毁损术冠状位；(e)为 Nacc 毁损术冠状位；(f)为扣带回毁损术冠状位

DBS 的靶点包括了伏隔核、腹侧内囊、腹侧纹状体和胼胝体下扣带回。这些靶点通常用来治疗强迫症、物质依赖、抑郁发作和神经性厌食症。就 DBS 治疗神经性厌食症的有效性而言，当用 DBS 刺激伏隔核后，患者的前额叶、海马和豆状核的高代谢均有下降。这项研究表明，DBS 可以降低刺激区域的适应不良活动和连接，同时可将神经网络修复到正常状态。

目前，对于神经性厌食症治疗效果的报道较少，上海孙伯民等发表了第一篇 DBS 治疗神经性厌食症的文章。4 例经过伏隔核 DBS 治疗的神经性厌食症患者经过 38 个月的随访检查，发现有近 65% 的患者体重增加(平均 BMI 基线是 11.9 kg/m^2，平均患者随访 BMI 是 19.6 kg/m^2)，并且所有患者在术后 11 个月恢复正常月经周期。在最后的一次随访调查中发现，DBS 在术后一年电量耗竭，但并未出现症状的复发。因此按照 DSM-4 的标准，可认为该治疗可缓解这部分患者的症状。唐都医院王学廉等报道对 6 例神经性厌食症患者采取 NACc 毁损术，2 例神经性厌食症患者采取伏隔核 DBS 治疗，在术后 9 个月恢复了正常月经周期和并在术后 12 个月将 BMI 恢复至正常水平(大于 18 kg/m^2)。这两项预实验表明，DBS 是恢复神经性厌食症患者正常体重的可行手术方式。

最近 Lipsman 教授报道了 6 例难治性神经性厌食症患者采取 ACC-DBS 治疗一期的预实验结果。他们发现在这部分人群中该术式相对安全，并且该手术改善了其中 4 例患者的情绪及脾气暴躁、情感调节能力、厌食相关的强迫行为和冲动行为。在术后 9 个月的随访检查中，仅 3 例患者有 BMI 的改善，月经周期的情况在文中未提及。

鉴于 OCD 和神经性厌食症有相似的症状学和神经环路特点，以及基于 DBS 治疗 OCD

的有效性,因此我们推定伏隔核 DBS 以及通过 DBS 刺激其他犒赏环路来治疗慢性难治性神经性厌食症也是有效的,同时我们还推测该术式不仅可以恢复患者体重水平,还可以显著改善神经性厌食症患者的症状及其相关并发症。

15.4.3 毁损手术治疗神经性厌食症

如前所述,不仅难治性神经性厌食症患者可以从 DBS 治疗中受益,特别是暴食-吐泻型这类患者更是如此,而且长病程患者(病程大于 10 年)也能从中受益。对于毁损手术而言,通常会选择内囊前肢毁损和前扣带回毁损,我们对此讨论如下。

15.4.3.1 内囊前肢毁损术

内囊前肢毁损术是一种立体定向手术,它通过特定的毁损灶离断强迫症、抑郁大发作和物质依赖等的边缘通路神经连接来发挥作用。大部分患者都可以从该术中获得某些症状的缓解以及认知功能的改善,同时不伴有人格改变。

内囊前肢毁损术即通过毁损内囊前肢从而离断前额叶皮质和皮质下核团(包括背内侧丘脑)的纤维连接,这种术式被大量用于精神科手术。毁损术在 CT 或者 MRI 定位下,通过热凝或者伽马射线局部照射来实施。鉴于大部分人群间内囊前肢结构的差异性,MRI 被视为是定位该结构的最佳方式。在立体定向 MRI 影像中,通过内囊可视化,我们可以明确定位手术的靶点。我们根据靶点坐标先在冠状缝后钻取两个小孔,然后通过射频针将温度升到 80℃,持续约 60 s 来制造毁损灶,这个毁损灶半径为 4 mm,长度为 10 mm。

最近有研究报道了一项结果,一个 OCD 合并神经性厌食症的患者接受了双侧内囊前肢毁损术,术后 3 个月对其随访发现,不仅其体重获得了显著增加,而且其强迫症状也获得明显改善。在我们治疗中心,从 2005 年 10 月到 2013 年 12 月间,总计 150 例神经性厌食症患者接受内囊前肢毁损术,有 85% 的患者获得了症状的改善,并且所有的女性患者都恢复了月经周期。这项结果表明,这种手术治疗神经性厌食症是极具前景的。与 DBS 治疗术相比,双侧内囊前肢毁损术会引起睡眠障碍、小便失禁、定向障碍和保留等短期不良反应,这些症状通常在术后 1 个月内自愈。有少量患者(小于 5%)会有记忆丧失、疲乏、过度体重增加和人格改变等长期不良反应。

15.4.3.2 前扣带回毁损术

前扣带回毁损术是当前美国采用最多的精神外科术式。麻省总院的临床医生采用前扣带毁损术来治疗抑郁症和强迫症,并获得不错疗效。制造前扣带回毁损灶需要将射频针升高到 80~85℃,并持续 90 s。使用相同的毁损参数,拔出电极后会留下直径 10 mm 毁损灶,其下端的毁损直径会更大,毁损完一侧然后在另一侧大脑半球进行相同的过程,最终产生两个对称的双侧前扣带回毁损灶。

前扣带回毁损术与内囊前肢毁损术相比,前者相对安全并且有更低的不良反应发生率。即刻的或者短暂的不良反应有头痛、精神紊乱和尿失禁。在本中心仅在行双侧内囊前肢毁损术后 1 年疗效欠佳时,我们才会采用前扣带回毁损来治疗神经性厌食症患者,约 1/2 的患者可从中获得良好疗效。

15.4.3.3 伏隔核毁损术

原始奖赏系统的功能紊乱是神经性厌食症的核心特点。伏隔核是犒赏环路的中心环节,并且可能对神经性厌食症的疾病进展极其重要。伏隔核 DBS 治疗强迫症、药物成瘾和重度抑郁症,神经性厌食症已经获得成功。王学廉等报道 6 例伏隔核毁损治疗神经性厌食症的病例,患者在术后一年获得基本体征和 BMI 的显著改善,女性患者恢复了月经周期,抑郁、脾气暴躁和强迫症的症状获得改善。尽管数据较少,但伏隔核 DBS 在治疗神经性厌食症上的成功使得我们有信心相信伏隔核毁损术也应该是一种极具潜在价值的治疗手段。

15.4.3.4 多靶点联合治疗

如前所述,大部分神经性厌食症患者并发强迫症、重度抑郁症和焦虑障碍等精神疾病。暴食-吐泻型可能伴发人格障碍、酒精和物质滥用等症状,这些并发症表明这些精神病与神经性厌食症在犒赏环路上的异常存在大量重叠。对于难治性慢性神经性厌食症患者而言,如有第一次手术失败了,二次手术靶点可考虑伏隔核,内囊前肢和前扣带回,这些靶点不仅可以改善神经性厌食症的核心症状,还能改善其相关的并发症。

（1）伏隔核 DBS 联合内囊前肢毁损术

动物实验表明单独伏隔核 DBS 治疗或者联合内囊前肢毁损术是治疗神经性厌食症的潜在选择。在我们第一组病例中,有 15 例神经性厌食症患者接受伏隔核 DBS 治疗,其中 12 例治疗失败后接受双侧内囊前肢毁损术,术后全部获得进食和精神症状的显著改善。因此对于严重的难治性神经性厌食症患者而言,伏隔核 DBS 联合双侧内囊前肢毁损术或单侧内囊前肢毁损术是一种行之有效的治疗方式。

（2）内囊前肢毁损术联合前扣带回毁损术

鉴于前扣带回毁损在治疗强迫症和焦虑障碍上获得的成功,这个联合术式理所当然地被视为是继双侧内囊前肢毁损术失败后,给予伴有抑郁、强迫症和焦虑的神经性厌食症患者实施二次手术的潜在考虑方式。在本治疗中心,有 12 例接受双侧内囊前肢毁损术失败的患者,对其补做前扣带回毁损术后,有半数患者获得症状进一步改善。

15.5 神经性厌食症的分级和外科手术的选择

神经性厌食症患者焦虑障碍、抑郁、强迫症、人格障碍和物质依赖的终身发病率会增加。严重的并发症和更长的病程会进一步加重神经性厌食症病情。基于 180 例术后神经性厌食症患者资料,我们根据临床特点把神经性厌食症分成 4 类,并依据这种分类模式来进行患者治疗方式的选择。

15.5.1 根据临床特点进行神经性厌食症分级

1 级:有节食和过度锻炼的行为。

2 级:有节食行为并至少伴有强迫症、焦虑障碍或者抑郁等一种精神疾病。

3 级:暴饮且(或)有吐泻行为(自我催吐或者滥用导尿剂,导泻剂)并伴有强迫症、焦虑障碍或者抑郁等精神疾病。

4 级:暴饮且(或)有吐泻行为并至少伴有一种如下严重的精神疾病:物质依赖、盗窃癖、性乱行为、自残行为和人格障碍。

须要指出的是如果神经性厌食症患者病程超过 6 年,该类患者就应该至少被分级为 2 级。

15.5.2　外科手术治疗的选择

患者要采取什么样的治疗方式须要根据患者的神经性厌食症分级,现分级如下:

神经性厌食症 1 级:采取心理治疗或者药物治疗。

神经性厌食症 2 级:采取精神治疗、药物治疗或者双侧伏隔核 DBS 治疗。

神经性厌食症 3 级:采取双侧内囊前肢毁损术或者双侧伏隔核毁损术治疗。

神经性厌食症 4 级:采取双侧内囊前肢毁损术联合前扣带毁损术治疗。

15.6　手术指征以及患者的入选和排除标准

目前已发表的患者入选标准还很少,相关的数据也极其有限,明确的神经性厌食症治疗指南还未出来,本治疗中心的患者外科手术入选标准阐述如下:

(1) 根据精神科访谈和 DSM‐4 标准予以患者明确的神经性厌食症诊断。

(2) 患者必须被确诊为难治性神经性厌食症。①患者必须接受过一种准确的治疗方案,疗程必须超过 3 年;②至少采取过两种治疗方案[药物治疗,心理治疗(如家庭治疗)和行为治疗]之后,明确为治疗无好转;③患者必须有短时间内的体重迅速下降,甚至危及生命且无任何有效的治疗措施。

(3) 根据 DSM‐4 标准 C‐神经性厌食症患者必须严重到有明显功能的损害,并且持续 2 年大体功能评分(global assessment of functioning score,GAF)等于或者低于 45 分。

(4) 患者体重必须小于 85% 正常体重(或者 BMI 小于 17.5)。

(5) 必须尊重患者及其委托人的知情同意权,并告知其接下来的随访程序。

排除标准如下:

(1) 一般生命状况不稳定的患者(严重的电解质紊乱、心衰以及其他的外科和麻醉禁忌证)。

(2) 通过 MRI 确诊,由阿尔兹海默病、肿瘤或外伤引起的脑萎缩患者。

(3) 具有 MRI 禁忌证的患者(妊娠、植入过心脏起搏器、有金属植入物,不包括 DBS 电极和刺激器)。

(4) 有严重的心脏疾病或者其他脏器疾病,不适合外科手术的患者。

(5) 年龄小于 14 岁的患者。

(6) 拒绝签署入院告知书,手术同意书的患者。

15.7　患者的术前准备

鉴于神经性厌食症患者有大量的心理异常,因此术前必须认真完善相关术前准备。

15.7.1　术前准备

基于神经性厌食症患者有长期营养不良史,因此大量患者一般情况不稳定,从而使得麻醉或外科风险极高而丧失外科手术机会。这些禁忌证包括电解质紊乱、心衰、肝功能异常和凝血功能异常等。因此大量的术前筛查必须认真执行,例如心电图、血液检查(血生化、血常规、血糖和血管内凝血功能)等检查是评估患者手术风险的重要参考。根据我们的临床经验,最常见的电解质紊乱见于低钾血症和低蛋白血症,在术前可以调整至正常。另外,大多数神经性厌食症患者可表现出抑郁、强迫症和焦虑障碍等并发症。神经性厌食症患者的精神状态通常不稳定,常表现为易激惹和明显的抑郁,因此患者在治疗全过程中必须严密观测。

15.7.2　术中管理

为了避免术中低血容量和电解质的过度稀释,一般建议在局麻下行毁损手术。对于接受 DBS 治疗的神经性厌食症患者而言,在局麻和全麻下进行手术是必需的。考虑到潜在的麻醉并发症,我们必须在麻醉前进行全面的术前评估,另外,绝大部分麻醉药的给予剂量都是按照每公斤体重来计算的,在术中,还须要仔细监控心电图和血钾水平从而尽量降低心律失常的风险。

因为神经性厌食症患者颅骨一般较薄,因此在颅骨钻孔的时候需要特别当心。硬脑膜压力过高会引起硬膜外血肿。当硬脑膜被打开后,为了避免术中脑脊液漏出,我们需要立即将生物胶填塞封闭;另外,有必要使用暖风机以维持术中患者体温;最后,我们必须及时完成手术,同时需要用到软垫以避免压疮。

15.7.3　术后处理

鉴于神经性厌食症患者体重非常低,因此术后必须严格控制补液。根据我们的手术经验,甘露醇脱水一般不会引起颅内出血。术后必须严密观察血液检查以避免液体和电解质紊乱,术后第二天应该继续药物治疗,但其剂量需要根据患者具体情况具体调整,心理治疗可在术后 2 周进行。

15.8　神经性厌食症外科手术后不良反应

神经性厌食症患者接受外科手术后的不良反应可以分为以下几类。

15.8.1　手术的不良反应

颅内出血是该手术最凶险的不良反应。本中心有 216 例患者,其中有 4 例术后硬膜外出血,3 人经过外科手术获得治愈,1 人因 DIC 死亡。接受立体定向手术治疗的神经性厌食症患者比接受该治疗的其他疾病患者(例如帕金森病、肌张力障碍和强迫症等)有更高的颅内出血发生率。

鉴于植入 DBS 后引起皮下积液或者皮下出血,因此手术切口的感染在 DBS 术后较毁损手术更加常见。在本中心,手术切口感染率接近 2%,这个数据和其他医疗中心的数据相近。

15.8.2　神经心理上的不良反应

神经心理的不良反应可以分为两类,即长期不良反应和短期不良反应。短期不良反应包括尿失禁、定向障碍、睡眠障碍和头痛;这些不良反应通常在术后 1～2 个月内好转。有部分患者会有长期不良反应,包括记忆减退、疲乏、体重过度增加和人格改变。

15.8.3　DBS 相关的不良反应

除手术引起的并发症，DBS 系统本身也会出现硬件问题，其中包括电极或导线折断、机器排斥、IPG 的功能异常以及电极移位。Bhatia 总结了 191 例患者，共计植入 330 个电极，发现与 DBS 硬件相关问题的总体发生率为 4.2%。DBS 植入后平均会在术后 1.8 年发生与之相关的问题，本中心得出结果与之相似。

15.9　结论和展望

神经性厌食症是一种严重而错综复杂、有时会致命的精神疾病。在当前治疗方式下病情又极易复发。立体定向手术无疑为难治性神经性厌食症的治疗提供了一种行之有效的治疗手段。尽管外科治疗难治性神经性厌食症已经有成功案例的报道，但是神经性厌食症外科治疗的数据依然很有限，特别是在当前的试验大环境下，神经外科手术的有效性和安全性仍需进一步验证。我们必须解决各种顾虑来进一步推进立体定向手术治疗神经性厌食症的应用。首先，必须阐明神经性厌食症的确切病因学机制和神经环路机制。其次，我们必须不断促进立体定向以及功能技术的推陈出新，从而降低颅脑组织不必要的伤害。最后，必须用特异度更高的心理测试量表来诊断这种疾病并评估外科手术的疗效。

能够实施这类手术的最佳适应证即为适合通过构造毁损灶将边缘环路离断的疾病。我们在这个领域已经取得了明显的进步；同时，刺激不同脑部核团的和离断相互作用的神经通路来治疗相当一部分对药物治疗无效的精神性疾病，这种治疗手段都是具有潜在疗效的手段。值得强调的是，就强迫症治疗而言，有充足的证据支持这样一个观点，即通过毁损术或放射外科治疗的立体定向手段来治疗药物或者认知行为治疗比较棘手的强迫症患者，其安全性和有效性是值得肯定的。就像其他的外科手术一样，不良反应会更加减少，同时这项毁损手术在精神领域会更加受到认可，获得的疗效（特别是患者生活质量的改善）也尤为突出。

参考文献

［1］ Steiner H, et al. Risk and protective factors forjuvenile eating disorders ［J］. Eur Child AdolescPsychiatry. 2003,12(1)：38 - 46.

［2］ Yager J, Andersen A E. Clinical practice. Anorexianervosa ［J］. N Engl J Med. 2005,353(14)：1481 - 8.

［3］ Keski-Rahkonen A. Epidemiology and course ofanorexia nervosa in the community ［J］. Am J Psychiatry, 2007,164(8)：1259 - 1265.

［4］ Hoek H W, van Hoeken D. Review of the prevalenceand incidence of eating disorders ［J］. Int J Eat Disord, 2003,34(4)：383 - 396.

［5］ Berkman N D, Lohr K N, Bulik C M. Outcomes ofeating disorders：a systematic review of the literature ［J］. Int J Eat Disord, 2007,40(4)：293 - 309.

［6］ Forcano L. Suicide attempts in anorexia nervosasubtypes ［J］. Compr Psychiatry, 2011,52(4)：352 - 358.

［7］ Norrington A. Medical management of acutesevere anorexia nervosa ［J］. Arch Dis Child Educ PractEd, 2012,97(2)：48 - 54.

［8］ Herpertz-Dahlmann B. Adolescent eating disorders：definitions, symptomatology, epidemiology andcomorbidity [J]. Child Adolesc Psychiatr Clin NorthAm，2009,18(1):31 - 47.

[9] Treasure J，Claudino A M，Zucker N. Eating disorders [J]. Lancet. 2010,375(9714):583 - 593.

[10] Bulik C M. Alcohol use disorder comorbidity ineating disorders: a multicenter study [J]. J ClinPsychiatry, 2004,65(7):1000 - 1006.

[11] Strober M，Freeman R，Morrell W. The long-termcourse of severe anorexia nervosa in adolescents: Survival analysis of recovery, relapse, and outcomepredictors over 10 - 15 years in a prospective study [J]. IntJ Eat Disord, 1997,22(4):339 - 360.

[12] SteinhausenH C. The outcome of anorexia nervosa in the20th century [J]. Am J Psychiatry, 2002, 159(8):1284 - 1293.

[13] Herzog D B. Recovery and relapse in anorexia andbulimia nervosa: a 7. 5 - year follow-up study [J]. JAmAcadChild Adolesc Psychiatry, 1999,38(7):829 - 837.

[14] Connan F. A neurodevelopmental model foranorexia nervosa [J]. Physiol Behav, 2003,79(1):13 - 24.

[15] Clarke T K，Weiss A R，Berrettini WH. The genetics ofanorexia nervosa [J]. Clin Pharmacol Ther，2012,91(2):181 - 188.

[16] Noordenbos G，Seubring A. Criteria for recoveryfrom eating disorders according to patients andtherapists [J]. Eat Disord, 2006,14(1):41 - 54.

[17] Kaye W H. Neurocircuity of eating disorders [J]. Curr Top Behav Neurosci, 2011,6:37 - 57.

[18] Kaye W H，Fudge J L，Paulus M. New insights intosymptoms and neurocircuit function of anorexianervosa [J]. Nat Rev Neurosci, 2009,10(8):573 - 584.

[19] Frank G K. Increased dopamine D2/D3 receptorbinding after recovery from anorexia nervosameasured by Positron emission tomography and[11C] raclopride [J]. Biol Psychiatry, 2005, 58(11):908 - 912.

[20] Kaye W H. Nothing tastes as good as skinnyfeels: the neurobiology of anorexia nervosa [J]. TrendsNeurosci, 2013,36(2):110 - 120.

[21] Friederich H C. Neurocircuit function in eatingdisorders [J]. Int J Eat Disord, 2013,46(5):425 - 432.

[22] Kaye W H. Abnormalities in CNS monoaminemetabolism in anorexia nervosa [J]. Arch GenPsychiatry, 1984;41(4):350 - 355.

[23] Bergen A W. Association of multiple DRD2polymorphisms with anorexia nervosa [J]. Neuropsychopharmacology, 2005,30(9):1703 - 1710.

[24] Friederich H C. Differential motivationalresponses to food and pleasurable cues in anorexiaand bulimia nervosa: a startle reflex paradigm [J]. Psychol Med, 2006,36(9):1327 - 1335.

[25] Halford J C，Cooper G D，Dovey T M. Thepharmacology of human appetite expression [J]. CurrDrug Targets, 2004,5(3):221 - 240.

[26] Nunn K. The fault is not in her parents but in herinsula-a neurobiological hypothesis of anorexianervosa [J]. Eur Eat Disord Rev, 2008,16(5):355 - 360.

[27] Phillips M L. Neurobiology of emotionperception II: Implications for major psychiatricdisorders [J]. Biol Psychiatry, 2003,54(5):515 - 528.

[28] Phillips M L. Neurobiology of emotionperception I: the neural basis of normal emotionperception [J]. Biol Psychiatry, 2003,54(5):504 - 514.

[29] Shin L M，Liberzon I. The neurocircuitry of fear,stress, and anxiety disorders [J]. Neuropsycho-pharmacology, 2010,35(1):169 - 191.

[30] Giel K E. Attentional processing of food picturesin individuals with anorexia nervosa-an eye-trackingstudy [J]. Biol Psychiatry, 2011,69(7):661 - 667.

[31] Zhang H-W. Metabolic imaging of deep brainstimulation in anorexia nervosa: a 18F-FDG PET/CTstudy [J]. Clin Nucl Med, 2013,38(12):943 – 948.

[32] Lipsman N. Subcallosal cingulate deep brainstimulation for treatment-refractory anorexia nervosa: a phase 1 pilot trial [J]. Lancet, 2013,381(9875):1361 – 1370.

[33] Frank G K. Altered brain reward circuits in eatingdisorders: chicken or egg? [J]. Curr Psychiatry Rep, 2013,15(10):396.

[34] Focker M, Knoll S, Hebebrand J. Anorexia nervosa. Eur Child Adolesc Psychiatry [J]. 2013;22: S29 – 35.

[35] Guarda A S. Treatment of anorexia nervosa: insightsand obstacles [J]. Physiol Behav, 2008,94(1): 113 – 120.

[36] Wade T D, Treasure J, Schmidt U. A case seriesevaluation of the Maudsley model for treatment ofadults with anorexia nervosa [J]. Eur Eat Disord Rev, 2011,19(5):382 – 389.

[37] Bulik C M. Anorexia nervosa treatment: asystematic review of randomized controlled trials [J]. IntJ Eat Disord, 2007,40(4):310 – 320.

[38] Brewerton T D. Antipsychotic agents in the treatmentof anorexia nervosa: neuropsychopharmaco-logicrationale and evidence from controlled trials [J]. CurrPsychiatry Rep, 2012,14(4):398 – 405.

[39] McKnight R F, Park R J. Atypical antipsychotics andanorexia nervosa: a review [J]. Eur Eat Disord Rev, 2010,18(1):10 – 21.

[40] Wilson G T, Shafran R. Eating disorders guidelinesfrom NICE [J]. Lancet, 2005,365(9453):79 – 81.

[41] Couturier J, Lock J. What is recovery in adolescentanorexia nervosa? [J]. Int J Eat Disord, 2006, 39(7):550 – 555.

[42] Drury M O. An emergency leucotomy [J]. Br Med J, 1950,2(4679):609.

[43] Crisp A H, Kalucy R S. The effect of leucotomy inintractable adolescent weight phobia (primary anorexianervosa) [J]. Postgrad Med J, 1973,49(578):883 – 893.

[44] Morgan J F, Crisp A H. Use of leucotomy forintractable anorexia nervosa: a long-term follow-upstudy [J]. Int J Eat Disord, 2000,27(3):249 – 258.

[45] Birley J L. Modified frontal leucotomy: a review of106 cases [J]. Br J Psychiatry, 1964,110:211 – 221.

[46] Carmody J T, Vibber F L. Anorexia nervosa treated byprefrontal lobotomy [J]. Ann Intern Med, 1952,36(2:2):647 – 652.

[47] Kay D W. Anorexia nervosa: a study in prognosis [J]. Proc R Soc Med, 1953,46(8):669 – 674.

[48] Sargant W. Leucotomy in psychosomatic disorders [J]. Lancet, 1951,2(6673):87 – 91.

[49] Sifneos P E. A case of anorexia nervosa treatedsuccessfully by leucotomy [J]. Am J Psychiatry, 1952,109(5):356 – 360.

[50] Zamboni R. Dorsomedial thalamotomy as atreatment for terminal anorexia: a report of 2 cases [J]. Acta Neurochirurgica, 1993,34 – 35.

[51] Kelly D, Mitchell-Heggs N. Stereotactic limbicleucotomy—a follow-up study of thirty patients [J]. Postgrad Med J, 1973,49(578):865 – 882.

[52] Mitchell-Heggs N, Kelly D, Richardson A. Stereotactic limbic leucotomy-a follow-up at 16months [J]. Br J Psychiatry, 1976,128:226 – 240.

[53] Barbier J. Successful anterior capsulotomy incomorbid anorexia nervosa and obsessive-compulsivedisorder: case report [J]. Neurosurgery, 2011,69(3): E745 – 751; discussion E751.

[54] Bomin S, Li D. Zhan S (2007) DBS for anorexia nervosa [C]. The eighth world congress of International Neuromodulation Society. Acapulco, Mexico.

［55］ Wu H. Deep-brain stimulation for anorexianervosa ［J］. World Neurosurg. 2012,80(3 - 4)：S29 e1 -
10.

［56］ Deuschl G. A randomized trial of deep-brainstimulation for Parkinson's disease ［J］. N Engl J Med，
2006,355(9)：896 - 908.

［57］ Mueller J. Pallidal deep brain stimulationimproves quality of life in segmental and generalizeddysto-
nia：results from a prospective，randomized shamcontrolledtrial ［J］. Mov Disord，2008；23(1)：131 -
134.

［58］ O'Sullivan D，Pell M. Long-term follow-up of DBSof thalamus for tremor and STN for
Parkinson'sdisease ［J］. Brain Res Bull，2009,78(2 - 3)：119 - 121.

［59］ Goodman W K，Alterman R L. Deep brain stimulation for intractable psychiatric disorders ［J］.
Annu Rev Med，2011,63：511 - 524.

［60］ Wang J. Treatment of intractable anorexianervosa with inactivation of the nucleus accumbensusing
stereotactic surgery ［J］. Stereotact FunctNeurosurg，2013,91(6)：364 - 372.

［61］ Zhan S. Long-term follow-up of bilateralanterior capsulotomy in patients with refractoryobsessive-
compulsive disorder ［J］. Clin NeurolNeurosurg，2014,119：91 - 95.

［62］ Zuo C. Metabolic imaging of bilateral anterior capsulotomy in refractory obsessive compulsive.
disorder：an FDG PET study ［J］. J Cereb Blood FlowMetab. 2013；33(6)：880 - 887.

［63］ Christmas D. Long term outcome of thermalanterior capsulotomy for chronic，treatment refractory
depression ［J］. J Neurol Neurosurg Psychiatry，2011,82(6)：594 - 600.

［64］ Hurwitz T A. Bilateral anterior capsulotomy for intractable depression ［J］. J Neuropsychiatry
ClinNeurosci，2012,24(2)：176 - 182.

［65］ Cosgrove G R，Rauch S L. Stereotactic cingulotomy ［J］. Neurosurg Clin N Am，2003,14(2)：225 -
235.

［66］ Dougherty D D. Prospective long-term follow-upof 44 patients who received cingulotomy
fortreatment-refractory obsessive-compulsive disorder ［J］. Am J Psychiatry，2002,159(2)：269 - 75.

［67］ Baer L. Cingulotomy for intractable obsessivecompulsivedisorder. Prospective long-term follow-upof
18 patients ［J］. Arch Gen Psychiatry，1995,52(5)：384 - 392.

［68］ van der Plasse G. Deep brain stimulation reveals adissociation of consummatory and motivated
behaviourin the medial and lateral nucleus accumbens shell of therat ［J］. PLoS One，2012,7
(3)：e33455.

［69］ Bhatia S. Surgical complications of deep brainstimulation ［J］. Stereotact Funct Neurosurg，2008,86
(6)：367 - 372.

第 16 章
神经外科治疗难治性精神分裂症

孙伯民,刘　伟,占世坤,郝谦谦
李殿友,潘宜新,李永超,林国珍

摘　要

　　精神分裂症是一种以认知、情感和行为紊乱为特征的慢性严重致残性精神疾病。在许多可用治疗中,药物干预仍是首选治疗。然而,约20%的精神分裂症患者对药物治疗反应不佳而表现为难治性精神分裂症。因而,治疗难治性精神分裂症的神经外科手术,也称精神外科手术是一种拥有悠久历史的替代治疗。随着神经影像学技术的改进和准确性的提高,现代精神外科手术拥有更高的成功率并且风险较低。然而,这些手术仍是侵入性方法,而且造成的毁损不可逆。因此,我们必须谨记手术只应作为精神分裂症综合治疗的补充部分,而且必须严格把握手术纳入标准。

16.1　引言

　　在 19 世纪末至 20 世纪初,德国精神科医生 Emil Kraepelin 将精神分裂症称为"早发性痴呆",这是一种以认知、情感和行为紊乱为特征的慢性严重致残性精神疾病。诊断基于一系列临床精神症状,如幻听、妄想、言语和思维紊乱。精神分裂症症状常出现于青少年和成年早期,全球终生患病率约 0.30%～0.66%。精神分裂症不仅影响精神健康,而且还会影响躯体健康,与普通人群相比,精神分裂症患者预期寿命可缩短 12～15 年,且这一差距近几十年还在扩大。因此,精神分裂症相比大部分癌症和躯体疾病会造成更多死亡,而且这是全球负担和耗费最大的疾病。

　　精神分裂症的确切机制仍不明确。然而,科学家一直认为遗传因素对精神分裂症的发病有重要影响。不到 1% 的普通人群可出现本病,但有趣的是,本病一级亲属中约有 10% 的

孙伯民(通信作者)、刘伟、占世坤、郝谦谦、李殿友、潘宜新
中国上海上海交通大学医学院附属瑞金医院功能神经外科

李永超、林国珍
中国上海上海交通大学医学院附属瑞金医院精神科

人会发病。同卵双胞胎具有大约 50% 的一致性。除了遗传易感性,许多环境因素可能参与精神分裂症的形成,如病毒暴露、生产困难和其他未知的心理社会因素。因此,大多数研究者认为基因和环境之间的相互作用对精神分裂症的发病是必要的。

有许多假说可解释精神分裂症的具体机制。Rossum 首先提出精神分裂症的多巴胺(dopamine,DA)假说,该假说主要基于抗精神病药物可能阻断 DA 受体的观察结果。后来,越来越多的证据支持精神分裂症与额叶-皮质下神经元环路相关的观点,特别是眶部-额叶和前扣带回环路。眶部-额叶环路投射至腹内侧尾状核,而前扣带回环路将纤维发送至腹侧纹状体,后者包含腹内侧尾状核、腹侧壳核、伏隔核与嗅结节。这些环路主要以 DA 为神经递质,并处理皮质-皮质下情感信息。干扰这些环路因而可触发精神分裂症阳性症状表现。除了 DA 假说外,有报道 5-羟色胺系统在精神分裂症的阴性症状中有重要作用。背侧和内侧中缝核的 5-羟色胺神经元投射至前额叶皮质(prefrontal cortex,PFC),而 PFC 将投射纤维送回中缝核以提供皮质 5-羟色胺释放的反馈控制。5-羟色胺能刺激 PFC 的 5-HT_2A 受体抑制该区域的多巴胺能神经元活动。

现在,药物治疗是精神分裂症的首选治疗。精神分裂症所用的一线药物包括:氟哌啶醇、奋乃静、氯丙嗪、利培酮、阿立哌唑、氯氮平和奥氮平。这些药物中,氟哌啶醇、奋乃静和氯丙嗪是第一代抗精神病药物,其余为二代抗精神病药物。虽然对于第二代抗精神病药物有较高的有效率仍有争议,但诸如氯氮平和奥氮平药物因不良反应较少而使用增多。药物在治疗精神分裂症阳性症状时通常显示良好结果,而阴性症状对类似治疗一般效果较差。除药物外,家庭治疗、支持性就业、技能培训及其他心理社会干预可能对精神分裂症的治疗有所帮助。但仍有约 20% 的精神分裂症患者对上述任何治疗均无效。对于难治性精神分裂症,精神外科,也称为精神疾病的神经外科,被认为是最后的手段。本章,我们简要介绍精神分裂症的历史、指征、最佳手术靶点、手术过程和所用精神外科手术的结果。

16.2　精神外科简史

精神外科手术包括毁损和刺激技术,具有漫长而传奇的历史,可以追溯到远古时代。利用放射性碳元素测定在法国发现的有颅骨钻孔的头颅证实:精神外科手术出自于新石器时代,约公元前 5100 年。头颅的恢复迹象表明伤口为手术造成而非创伤起源。以颅骨钻孔缓解精神疾病所产生的神经精神症状的文献可追溯到公元前 1500 年。

在现代,佛蒙特州铁路工作者 Phineas P. Gage 的著名实例将大脑和行为间的联系带入文化觉醒。Gage 经历了可怕的爆炸而造成严重头部创伤。他奇迹般地存活后,其人格大幅改变。1888 年由瑞士精神科医生 Gottlieb Burckhart 开展了首例精神外科手术。他对现代精神外科的诞生做出了广泛的贡献。手术过程包括在大脑额叶、顶叶和颞叶皮质多处切除。6 例中有成功(3 例)有失败(1 例死亡)。约 50 年后,经常被视为精神外科创始人的葡萄牙神经内科医生 Egas Moniz 于 1935 年在神经外科医生 Almeida Lima 的帮助下开展了首例前额叶脑白质切断术。与 Burckhardt 开展的精神外科干预不同,Moniz 的手术集中于脑白质,并获得世界高度关注。他在 1949 年获得诺贝尔医学奖,虽然至今仍是高度争议性的。在美国,Freeman 和 Watts 在 1942 年引入前额叶脑白质切断术。因精神疾病缺乏有效精神药物和庞大的社会经济负担,1943—1954 年间手术干预出现激增。

然而，由于引入较新的抗精神病药物，如氯丙嗪，以及不断意识到多项手术的不良反应，精神外科手术逐渐销声匿迹。虽然缓解精神疾病的立体定向功能神经外科手术随着立体定向神经外科设备和神经影像学发展而成熟，但是手术只能在经过批准的特定环境下进行。并且全球只能在一些专业中心进行手术，防止类似于前额叶脑白质切断术那样的广泛滥用。包括内囊前肢毁损术、前扣带回毁损术、杏仁核毁损术、尾状核下传导束切断术以及边缘叶脑白质切除术在内的多项手术已经谨慎用于精神分裂症患者。与过去所用干预不同，今天的大多数手术是在 CT 或 MRI 引导的帮助下进行。高分辨率 MRI 提供了靶点的准确位置，从而减少多项不良反应。这些手术与前额叶脑白质切断术相比，相对安全、侵入性小、有效，而且不良反应和并发症较少。

16.3　患者筛选标准

难治性精神分裂症（refractory schizophrenia，TRS）的患者筛选标准应严格把握。我们中心有关 TRS 手术筛选标准的共识总结如下。

（1）根据 DSM‐IV 由独立的精神科医生诊断患者为精神分裂症。

（2）难治性精神分裂症患者必须经精神科、神经外科和神经内科医生组成的团队确认，才能推荐到神经外科治疗。我们中心对难治性精神分裂症定义如下：

① 疾病严重程度为 18 项简明精神病评定量表（Brief Psychiatric Rating Scale，BPRS；单项评分 1～7 分）评分≥35 分，且临床总体印象（clinical global impression，CGI）评分＞4 分。

② 既往 3 年接受至少 3 个疗程的抗精神病药物（至少 2 种不同的化学类别）治疗，治疗剂量为每疗程 8 周内至少 500 mg/d 氯丙嗪的等效剂量，所有疗程症状均无显著缓解。

③ 精神疾病病程至少 3 年，且无功能良好时期。

（3）患者或家属必须能够并愿意提供知情同意并获得家庭支持。

（4）患者年龄在 18～60 岁。

（5）孕妇排除。

（6）仅当没有禁忌证，方可考虑为患者进行精神外科手术，如严重器质性脑损伤时不可。

16.4　手术治疗

在经典的脑白质切断术落没后，立体定向和功能神经外科手术的出现已成为严重的慢性难治性精神分裂症患者的治疗选择。如上所述，最常见的手术包括前扣带回毁损术、尾状核下神经束切断术、边缘叶脑白质切除术、内囊前肢毁损术和杏仁核毁损术。在我们中心，内囊前肢毁损术和前扣带回毁损术是最常开展的术式。它们的具体详情如下。

16.4.1　内囊前肢毁损术

该手术中，在内囊前肢内形成毁损灶以切断前额叶皮质和皮质下核团（包括背内侧丘脑）的连接纤维。在 CT 或 MRI 引导下，由热凝或局部伽马刀放射产生毁损灶。由于内囊前肢个体差异大，MRI 定位成为识别该结构位置的最佳方法。在立体定向 MRI 影像中可以直视内囊前肢靶点。通常靶点位于 AC 前方 15～17 mm，中线旁开 15～17 mm，AC‐PC 连线下方 2～4 mm。双侧冠状缝合切口后迅速颅骨钻孔，由射频探针热凝达到 80℃ 持续约 60 s 形成毁损灶。首个毁损灶位于 AC‐PC 连线下方 3～4 mm 并延伸至 AC‐PC 连线上方 10 mm。毁损期间进行神经科测试以确保没有运动或感觉功能损害。适当冷却后电极撤退 2 mm，而后重复毁损过程 4～5 次以确保完全毁损靶点。最终形成直径 4 mm、长 10 mm 的与靶点等高形状的毁损灶（见图 16.1）。

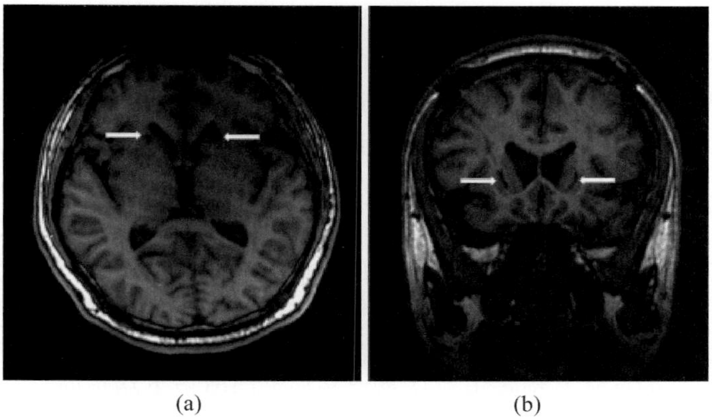

图 16.1　MRI 薄 层 显 示 双 侧 ALIC（箭头）中三分之一部分的常见毁损灶

（a）轴位观；（b）冠状位观

(a)　　　　　　　　　(b)

16.4.2　前扣带回毁损术

在美国，前扣带回毁损术是当前最广泛使用的精神外科手术之一。在我们中心，扣带回毁损术通常联合内囊前肢毁损术以控制部分非常严重的难治性精神分裂症患者的症状。该手术中，还是使用 MRI 识别靶点结构位置。初始靶点位于双侧中线旁开 0.7 cm，额角最前部后方 2 cm，脑室顶上方 1 mm。通常经射频探针进行 80～85℃ 持续 90 s 热凝形成毁损灶。然后撤退电极 1 cm，以相同毁损参数于上方扩大毁损灶。在对侧半球重复这些步骤。这就在前扣带回皮质产生双侧对称的毁损灶（见图 16.2）。

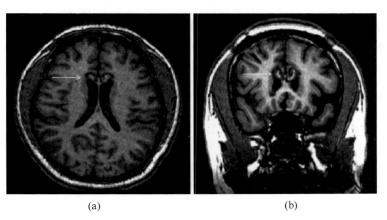

图 16.2　MRI 薄 层 显 示 双 侧 扣 带 回（箭 头）的 常 见 毁 损灶

（a）轴位观；（b）冠状位观

(a)　　　　　　　　　(b)

16.5 手术结果

精神分裂症患者的预后随接受的精神外科手术类别不同而差异广泛。额叶脑白质切断术是最常见的精神外科手术；在 20 世纪四五十年代期间，超过 40 000 的美国人接受了脑白质切断术。Freeman 发现，如果在严重精神分裂症形成之前进行手术，那么脑白质切断术可降低疾病进展的可能性。与 Freeman 的研究结果相反，Dynes 发现一些患者甚至在经典的脑白质切断术后仍然需要住院超过 10 年。鉴于在精神分裂症患者中发现暴力行为的改善，Miller 和 Cummings 认为精神外科手术应当以谨慎的方式治疗较困难的难治性心理疾病。一些综述也集中于脑白质切断术治疗精神分裂症的作用。Tooth 和 Newton 研究了 1942～1952 年在英格兰超过 7 500 例接受额叶脑白质切除术的精神分裂症患者，仅 18% 的患者有改善表现。Da Costa 报道额叶脑白质切断术使 16 例精神分裂症患者攻击行为减少和/或产生显著至轻度改善。

立体定向功能神经外科手术包括前扣带回毁损术、尾状核下传导束切断术、边缘叶脑白质切除术、内囊前肢毁损术和杏仁核毁损术，后来作为难治性精神分裂症患者的替代治疗而引入。研究表明，与脑白质切断术相比，这些手术相对安全并具有较好结果。在这些现代手术中，接受扣带回毁损术的患者具有最佳结果的报道。1987 年，Ballantine 等报道了一项包含 11 例精神分裂症患者接受了前扣带回毁损术的长期随访结果，11 例中有 4 例获得可观的改善而没有智力或情感功能缺陷。在我们中心，扣带回毁损术只在对内囊前肢毁损术治疗反应不佳的患者进行。以我们的经验，联合扣带回毁损术和内囊前肢毁损术通常可控制严重难治性精神分裂症的症状，尽管会有更多并发症。与扣带回毁损术类似，立体定向尾状核下传导束切断术对精神分裂症影响很少。根据 Talairach 和 Herner 的研究，前扣带回毁损术治疗精神分裂症的初步结果是令人失望的，仅 27% 的患者获得阳性反应。然而，本中心的患者获得较好的内囊前肢毁损术治疗结果。我们中心，有 100 例难治性精神分裂症患者符合纳入标准（见上述患者筛选标准），接受了 MRI 引导下内囊前肢毁损术治疗；这些患者中有 74% 出现改善。在 MRI 引导下的准确靶点定位极大地促进内囊前肢毁损术的治疗效果。杏仁核毁损术通常用于有严重攻击行为的精神分裂症患者，大部分病例显示：手术后攻击行为显著减少。在我们中心，杏仁核毁损术限于伴有严重攻击行为的难治性精神分裂症患者。结果与上述研究一致。除我们中心外，中国许多神经外科医生也应用立体定向手术治疗精神分裂症患者（见表 16.1）。

16.6 并发症

经典脑白质切断术并发症发生率比较高。短期并发症包括意识障碍、疲劳和倦怠。长期后遗症以"额叶综合征"为人所知，包括缺乏活力、情感淡漠、社交退缩和注意缺陷。而且部分患者出现术后癫痫，而出血是另一项严重不良反应，有时是致命的。所以，大多数神经外科医生认为额叶脑白质切断术不是有益干预。随着引入立体定向功能神经外科手术，并发症已经大幅减少，而内囊前肢毁损术被认为是最安全的手术。并发症主要包括疲劳、缺乏主动性、记忆缺陷、体重增加和颅内出血等已在内囊前肢毁损术后有所报道。以我们的经验,术后观察到疲劳、缺乏主动性和记忆缺陷,可在数月康复,而颅内出血和癫痫术后罕见。扣带回毁损术也相当安全,并没有诸如偏瘫、失语或由扣带回毁损术直接引起死亡的并发症报道。Teuber 等广泛回顾了患者接受扣带回毁损术的结果,发现永久性认知缺陷发生率低;与扣带回毁损术类似,立体定向尾状核下传导束切断术没有产生智力或情感功能的缺陷。

16.7　新发展

　　脑深部电刺激(deep brain stimulation,DBS)是一种新型神经外科手术,最初用于治疗帕金森病(Parkinson's disease,PD),并作为部分精神疾病的潜在治疗而出现。与毁损神经外科手术相比,DBS 具有可逆性和可调节性的优势;刺激参数可变,电极可从脑中取出。DBS 已用于治疗强迫症(obsessive and compulsive disease,OCD)和抑郁症。尽我们所知,集中于精神分裂症患者的 DBS 应用尚无发表文章。而使用精神分裂症动物模型的DBS 测试不断增加。Perez 等提供了通过对精神分裂症大鼠模型腹侧海马植入电极获得的初步临床前证据表明海马 DBS 作为治疗精神分裂症潜在新型方法的可行性。类似结果也在 Ewing 等发现。除了海马,背内侧丘脑核与伏隔核也被认为是 DBS 治疗精神分裂症的潜在靶点。而且以伏隔核/腹侧纹状体和中脑腹侧被盖区为靶向区域,DBS 应用于精神分裂症人体的临床研究已经注册(ClinicalTrials. gov 识别号:NCT01725334)。随着神经影像学的发展,DBS 对精神分裂症定位效率的提高如今已引起关注。

　　中国精神分裂症立体定向神经外科总结,如表 16.1 所示。

表 16.1　中国精神分裂症立体定向神经外科手术总结

研究(参考文献编号)	病例数	手术靶点	随访时间	患者改善情况	并发症
刘伟钦 等 (2002)	118	双侧内囊前肢＋双侧扣带回＋杏仁核	6 个月	改善:108 无改善:10	幻觉、躁狂:16 尿失禁:6 偏瘫:2
	13	双侧内囊前肢＋双侧扣带回		改善:6 无改善:7	
	7	双侧内囊前肢＋双侧扣带回＋杏仁核＋海马		改善:7	
王晓峰 等 (2002)	51	双侧内囊前肢＋扣带回＋杏仁核	6 个月	PANSS 评估 P:$p<0.01$ N:$p<0.01$ G:$p<0.01$	①
许之驹 等 (1996)	18	扣带回	10 年	改善:9 无改善:9	①

（续表）

研究（参考文献编号）	病例数	手术靶点	随访时间	患者改善情况	并发症
陈成雨 等（2002）	25	杏仁核	6个月	明显改善：12 改善：13 无改善：2	情感淡漠：8 尿失禁：3 性欲亢进：1 颅内出血：1 脑脊液漏：1
周剑云 等（2005）	11	扣带回＋杏仁核＋内囊前肢＋尾状核	6个月	明显改善：6 改善：2 无改善：3	情感淡漠：2 尿失禁：3 短暂性记忆减退：2
吴声伶 等（1992）	23	双侧前扣带回	5年	明显改善：2 改善：11 无改善：10	轻度人格改变：1 轻度智力下降：1 自杀：1
	27	双侧前扣带回＋双侧杏仁核	3年	明显改善：4 改善：12 无改善：11	轻度人格改变：1 轻度智力下降：4 自杀：1
黄河清 等（1995）	52	双侧杏仁核＋内囊前肢	1年	明显改善：17 改善：15 无改善：15 复发：5	尿失禁：30 呃逆：31 大便失禁：2 机能亢进：6 性欲亢进：3 偏瘫：3 失语：1
窦长武（1992）	5	双侧扣带回＋杏仁核	7个月	明显改善：2 改善：3 无改善：0 失访：1	尿失禁：2
	1	右侧扣带回＋杏仁核			
王一芳 等（2006）	17	杏仁核＋内囊前肢＋双侧内侧隔核	6个月	明显改善：13 改善：3 无改善：1	①
杜小培 等（1992）	10	单侧杏仁核＋内囊前肢（$n=3$） 单侧扣带回（$n=3$） 内囊前肢＋丘脑内背侧核（$n=1$） 单侧内囊前肢（$n=2$） 杏仁核＋扣带回（$n=1$）	1年	明显改善：2 改善：6 无改善：2	①
姚雪峰 等（2010）	32	双侧扣带回＋内囊前肢＋杏仁核＋双侧内侧隔核（For PS）[2]＋双侧尾状核（For NS）[2]	4周	明显改善：17 改善：11 无改善：4	发热：6 尿失禁：15 局灶性颅内出血：8 短暂性肌无力：3

（续表）

研究（参考文献编号）	病例数	手术靶点	随访时间	患者改善情况	并发症
刘建新等（2003）	25	内侧隔核＋杏仁核＋扣带回	4 周	明显改善：15 改善：10	发热：2 尿失禁：3 癫痫：1
李之邦等（1998）	18	双侧前扣带回＋杏仁核（$n=16$） 双侧前扣带回＋内囊前肢（$n=1$） 双侧杏仁核＋前红核	6 年	明显改善：4 改善：7 无改善：7	尿失禁：5 偏瘫：2 嗅觉缺失：2 死亡：1
李拴德等（2002）	35	杏仁核＋前扣带回	1 年	明显改善：21 改善：13 无改善：1	①
吴南等（2004）	6	双侧杏仁核＋内囊前肢＋扣带回	6 个月	明显改善：5 改善：1	嗜睡：1 尿失禁：1
史庆丰等（1994）	20	丘脑内背侧核（$n=9$） 单侧丘脑内背侧核＋双侧杏仁核（$n=9$） 单侧丘脑内背侧核＋单侧杏仁核（$n=2$）	4 周	明显改善：2 改善：14 无改善：4	尿失禁：4 暴食：4 偏瘫：1
匡卫平等（2010）	126	伏隔核	4 周	明显改善：78 改善：36 无改善：12	尿失禁：25 偏瘫：3 嗜睡：61 多汗：44
甘景梨等（2005）	32	杏仁核＋扣带回	1 年	明显改善：20 改善：11 无改善：1	发热：26 尿失禁：10 癫痫：1 沉默：2
傅先明等（2004）	39	双侧杏仁核＋扣带回（$n=24$） 双侧扣带回＋内囊前肢（$n=5$） 双侧杏仁核＋内囊前肢（$n=4$） 双侧扣带回＋内囊前肢＋杏仁核（$n=4$） 双侧扣带回＋内囊前肢＋右侧杏仁核（$n=1$）	4 周	明显改善：21 改善：14 无改善：4	发热：5 尿失禁：6 性欲亢进：1 记忆下降：1 不自主运动：2
潘宜新等（2011）	20	内囊前肢	3 年	明显改善：12 改善：5 无改善：3	尿失禁：3 意识模糊：1 记忆下降：1 肥胖：2 情感淡漠：4 人格改变：2

（续表）

研究（参考 文献编号）	病例 数	手术靶点	随访 时间	患者改善情况	并发症
Cao Tao 等 （1992）	16	双侧扣带回＋杏仁核	4 周	康复：2 明显改善：3 改善：6 无改善：5	尿失禁：12 缄默和疲劳：6
唐运林 等 （1989）	106	双侧扣带回＋杏仁核	2 年	明显改善：51 改善 38 无改善：17	尿失禁：29 偏瘫：1 伤口感染：4
杨少海 等 （1992）	19 11 6 1	双侧扣带回 双侧扣带回＋杏仁核 双侧内囊前肢＋杏仁核 双侧扣带回＋内囊前肢	5 年	明显改善：9 改善：10 无改善：19	①

［注］① 无数据
② *PS* 阳性症状；*NS* 阴性症状

16.8　结论

　　精神分裂症通常伴有显著的社会或职业功能障碍，而引起对患者、家庭和社会整体沉重的经济负担。在美国，2002 年精神分裂症的花费估计达到 627 亿美元。因此，亟须找到治疗难治性精神分裂症的新方法。我们提出现代立体定向神经外科手术（包括内囊前肢毁损术和扣带回毁损术）可能是这种治疗的潜在方法。然而，这些手术仍然是侵入性并且毁损灶是不可逆。因而，必须谨记手术治疗应当只是精神分裂症综合治疗的一种补充，必须严格掌控纳入标准。精神科密切随访不仅是监测症状的改善，而且对评估潜在的不良精神病后果而言是必要的。最后，手术应当伴有合适的心理康复计划和家庭-社会支持项目以帮助患者康复。

参考文献

［1］ Saha S，Chant D，McGrath J. A systematic review ofmortality in schizophrenia：is the differential mortalitygap worsening over time? ［J］ Arch Gen Psychiatry，2007，64：1123 - 1131.

［2］ van Os J，Kapur S. Schizophrenia ［J］. Lancet，2009，374：635 - 645.

［3］ Goeree R，Farahati F，Burke N，et al. The economic burdenof schizophrenia in canada in 2004 ［J］. Curr Med ResOpin，2005，21：2017 - 2028.

［4］ Wu E Q，Birnbaum H G，Shi L，et al. The economic burden ofschizophrenia in the united states in 2002 ［J］. J ClinPsychiatry，2005，66：1122 - 1129.

［5］ Zhai J，Guo X，Chen M，et al. Aninvestigation of economic costs of schizophrenia intwo areas of china ［J］. Int J Ment Health Syst，2013，7：26.

［6］ Cardno A G，Gottesman II. Twin studies ofschizophrenia：from bow-and-arrow concordances tostar wars Mx and functional genomics ［J］. Am J MedGenet，2000，97：12 - 17.

［7］ van Rossum J M. The significance of dopaminereceptorblockade for the mechanism of action ofneuroleptic drugs [J]. Arch Int Pharmacodyn Ther, 1966,160:492 - 494.

[8] Goldman-Rakic P S, Selemon L D. Functional andanatomical aspects of prefrontal pathology inschizophrenia [J]. Schizophr Bull, 1997,23:437 - 458.

[9] Tekin S, Cummings J L. Frontal-subcortical neuronalcircuits and clinical neuropsychiatry: an update [J]. J Psychosom Res, 2002,53:647 - 654.

[10] Volk D W, Lewis D A. Prefrontal cortical circuits inschizophrenia [J]. Curr Top Behav Neurosci, 2011,4:485 - 508.

[11] Laviolette S R. Dopamine modulation of emotionalprocessing in cortical and subcortical neural circuits: evidence for a final common pathway inschizophrenia? [J]. Schizophr Bull, 2007,33:971 - 981.

[12] Rodrigues M G, Krauss-Silva L, Martins A C. Metaanalysisof clinical trials on family intervention inschizophrenia [J]. Cad Saude Publica, 2008,24:2203 - 2218.

[13] Pharoah F, Mari J, Rathbone J, et al. Familyintervention for schizophrenia [J]. Cochrane DatabaseSyst Rev, 2006,CD000088(12).

[14] Medalia A, Choi J. Cognitive remediation inschizophrenia [J]. Neuropsychol Rev, 2009,19:353 - 364.

[15] McGurk S R, Twamley E W, Sitzer D I, et al. Ameta-analysis of cognitive remediation inschizophrenia [J]. Am J Psychiatry, 2007,164:1791 - 1802.

[16] Smith T, Weston C, Lieberman J. Schizophrenia(maintenance treatment) [J]. Am Fam Physician, 2010,82:338 - 339.

[17] Alt K W, Jeunesse C, Buitrago-Tellez C H, et al. Evidence for stone age cranialsurgery [J]. Nature, 1997,387:360.

[18] Mashour G A, Walker E E, Martuza R L. Psychosurgery: past, present, and future [J]. Brain ResBrain Res Rev, 2005,48:409 - 419.

[19] Damasio H, Grabowski T, Frank R, et. The return of Phineas gage: clues about the brain from the skull of a famous patient [J]. Science. 1994,264:1102 - 1105.

[20] Joanette Y, Stemmer B, Assal G, et al. Fromtheory to practice: the unconventional contribution ofGottlieb Burckhardt to psychosurgery [J]. Brain Lang, 1993,45:572 - 587.

[21] Feldman R P, Goodrich J T. Psychosurgery: ahistorical overview [J]. Neurosurgery 2001,48:647 - 57;discussion 649 - 657.

[22] Kelly D, Mitchell-Heggs N. Stereotactic limbicleucotomy-a follow-up study of thirty patients [J]. Postgrad Med J, 1973,49:865 - 882.

[23] Jimenez-Ponce F, Soto-Abraham J E, Ramirez-TapiaY, et al. Evaluation of bilateral cingulotomy andanterior capsulotomy for the treatment of aggressivebehavior [J]. Cir Cir, 2011,79:107 - 113.

[24] da Costa D A. The role of psychosurgery in thetreatment of selected cases of refractory schizophrenia: a reappraisal [J]. Schizophr Res, 1997,28:223 - 230.

[25] Goktepe E O, Young L B, Bridges P K. A furtherreview of the results of stereotactic subcaudatetractotomy [J]. Br J Psychiatry, 1975,126:270 - 280.

[26] Vaernet K, Madsen A. Stereotaxic amygdalotomy andbasofrontal tractotomy in psychotics with aggressivebehaviour [J]. J Neurol Neurosurg Psychiatry, 1970,33:858 - 863.

[27] Sun B, Krahl SE, Zhan S, et al. Improvedcapsulotomy for refractory Tourette's syndrome [J]. Stereotact Funct Neurosurg, 2005,83:55 - 56.

[28] Ballantine H T Jr, Bouckoms A J, Thomas E K, et al. Treatment of psychiatric illness by stereotacticcingulotomy [J]. Biol Psychiatry, 1987,22:807 - 819.

[29] Dougherty D D, Baer L, Cosgrove G R, et al. Prospective long-term follow-up of 44 patients

whoreceived cingulotomy for treatment-refractoryobsessive-compulsive disorder [J]. Am J Psychiatry, 2002,159:269 - 275.

[30] Freeman W. Frontal lobotomy in early schizophrenia. Long follow-up in 415 cases [J]. Br J Psychiatry, 1971,119:621 - 624.

[31] Dynes J B. Lobotomy-twenty years later [J]. Va MedMon, 1918,1968(95):306 - 308.

[32] Miller B L, Cummings J L. The human frontal lobes: functions and disorders [M]. New York: Guilford Press;2007. p. 505 - 517.

[33] Tooth G C, Newton M P. Leucotomy in England andWales 1942 - 1954 [R]. Reports on Public Health andMedical Subjects, No 104 Ministry of Health, London, UK: 1961: Her Majesty's Stationery Office.

[34] Leiphart J W, Valone F H Ⅲ. Stereotactic lesions forthe treatment of psychiatric disorders [J]. J Neurosurg, 2010,113:1204 - 1211.

[35] Bridges P K, Bartlett J R, Hale A S, et al. Psychosurgery: stereotactic subcaudate tractomy. An indispensabletreatment [J]. Br J Psychiatry, 1994,165:599 - 611;discussion 593 - 612.

[36] Kiloh L G, Gye R S, Rushworth R G, et al. Stereotactic amygdaloidotomy for aggressive behaviour [J]. J Neurol Neurosurg Psychiatry, 1974,37:437 - 444.

[37] Elias W J, Cosgrove G R. Psychosurgery [M]. Neurosurg Focus. 2008;25: E1.

[38] Robison R A, Taghva A, Liu C Y, et al. Surgery of the mind, mood, and conscious state: anidea in evolution [J]. World Neurosurg, 2013,80: S2 - 26.

[39] Miller A. The lobotomy patient—a decade later: afollow-up study of a research project started in 1948 [J]. Can Med Assoc J, 1967,96:1095 - 1103.

[40] Cosgrove G R, Rauch S L. Psychosurgery [J]. NeurosurgClin N Am, 1995,6:167 - 176.

[41] Teuber J L, Corkin S, Twitchell T E. Study ofcingulotomy in man: a summary [M]. Neurosurgicaltreatment in psychiatry, pain, and epilepsy.Baltimore: University Park Press; 1977.

[42] Poynton A M, Kartsounis L D, Bridges P K. Aprospective clinical study of stereotactic subcaudatetractotomy [J]. Psychol Med, 1995,25:763 - 770.

[43] Ramamurthi B. Thermocoagulation for stereotacticsubcaudate tractotomy [J]. Br J Neurosurg, 1999,13:219.

[44] Dettling M, Anghelescu I G. Subthalamic nucleusstimulation in severe obsessive-compulsive disorder [J]. N Engl J Med, 2009,360:931 (Author reply 932).

[45] Kapoor S. Subthalamic nucleus stimulation in severeobsessive-compulsive disorder [J]. N Engl J Med, 2009,360:931 - 932 (Author reply 932).

[46] Mallet L, Polosan M, Jaafari N, et al. Subthalamic nucleus stimulation in severeobsessive-compulsive disorder [J]. N Engl J Med, 2008,359:2121 - 2134.

[47] Saleh C. Are the anterior internal capsules and nucleusaccumbens suitable DBS targets for the treatment ofdepression? [J]. Prog Neuropsychopharmacol BiolPsychiatry. 2010,35: 310 (Author reply 311).

[48] Cusin C, Dougherty D D. Somatic therapies fortreatment-resistant depression: ECT, TMS, VNS, DBS [J]. Biol Mood Anxiety Disord, 2012,2:14.

[49] Perez S M, Shah A, Asher A, et al. Hippocampaldeep brain stimulation reverses physiological andbehavioural deficits in a rodent model ofschizophrenia [J]. Int J Neuropsychopharmacol, 2012, 16:1331 - 1339.

[50] Ewing S G, Grace A A. Deep brain stimulation of the ventral hippocampus restores deficits in processing ofauditory evoked potentials in a rodent developmentaldisruption model of schizophrenia [J]. Schizophr Res, 2013,143:377 - 383.

［51］ Ewing S G，Porr B，Pratt J A. Deep brain stimulation of the mediodorsal thalamic nucleus yields increases inthe expression of zif-268 but not c-fos in the frontalcortex ［J］. J Chem Neuroanat，2013，52：20－24.

［52］ Ewing S G，Grace A A. Long-term high frequencydeep brain stimulation of the nucleus accumbensdrives time-dependent changes in functionalconnectivity in the rodent limbic system ［J］. BrainStimul，2013，6：274－285.

第 17 章

攻击行为的手术治疗

王　伟，李　鹏

摘　要

攻击行为可见于器质性精神病、精神分裂症、精神发育迟滞、情感障碍和人格障碍。特别是在精神疾病的急性期，攻击行为对医务人员的人身安全、整个社会及患者本身都造成了严重的威胁。多种药物都被推荐用于攻击行为的治疗，包括经典的和非经典的抗精神病药物，如苯二氮䓬类药物、情绪稳定剂、β-受体阻断剂，选择性 5-羟色胺再摄取抑制剂等。尽管药物治疗可改善攻击行为，但对难治性患者的疗效不佳，手术治疗也许对于这些难治性患者来说是比较合适的选择。本章将对神经外科治疗难治性攻击行为进行简要介绍。

17.1　攻击行为的治疗史

攻击行为的病因尚不明确，在临床实践中，对于攻击行为的定义如下：有故意破坏、攻击他人和自己的特性故意破坏。器质性精神病、精神分裂症、精神发育迟滞、情感障碍和人格障碍都存在有不同程度的攻击行为，尤其出现在精神疾病的急性期。1990 年，美国的一项对暴力精神病的流行病学调查显示，精神疾病患者的攻击行为的发生率是正常人的 5 倍。而且，50% 的精神疾病患者和 10% 的精神分裂症患者都有制造威胁、躁动（焦虑不安）和攻击行为的历史。攻击行为对医务人员的人身安全、整个社会，甚至是患者本身都造成了严重的威胁。

有多种药物都被推荐用于攻击行为的治疗，包括经典的和非经典的抗精神病药物，如苯二氮䓬类药物、情绪稳定剂、β-受体阻断剂和 5-羟色胺再摄取抑制剂，等等。这些药物对大脑神经系统有着不同的作用。目前，对于攻击行为的病因我们知之甚少。

一些化合物被证实和攻击行为有关，如 5-羟色胺、多巴胺 γ-氨基丁酸，去甲肾上腺素以及其他一些神经递质。然而，攻击行为产生的详细机制仍不明确。当前，基于大量的伴有

王伟（通信作者）、李鹏
中国成都四川大学华西医院

焦虑和攻击行为的精神分裂症患者在管理方面的神经生理学研究非常有限。尽管药物治疗可以改善攻击行为,但在许多案例中仍不奏效。因此,手术治疗也许对于这些精心挑选的患者来说,是比较合适的选择。

　　1935—1937 年间,莫尼兹和利马首先报道了运用双侧额叶脑叶切除术成功治疗精神疾病的案例。治疗的目标就是改善冲动、暴力以及难以控制的行为。基于他们的研究结果,他们开始倡导用"精神外科的方法"治疗某些情况下的精神疾病。1947 年,在立体定位术的帮助下,Wycis 和 Spiegel 运用丘脑背内侧毁损术成功治疗严重精神障碍患者。这项外科方法引起的毁损面积较小,从而减少了外科手术的不良反应。而且,患者的致残数以及病死数也大大减少。最近几年中,随着临床精神病学、神经生理学、神经解剖学、影像技术和功能神经外科的发展,临床医生在神经外科上投入了更多的关注。

17.2　入选和排除标准

　　与攻击行为相关的精神行为障碍可以在精神分裂症、分裂情感性障碍、精神发育迟滞、人格障碍和其他精神疾病患者中观察到。对于治疗此类攻击行为的患者,适用外科手术治疗的标准如下:①由两名以上的精神科医师确诊;②药物治疗至少 6 周或是 3 种以上规范的精神科药物治疗仍不能缓解症状;③病程超过 5 年;④年龄在 18～75 岁之间(立体定向手术或放射外科治疗)。然而对于严重的精神发育迟滞患者,考虑到严重影响其日常生活并需要在手术后尽快进行行为训练等,只要超过 10 岁,外科手术也是可以慎重考虑的;⑤患者以及家属能接受术中风险,并能坚持后续治疗以及今后的长期随访。

　　排除标准(下面这些患者需要排除做神经外科手术):①年龄并未达到纳入标准;②病程小于 5 年;③并未接受过正规系统的药物治疗、心理治疗或是住院治疗;④合并有一些躯体疾病,如传染病、代谢性疾病、脆弱、严重的高血压病、心脏病以及严重的脑部疾病;⑤患者的外科手术位点已被毁损破坏的;⑥其他妨碍手术正常进行的身体原因;⑦自身拒绝手术的;⑧缺乏良好的家庭支持,术后管理困难以及术后随访难以保证的患者;⑨与法律、伦理、政治、宗教存在冲突。

　　对于符合精神外科手术的患者,在手术前精神科医生和神经外科医生需要再次仔细评估患者的情况,包括评估患者的诊断、既往使用的药物、心理行为治疗、判断患者以及家属的预期、支持和监督的状态,以及是否符合当地的道德和法律。相关的术前检查、神经电生理、影像检查以及心理测量也是术前重要的准备工作。医患之间良好的合作关系也能对患者疾病的改善有帮助作用。

17.3　手术原理

　　现代神经外科理论认为人类的心理过程十分复杂。尽管与精神疾病相关的具体解剖结构尚未澄清,边缘系统以及和它相连的结构被认为和精神活动密切相关。现代神经外科的解剖以及理论基础主要集中在 3 条大脑边缘系统环路:内圈和外圈环路,防御反应环路。这些结构和基底核以及前额叶有着复杂的联系,同时也与人类的精神活动,如情绪、动机等密切相关。

（1）1937 年，帕佩兹首次报道了边缘系统的内侧回路：始于隔区，经过扣带回到达海马区，通过乳头体。然后穿过乳头体-丘脑系统到达丘脑前核，最后返回扣带回。

（2）1948 年，由 Yakovlev 首次提出的外侧边缘系统回路：包含了起源于前眶额皮层、岛叶、额颞叶和杏仁核的纤维束。这些纤维束沿着丘脑核的背中部出发，最终返回眶额部皮层。

（3）由 Kelly 首次提出的边缘系统的防御反应回路，起源于下丘脑，通过终纹走向隔区，到达杏仁核，最后回到下丘脑。

通过改变这 3 个回路的相关结构改变大脑神经递质，从而达到改善和控制精神疾病的目的。手术可以在局麻或者是全麻状态下完成。立体定向射频热凝技术、立体定向放射外科手术、脑深部电刺激术是神经外科常用的外科手术方法。

常见的手术靶点位置包括内囊前肢、杏仁核以及内侧隔区。

（1）内囊前肢包含了丘脑和大脑额叶的前核传出纤维束、额桥束、眶额叶皮层与下丘脑之间的神经束，内囊前肢病变目标是通过切断丘脑与前额叶皮层之间的纤维束，部分阻断丘脑内侧核与额叶之间的联系。内囊前肢毁损术在强迫症、焦虑症中都被证实是有效的治疗选择。

（2）杏仁核，又叫杏仁核复合体，接受来自嗅球以及前嗅核的传入纤维，通过外侧嗅纹。纤维从梨状区和间脑出发，终止于基底外侧杏仁核。此外，杏仁核还收到来自下丘脑、丘脑、脑干网状结构以及大脑新皮层的纤维束。杏仁核的传入纤维穿过终纹和隔区、内侧视前核、下丘脑前部、视前区和前联合。因此，当一部分纤维束通过控制核到达终纹后终止的同时，另一部分纤维束在下丘脑、丘脑内侧核和中脑网状结构终止。杏仁核与前额叶皮层、扣带回、前颞叶以及腹侧脑岛有着复杂的关联。因此损害杏仁核后，可以使得行为会变得温和冷静，降低主动性。海马杏仁核切除术被报道在治疗躁狂症、侵略性和破坏性行为以及冲动情绪上有明显的疗效。

（3）内侧隔区：伏隔核位于小叶间隔区，它将大脑分为内部和横向两部分。内侧部分位于前联合前部，而外侧部位于前联合的后部。伏隔核是边缘系统的一个重要部分，它包含了大脑边缘系统的侧电路。由于它和很多结构，如下丘脑、乳头体、扣带回、杏仁核和海马等都有着紧密的纤维联系，因此，它也被很多研究者考虑为边缘系统的"中转站"。伏隔核毁损常用于治疗故意破坏行为、交感性紧张、易激惹，以及其他一些症状。精神疾病合并有躁狂、冲动、攻击、自伤、强迫症状的理想靶点便是内囊前肢、杏仁核和内侧隔区。此外，以上目标行为，伏隔核、扣带回和尾状核在选择患者上有一定的针对性。

17.4　手术方法

手术过程中也常会有多个靶点毁损。根据患者的个体差异以及外科医生的经验不同，医生也常常会选择最优的基本目标和附加目标。如果第一次手术失败了，二期手术可考虑扩大毁损并在或是添加新的目标位点。然而，如果在第一次手术中就已经使用了多个双边目标，那么是否进行二期手术则需要慎重分析了。通常情况下，两个手术之间需要间隔至少 6 个月的时间。对于患者来说，脑深部电刺激可以被作为最初或是后续的支持治疗。

在治疗的不同阶段都需要进行精神评估。这些阶段包括术前、术后 1 周、3 个月、6 个月、一年和两年。在术前或是术后都可以运用一些心理评估的工具来进行评估。这些工具包含了：躁狂量表（BRMS）、强迫量表、韦氏智测（WIS）、韦氏记忆量表（WMS）、简明精神病量表（BPRS）、90 项症状清单（SCL－90）、抑郁自评量表（SDS）、焦虑自评量表（SAS）、WAIS、WMS、GAS、明尼苏达多项人格测试（MMPI）、阳性与阴性症状量表（PANSS）、社会功能缺陷筛选量表（SDSS）、生活质量量表、抽搐障碍量表、成人智力评估量表或是简单智力测试、性功能障碍量表等。精神疾病的诊断评估需要由精神科医生借助上述工具来完成。此外，如果医院条件允许的情况下，还推荐做认知和脑功能检查。

精神科医生和神经外科医生的术后用药、康复治疗，以及随访也十分重要。内科医生应该和家属共同制订出院后的健康指导。在治疗后的头 3 个月，每个月都需要进行随访。以后，随访可以间隔 3～6 个月。

我们推荐一个五级量表来评定治疗的疗效。第一级（痊愈）：症状完全消失，精神功能正常，完全适应日常生活，不需要额外的治疗，临床量表评分减分率达 95%。第二级（显著改善）：症状几乎完全消失，精神功能基本正常，无需治疗能适应日常生活，临床量表评分减分率达 70%。第三级（部分改善）：部分症状改善，精神功能缺陷，适应日常生活存在困难或是需要大量的药物治疗才能达到二级水平，临床量表评分减分率大于 20%。第四级（无效）：临床量表评分减分率小于 20%。第五级（恶化）：临床症状增加，且临床量表评分增加大于 10%。我们认为能够达到一二三级的，就说明这个治疗是有效的，同时，如果是评估是在四、五级，那么也就意味着这次治疗的失败。

常见的精神外科手术的并发症包括尿失禁、发热、镇静、嗜睡、记忆障碍、体重变化、认知障碍、人格障碍、性欲亢进、笨拙和自杀。与神经外科手术相关的并发症还包括有颅内血肿、颅内积气、偏瘫和感染等。

17.5　手术案例

1990 年，郑春马报道了在 25 个精神分裂症患者伴有冲动行为的患者中，成功治疗 17 例患者的案例。这些患者接受的治疗是立体定向双边扣带回切断术和杏仁核毁损术。2004 年，李平用外科治疗方法治疗了 39 例伴有行为障碍的精神分裂症患者，其有效率达 89.7%。2008 年，吴庆芬报道了对于 16 例存在有行为障碍的精神发育迟滞患者进行外科治疗，所有的患者都接受了扣带回切开术，并有两个或是以上的目标靶点的毁损，包括杏仁核、伏隔核内侧、内囊前肢、丘脑背内侧核和尾状核。本次研究中，有 14 例患者有明显的疗效。2012 年，Fiacro Jimenez 用双边囊切开术和扣带回切开术治疗了 10 例具有攻击行为的患者，他们的 OAS 和 GAF 评分在术后 6 个月以及术后 4 年的随访中都存在显著减少。此外，有 4 例患者出现了温和和短暂的术后并发症（贪食和嗜睡）。这项研究自 2000 年起即有人报道，如表 17.1 所示。

表 17.1　2000～2012 年对具攻击行为的精神分裂症患者的手术研究

年份	作者	病例数	随访年限	治疗方法	改善数
2012	Fiacro Jimenez	10	4 年	内囊前肢毁损以及杏仁核毁损术	—

（续表）

年份	作者	病例数	随访年限	治疗方法	改善数
2008	Kim MC	2	8年	杏仁核毁损术及尾核下神经束切断术	1
2007	Fountas KN	1	—	杏仁核毁损术	1
2005	Franzini A	2	1年	下丘脑后部刺激	2
2001	Price BH	5	31.5个月	边缘白质切断术	4
2009	Yang KJ	1	—	伏隔核毁损	1
2007	Wang Lianzhong	3	—	内囊前肢毁损、扣带回切开术和杏仁核毁损术	3
2008	Wu Qingfen	16	18个月	内囊前肢毁损、扣带回切开术和杏仁核毁损术,伏隔核毁损和尾核下神经束切断术	14

　　一位伴有自残行为的16岁精神发育迟滞的女性患者,接受了双侧内毁损囊切开术以及杏仁核毁损术,其攻击行为得到了明显改善。图17.1~17.7为其术后脑部MR。

　　基双边于既往研究的有限结果,精神外科的方法治疗不仅能有效地减少患者的攻击行为,还能够帮助其术后的行为治疗。另一方面,有效地精神外科治疗可以帮助患者减少对自身及他人的伤害。

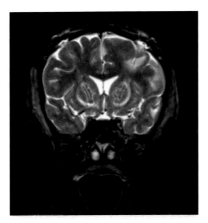

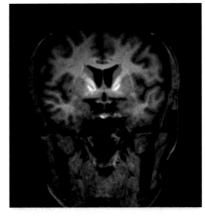

图17.1　双边内囊前肢毁损术后1周MR冠状位

图17.2　双边内囊前肢毁损术后3个月MR冠状位

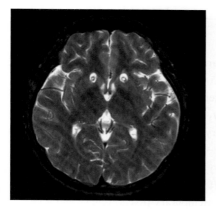

图 17.3　双边内囊前肢毁损术后 3 个月 MR 轴位

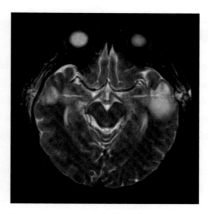

图 17.4　双边杏仁核毁损术后 1 周 MR 轴位

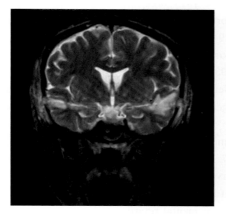

图 17.5　双边杏仁核毁损术后 1 周 MR 冠状位

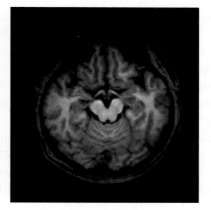

图 17.6　双边杏仁核毁损术后 3 个月 MR 轴位

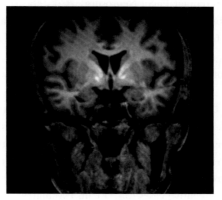

图 17.7　双边杏仁核毁损术后 3 个月后 MR 冠状位

参考文献

［1］ Campbell M, Gonzalez N M, Silva R R. The pharmacologic treatment of conduct disorders and rage outbursts [J]. Psychiatr Clin North Am, 1992,15 (1):69-85.

［2］ Sramka M, Pogady P, Csolova Z, et al. Long-term results in patients with stereotaxic surgery for psychopathologic disorders [J]. Bratisl Lek Listy, 1992,93(7):365-366.

［3］ Kopell B H, Rezai A R. Psychiatric neurosurgery: a historical perspective [J]. Neurosurg Clin N Am, 2003,14 (2):181-197.

［4］ Diering S L, Bell W O. Functional neurosurgery for psychiatric disorder: a historical persoective [J]. Stereotact Funct Neurosurg, 1991,57(4):175-199.

［5］ Fedlman R P, Alterman R L, Goodrich J T. Contemporary psychosurgery and a look to the future [J]. J Neurosurg, 2001,95(6):944-956.

［6］ Li P, Fu X, Wang Y. Targets, mechanism, efficacy and future expectation of stereotactic psychosurgery [J]. Chin J Stereotact Funct Neurosurg, 2007,20(5):313-317.

［7］ Neurosurgery Branch of Chinese Medical Doctor Association. Clinical guidelines of psychosurgery [J]. Chin J Nerv Psychiatr Dis, 2009,35(8):449-450.

［8］ Byrum J, Ahearn E P, Krishnan K R. A neuroanatomic model for depression [J]. Prog Neuropsychopharmacol Biol Psychiatry, 1999,23:175-193.

［9］ Modell J C, Mountz J M, Curtis G C, et al. Neurophysiologic dysfunction in basal ganglia/ limbic striatal and thalamocortical circuits as a pathogenetic mechanism of obsessive compulsive disorder [J]. Clin Neurosic, 1989,1(1):27-29.

［10］ Li J, Wang X. The role of different intracranial structures in stereotactic surgery [J]. Chin J Stereotact Funct Neurosurg, 2009,22(1):55-57.

［11］ Ma Z, Dou Y, Sun Y, et al. Preliminary observation of 25 patients with schizophrenia treated by stereotactic surgery [J]. Chin J Stereotact Funct Neurosurg, 2004,17(6):321-324.

［12］ Wu Q, Liu C, Zhang W. Multi-target treatment of mental retardation by stereotactic techniques-a study of 16 cases [J]. J Xinjiang Med Univ, 2008,31 (11):1578-1579.

［13］ Jiménez F, Soto J E, Velasco F. Bilateral cingulotomy and anterior capsulotomy applied to patients with aggressiveness [J]. Stereotact Funct Neurosurg, 2012,90:151-160.

［14］ Jimenez-Ponce F, Soto-Abraham J E, Ramirez-Tapia Y, et al. Evaluation of bilateral cingulotomy and anterior capsulotomy for the treatment of aggressive behavior [J]. Cir Cir, 2011,79(2):107-113.

［15］ Kim MC, Lee TK. Stereotactic lesioning for mental illness [J]. Acta Neurochir Suppl, 2008,101:39-43.

［16］ Fountas K N, Smith J R, Lee G P. Bilateral stereotactic amygdalotomy for self-mutilation disorder. Case report and review of the literature [J]. Stereotact Funct Neurosurg, 2007,85:121-128.

［17］ Franzini A, Marras C, Ferroli P, et al. Stimulation of the posterior hypothalamus for medically intractable impulsive and violent behavior [J]. Stereotact Funct Neurosurg, 2005,83:63-66.

［18］ Price B H, Baral I, Cosgrove G R, et al. Improvement in severe self-mutilation following limbic leucotomy: a series of 5 consecutive cases [J]. J Clin Psychiatry, 2001,62(12):925-932.

［19］ Kaijun Y, Songtao Q, Kewan W, et al. Operative technique and electrophysiologic monitoring of stereotactic accumbensotomy [J]. Chin J Stereotact Funct Neurosurg, 2009,22(3):129-133.

［20］ Wang L Z, Yin Z M, Wen H, et al. Stereotactic multi-target operation for patients with affective disorder [J]. Chin J Surg, 2007,45(24):1676-1678.

第 18 章
脑深部电刺激在攻击行为上的应用

Giuseppe Messina，Giovanni Broggi，Roberto Cordella，Angelo Franzini

摘 要

后下丘脑区域的脑深部电刺激（deep brain stimulation，DBS）最初被引入用于治疗三叉神经痛（TACs），因为我们认为三叉神经痛病态发作时常会引起后下丘脑区域（pHr）的超活化。事实上，患者经历慢性疼痛的攻击时常常表现出积极的发作。在过去，后下丘脑区域（pHr）被用作治疗有攻击行为、癫痫和精神发育迟滞的毁损目标。此外，对帕金森患者在所谓的"Sano 三角"进行急性电刺激会诱发破坏行为。通过已知的后下丘脑区域、杏仁核和整体的所谓"海马记忆回路"之间的关联，可解释后下丘脑区域在破坏性行为的发展中是处于什么样的一种角色。之所以选择后下丘脑区域作为这种病理是取决于后下丘脑区域在边缘环路中有着至关重要的作用，从一些临床和实验数据都证实了这一点。我们选择因为难治性攻击行为或是精神发育迟滞并且严重影响到其日常生活的患者中运用 DBS 治疗。第一台手术是在 2002 年完成的。本章将介绍这一技术和我们长期随访的 7 例患者的情况。

18.1 DBS 手术方法

自 2002 年起，我们在后下丘脑区域运用 DBS 技术治疗了 7 例难治性攻击行为患者（年龄 20～68 岁，其中 1 例为女性）。由于缺乏和患者的合作，这是归因于破坏性行为的严重程度和典型的并发症（精神发育迟滞）阻止了我们神经心理的评估，我们采用了仅有的评估量表就是 IQ 和外显攻击量表。这些分数都在表 18.1 中有所概述。所有患者的智商都低于平

Giuseppe Messina（通信作者）、Roberto Cordella、Angelo Franzini
意大利米兰研究与治疗机构基金会"Carlo Besta"神经系统研究所功能神经外科

Giovanni Broggi
意大利米兰研究与治疗机构基金会 Galeazzi 研究所功能神经外科神经外科组

均水平。其中 2 例患者有难治性多发性癫痫。与他们的破坏性行为相关的病理条件如下：①1 例是颞叶结构的创伤性双侧损伤；②4 例是先天性的（原因不明）；③1 例先天性弓形体感染（磁共振影像发现这些患者的大脑是正常的）；④1 例是心脏骤停致脑缺血（结果从磁共振成像表现出弥漫性损伤的额叶皮层）。

表 18.1 患者的术前术后基本数据的外显攻击量表评分比较

患者	1	2	3	4	5	6	7
手术时年龄	26	34	21	64	37	20	43
病理条件	原发性	围产期弓形体病	原发性	缺氧症	创伤后	原发性	原发性
手术前治疗	氯丙嗪 硫利达嗪 氯噻平 卡马西平 氯硝西泮 丙戊酸钠	氯丙嗪 喹硫平	氯丙嗪 氯噻平 安定 氟哌啶醇	普马嗪 氯硝西泮	氯硝西泮 安定 普马嗪 氟哌啶醇	普马嗪 氯丙嗪 氯硝西泮	普马嗪 氯羟去甲安定 氟哌啶醇
术前 MRI	正常	正常	正常	双侧额叶皮质萎缩	双侧颞叶脑穿通畸形	正常	正常
IQ	20	20	40	30	20	30	20
术前外显攻击量表评分	10	8	10	9	8	10	10
术后外显攻击量表评分	1	3	3	9	3	0	4
随访年限	10	9	6	5	5	4	2

考虑到慢性和严重的症状、家庭的负担和难治性保守治疗，我们机构的伦理委员会批准了这几例患者的外科手术治疗。在告知了假设的基本理论和手术的风险后，所有患者的家属都签署了知情同意书。在患者全麻后用 Leksell 的框架进行立体定向的植入。术前对所有患者进行抗生素治疗。术前 MRI 检查（脑轴体积快速自旋回波反转恢复和 T2）来获得高清晰度图像，精确测定前、后黏合、黏合平面以下的中脑结构，如乳头体和红核。MRI 是 2 mm 厚左右的 CT 片子的融合，它是基于互信息算法下的通过使用一个自动化的技术条件获得立体定向（Frame-link 4.0，Sofamor Danek Steathstation；Medtronic，Minneapolis，Minnesota，USA）。工作站提供立体定向目标的坐标，在中间连合点后 3 mm，这一点的 5 mm 下方和 2 mm 侧中线。干预可能的误差可以归属于脑干和连合平面之间角度解剖的个体差异，为了纠正这种可能的误差，我们引入了 1/3 个解剖标志，这使得最终目标登记。我们叫这个标记为"脚间核"或是"脚间点"，这是在乳头体的摆在脚间池 8 mm 最大直径的水平面以下的先端连合。Y 值的最终目标（在经典中联合参考系统中中间联合点的前后协调）根据我们的患者进行相应的调整，最后选定以脚间点后 2 mm 处来替代中间连合点后 3 mm 来作为精确的目标。一个专门的程序和地图集已经开发出来，并可轻松地在互联网上得到的适

当的目标坐标。(www.angelofranzini.com/BRAIN.htm)

在手术期间,所有的患者都接受全身麻醉。我们使用了靶控输液泵。这种静脉输注麻醉药物的方法已经被研究其到达目标血液的能力或是说选择药物的效应部位的浓度。维持一个恒定的血浆或效应室浓度的静脉麻醉需要根据药物的药代动力学特性连续调整,这个可以通过市售的靶控输液泵来得到。(在我们的研究中,使用了 Injectomat Agilia,Fresenius Kabi,France)。

一根刚性套管内置入一根 3 mm、冠状的、正中麻花钻孔,并放置在目标物的上方 10 mm 处。该套管是作为显微记录和明确电极位置的指南。(Quad 3389;Medtronic)

显微记录而言,有 2 例患者自发性神经元活动是沿着 4 个记录轨迹(每个患者都有两种轨迹)。沿着轨迹,可以发现有多种类型的放电率和模式。通过一些记录的神经元,我们对位于后下丘脑部的共 14 个细胞进行了进一步的分析,再触碰和针刺刺激后都没有表现出激活或是抑制。这些细胞的平均放电率为 13 Hz,尽管 9 个细胞(64%)表现出低频率的放电为 5 Hz,但是剩下的 5 个细胞(36%)则以更大的频率 26 Hz 进行放电。我们能注意到一些放电模式:4 个细胞呈不规则放电,4 个表现出破裂的放电,还有 2 个呈零星式发射。5 个单位的周期性描述(4 个破裂和一个规则),但剩下的 1 个随机发射。管理程序的显微记录在立体定向下再进入 2 mm(特别的,如之前所述,连合线外侧 2 mm,中间连合点后方 3 mm 和连合线下方 5 mm)。

需要注意的是,没有任何明确的关于上、下边界核的神经电生理特点的重要证据。然而,更大的目标发射率大于 5 mm 的存在暗示着微电极穿过丘脑,鉴于靶位点缺乏神经元活动和除了可能表明微电极并不在管理程序内而在其他结构内(即脚间池的下边界)。

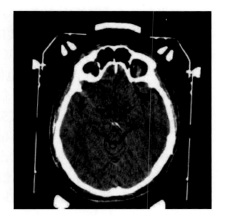

图 18.1　术后立体定向断层扫描显示电极在双侧后下丘脑的位置

在治疗参数(185 Hz,80 μs,1~3 V)的宏观刺激下并没有引起没有营养的反应和心血管效应。在这个水平之上增加电荷密度,可以在所有情况下观察到内部的目光偏差。当不良反应在标准参数的刺激中被排除了,可以移除导管,然后将电极用微板块固定在颅骨。

术后立体定向断层扫描,以评估电极的位置和排除并发症(见图 18.1)。

双边植入式脉冲发生器(IPG,Soletra,美敦力公司)被放置在锁骨下的口袋里,它与大脑电极相连,并且释放慢性电刺激。

案例证实在单级配置的情况下,长期释放的电流强度参数为 185 Hz,60~90 μs,和 1~3 V。随着电流幅度的逐渐增加,直到出现有眼部运动障碍的副作用出现,我们才算完成调控。

18.2　结论

随访患者年龄范围为 1~9 岁。患者 1 的自我攻击迅速停止,难以控制的暴力行为的发生也有明显的减少,并在 3 周内完全消失了。患者回归家庭和参加精神障碍患者的治疗性社区。癫痫大发作消失,癫痫局部发作和失神发作减少了 50%。抗癫痫药物仍需继续,不过可以减少到原来的 30%。

患者 2 在住院很长一段时间后,他的暴力行为立即消失,并出院。强制床被撤回,他被指控为精神障碍患者的治疗社区。术后 3 年,因为患者需要进行膝关节手术而短暂关闭 IPG 后,患者的暴力行为复发,慢性刺激恢复后的治疗效果大大降低,导致尽管电流幅值增加,因为会出现不良反应,所以电流幅值也不能大于 2 V。这个患者的精神科主治医师用患者的原发性疾病发展来解释治疗结果的丧失的可能。

随着 IPG 的打开,暴力行为的发作比不存在刺激的情况下频率更少,而且程度更低。只有在手术后将刺激的振幅调在 1.8 V,数月后,还会有暴力攻击持续。这个患者依旧很安静,而且他喜欢参加的社会活动行为也有了不断改善。现在能参加一个精神康复中心,且家庭和睦,只有当他受到不良事件的影响时才会爆发暴力。

患者 4 只有睡眠习惯的改善这一进步。(在手术前,他每晚只能睡 2 h,而在手术后,他每晚能睡超过 6 h)尽管电流增加到 2 V,他的行为也没有受到刺激的影响。

术后 2 年,关闭了刺激物,睡眠改善并没有恢复到术前的状态,并在 3 年的随访中,患者每晚睡觉都能超过 6 h。也就是这个患者,他同时也存在一个稳定的动脉压下降,而且所有的抗高血压药物都能停用,在 IPG 关掉后,这些效应也依然存在。

患者 5 的攻击行为在家庭的关心下得到了显著标志性的改善。我们对治疗效果进行了为期一年的随访,当双侧的 IPG 关闭时,暴力行为在几个小时之内又再次出现了。因为皮肤出现溃烂,于是移除了左侧的 IPG(但随后又被植入),治疗效果似乎是由于 pHyp 右侧持续的刺激。左侧的 IPG 再植入后,也使得暴力发生的频率减少。

在术后 1 年的随访中,患者 6 仅在术后早期,癫痫发作率降至术前的 50%。在这个患者身上,目标的二次电极插入紧接着头皮脑电图中的癫痫发作活动的消失。在这个干预中,注入恒定浓度的异丙酚维持,从而排除术中麻醉引起的脑电图活动的变化。虽然这个患者没有进行术后脑电图检查,但他的攻击行为已完全消失了。

患者 7 的整体破坏性行为迅速消失,偶尔会有攻击发作(大约每 2 个月一次),但是他们的持续时间和强度也有显著地减少(从每天发作 9～10 次到 1 个月发作 2～3 次)。这一改善是在干预后 2 年的最后一次随访中发现的。

18.3 讨论

这一系列表明受到精神障碍影响出现暴力和攻击行为的患者,通过接受管理程序的高频刺激后有正面的影响。在我们的系列中,没有患者在术后恶化,也没有患者出现新的神经系统症状。药物难治性癫痫治疗的患者的发作频率也有明显地降低,并且其治疗药物也明显地减少。Espinosa 等也对此项研究进行了相关的报道,运用管理程序进行高频刺激用来治疗冲动行为和癫痫发作。(在美国立体定向和功能性神经外科在波士顿举行的会议,社会个人通信和海报介绍,2006 年 6 月)在这项研究中也存在有相应的实验数据。

除此之外,还报道了 2 例在后下丘脑进行 DBS 治疗的案例。由 Hernando 等报道了 1 例 22 岁存在有难治性攻击共病精神发育迟滞的患者,在术后 18 个月的随访中发现其精神有显著的进步,这个患者身上应用的是低频刺激。Kuhn 等报道了 1 例 22 岁颅脑外伤后出现自残的女性。在开始 DBS 治疗后 4 个月,患者的症状完全消失了。

18.4　总结

最后,管理程序的慢性控制的有效性和可逆性使得这项治疗在存在有暴力攻击行为的精神障碍患者中得到了伦理上的接受。我们尚不完全了解攻击和冲动行为的发病机制,尽管如此,在以前的实验研究中发现它已成为事实,即一些特定的结构中发挥作用的发病机制。我们组关于这个课题发表的第一篇文章中就指出,连接后下丘脑部结构的作用(杏仁核、丘脑背内侧和眶额叶皮质)边缘环路内循环回荡。1988 年,Sano 和 Mayanagi 假设"强化作用的"和"想营养的"之间的不平衡是致病原因,希望用在后下丘脑部进行"强化作用"的毁损来治疗患者。Kuhn 等思考未定带细胞及其跟丘脑、下丘脑后部、脑桥中脑被盖的关联,在情绪和生理节律的调节上,最后得出了这个结构在后下丘脑部的结论。

刺激可能存在的好处是控制癫痫发作,甚至是与此相关的复杂症状。无论如何,报道提出的方法是唯一的治疗破坏和攻击行为的神经调节过程,对于经典的毁损外科手术,它也是唯一的选择。此外,还应当强调的是,DBS 治疗是可逆的,能帮助患者远离精神卫生机构融入社会。

参考文献

［1］ Arjona V E. Stereotactic hypothalamotomy in hereticchildren ［J］. Acta Neurochir, 1974, 21 (Suppl): 185 - 191.

［2］ Bejjani B P, Houeto J L, Hariz M, et al. Aggressive behavior induced by intraoperativestimulation in the triangle of Sano ［J］. Neurology, 2002, 12(59): 1425 - 1427.

［3］ Cordella R, Carella F, Leone M, et al. Spontaneous neuronalactivity of the posterior hypothalamus in trigeminalautonomic cephalalgias ［J］. Neurol Sci, 2007, 28: 93 - 95.

［4］ Franzini A, Ferroli P, Leone M, et al. Stimulation of the posterior hypothalamus fortreatment of chronic intractable cluster headaches: first reported series ［J］. Neurosurgery, 2003, 52: 1095 - 1099.

［5］ Franzini A, Marras C, Ferroli P, et al. Stimulation of the posterior hypothalamus formedically intractable impulsive and violentbehavior ［J］. Stereotact Funct Neurosurg, 2005, 83: 63 - 66.

［6］ Franzini A, Marras C, Tringali G, et al. Chronic highfrequency stimulation of the posteromedialhypothalamus in facial pain syndromes and behaviourdisorders ［J］. Acta Neurochir, 2007, 97: 399 - 406.

［7］ Franzini A, Messina G, Marras C, et al. Deep brain stimulation of twounconventional targets in refractory non-resectableepilepsy ［J］. Stereotact Funct Neurosurg, 2008, 86: 373 - 381.

［8］ Hernando V, Pastor J, Pedrosa M, et al. Low-frequency bilateral hypothalamic stimulation fortreatment of drug-resistant aggressiveness in a youngman with mental retardation ［J］. Stereotact FunctNeurosurg, 2008, 86: 219 - 223.

［9］ Kuhn J, Lenartz D, Mai J K, et al. Disappearance of self-aggressive behavior ina brain-injured patient after deep brain stimulation ofthe hypothalamus: technical case report ［J］. Neurosurgery, 2008, 62: E1182.

［10］ May A, Bahra A, Büchel C, et al. Hypothalamic activation in cluster headacheattacks ［J］. Lancet,

1998,352:275 - 278.

[11] Nishida N，Huang Z-L，Mikuni N，et al. Deep brain stimulation of the posteriorhypothalamus activates the histaminergic system toexert antiepileptic effect in rat pentylenetetrazolmodel [J]. Exp Neurol，2007,205:132 - 144.

[12] Ramamurthy B. Stereotactic operation in behaviourdisorders. Amygdalotomy and hypothalamotomy [J]. Acta Neurochir，1988,44:152 - 157.

[13] Sano K. Sedative neurosurgery [J]. NeurolMedicochirurgica，1962,4:224 - 225.

[14] Sano K，Mayanagi Y. Posteromedial hypothalamotomyin the treatment of violent，aggressive behaviour [J]. ActaNeurochir，1988;44:145 - 151.

[15] Sano K，Yoshioka M，Ogashiwa M. Stimulation anddestruction of the hypothalamus [J]. NeurolMedicochirurgica，1963,5:169 - 170.

[16] Sano K，Yoshioka M，Ogashiwa M，et al. Upon stimulation of human hypothalamus [J]. NeurolMed Chir，1965,7:280.

[17] Schvarcz J R，Driollet R，Rios E，et al. Stereotactichypothalamotomy for behaviour disorders [J]. J NeurolNeurosurg Psychiatry，1972,35:356 - 359.

[18] Tarnecki R，Mempel E，Fonberg E，et al. Some electrophysiological characteristics of thespontaneous activity of the amygdala and effect ofhypothalamic stimulation on the amygdalar unitsresponses [J]. Acta Neurochir，1976,23:135 - 140.

[19] Torelli P，Manzoni G C. Pain and behaviour in clusterheadache. A prospective study and review of theliterature [J]. Funct Neurol，2003,18:205 - 210.

第 19 章

放射外科手术治疗精神疾病

Antônio De Salles，Alessandra A. Gorgulho

摘 要

伽马刀作为非侵入性的放射外科治疗工具，是精神疾病患者进行毁损术的理想工具之一。现代伽马刀采用立体定向技术，配有简明的治疗计划系统，可为患者提供舒适的治疗体验，其在重度强迫症等多种精神疾病中已有广泛应用。

19.1 发展史

行为手术既往称为精神外科手术，始于离断大脑某些通路的毁损术。从 Moniz 提出如今声名狼藉的前额叶白质切除术（额叶内切断），发展到由 Spiegel 和 Wicys 提出的通过立体定向技术定位丘脑前部更温和地毁损丘脑与额叶的连接。奥地利神经病学专家 Speigel 和费城神经外科医生 Wicys 合作创造了人类史上第一个立体定向手术，这就是早期改变行为的前丘脑核团毁损术。随着人们对前额叶的认识进展，了解到它们控制着行为，从而需要在针对性的区域进行精确的毁损，来替代最初在前额叶造成的大范围损伤。来自斯德哥尔摩卡罗林斯卡大学的 Leksell 医生，因为观察到当时经历了眶额叶切除术的精神疾病患者有严重的功能损害，预见到以非侵入性方法治疗大脑功能性疾病的必要性，也就是以不打开头颅的方式在大脑特定的通路上进行精确毁损以减少并发症的发生。放射外科手术的设想在 1950～1960 年伴随着伽马刀的发展逐步成为现实，伽马刀被迅速用来治疗精神疾病，强迫症最先被尝试。

放射外科手术治疗的发展来源于 1906 年文献中的一个概念，射线应集中剂量于病变部位而避免周围结构损伤。这是在 X 线发现后 18 年由 Kohlt 提出的，在接下来的几年时间里，从聚焦辐射、会聚波束、摆动波束和最终精确的立体定向下刚性半球波束。Leksell 将 X 线管固定于立体定向框架，第一次使用该技术为他的患者开展放射外科治疗，以三叉神经节

Antônio De Salles（通信作者）、Alessandra A. Gorgulho
加利福利亚大学大卫格芬医学院神经外科与肿瘤放射科
10495 Le Conte Ave，Suite 2120，Los Angeles，CA90095，USA
e-mail：adesalles @ mednet. ucla. edu；afdesalles @ yahoo. com

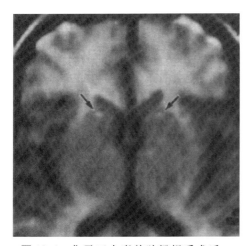

图 19.1 伽马刀内囊前肢毁损手术后一个月内和 24 h 内的毁损灶。右侧毁损灶的是 1 个月内 100 Gy 伽马刀造成的，左侧毁损灶显示的是 24 h 内 120 Gy 伽马刀造成的。此时毁损灶大小类似，24 h 内的毁损灶稍显模糊，病人此时的症状未有变化

为靶点治疗三叉神经痛。由此，创造了放射外科学这一术语。这是光子放射外科手术治疗的首次应用。之后，1955 年的报告提出，放射外科手术治疗通过进行丘脑毁损来缓解癌痛，并提供了在人体灰质毁损灶的首次尸检。早在 1983 年，便有 26 例难治性强迫症的患者接受了放射外科手术治疗。1985 年，Leksell 等首次报道了伽马内囊毁损术后 24 h 后和 1 个月内的表现（见图 19.1）。这篇报告描述了，术后 1 个月左右出现的右侧毁损，是由 100 Gy 造成，而左侧 24 h 的毁损是由 120 Gy 造成的，两侧毁损灶大小类似。但是，术后 24 h 相对模糊，患者的症状也没有变化。1987 年，Mindus 等对接受伽马内囊毁损的 6 例患者进行了仔细研究，试图在内囊的放射治疗中发现效果的一致性。

从最初放射治疗的努力，功能疾病尤其是精神疾病的神经外科手术治疗，成为这项技术应用的焦点。而直到计算机图像能够用来显示靶点形态学，像肿瘤和动静脉畸形对单剂量辐射有明显反应，这才得以引起有关神经外科医生的注意。放射治疗在 20 世纪的最后 20 年内的发展，与成像技术的飞速发展密切相关。直至 1970 年代末至 1980 年代初期，限制放射外科手术治疗应用很大程度上在于依赖脑室造影术、脑室腔造影、血管造影术。行为手术的应用，就像放射手术的其他功能性应用，是基于功能神经外科定位的准则。例如，使用由脑室造影术引导定位的前连合和后连合。美克耳氏腔对比剂注射和脑室腔造影术提供既往颅骨摄片不可见的可视化靶点，诸如美克耳氏腔中的三叉神经节，在小脑脑桥角的听神经瘤突起，逐渐成为放射外科治疗热衷者的关注焦点。

19.2　伽马刀的全面启动

Leksell 医生需要一个设备能够治疗大量的患者，并且能够精确、可靠的符合钴元素工作原理的医疗装置，据此设计了一个商用的、专业的放射治疗设备广泛应用于放射治疗上。1968 年，Leksell 和 Larsson 在瑞典研发了第一台伽马刀装置。Larsson 是一位几十年都致力于开发伽马刀并运用这项技术治疗患者的医学物理学家。这个设备被瑞典斯德哥尔摩的索菲亚女王医院引入，并在 1982 年被转移到加州大学洛杉矶分校，成为美国史上第一台伽马刀。放射外科手术方法治疗首例精神患者就是在这台设备上实现的。

从 1972 年开始，使用伽马刀治疗设备治疗动静脉畸形上取得的显著成就，使神经外科医生们印象深刻，意识到这项技术具有作为治疗这些顽固病灶的潜力。血管造影术使得动静脉畸形可视化，促成放射手术治疗成为治疗动静脉畸形的经典治疗方式。另一方面，精神外科在此时期，因为经眶额叶切除术历史上的滥用，在世界上大多数国家受到高度管控。因此，行为手术不受神经外科医生的关注，转向容易治疗和易被接受的指征，如动静脉畸形以及大脑肿瘤等。这项技术的应用最初仅限于少数机构和大量的必须提供照顾的器质性疾病患者

上,而并没有大量应用在精神疾病当中。国际上极少数机构一直在从事着精神外科工作,主要有西班牙、美国和瑞典。在瑞典卡罗林斯卡进行了仔细对比颅内放射外科治疗和射频毁损的研究,目标是强迫症患者的内囊前肢,同期也开展了在相同靶点治疗抑郁症患者的研究。

伽马刀发展成颅内病变的唯一专用的放射外科治疗方法。对于神经外科医生来说,更倾向于使用各种直线加速器应用单剂量辐射治疗结构性疾病。随着 1970~1980 年的计算机成像技术的出现,扩大了放射外科手术治疗的应用,吸引了全世界对于放射外科治疗的设备需求。伽马刀不断更新,最先进型号的商品名叫 Perfexion®。运用伽马刀技术对内囊进行毁损的同时,我们需要探索剂量并且有很多次我们都需要去使用新模型,有时会导致内囊的意外损伤,可能是由于不同的伽马刀的型号有不同的剂量测定法(见表 19.1)。

表 19.1　伽马刀设备型号的演变过程-技术和经济需求

伽马刀 U 型	Ⅰ探索:功能神经外科手术(179 颗^{60}Co 源) Ⅱ形态学放射手术的初步应用
伽马刀 B 型	Ⅰ全球初步需求:用于大规模治疗和组织学及应用多样性的装置 Ⅱ经济压力:可能要间隔 7 年左右更换一次放射源(201 颗^{60}Co 源)
伽马刀 C 型	Ⅰ计算机集成允许自动化的初始 Ⅱ计算机化疗计划-替换库拉计算-增加患者日均治疗人数
伽马刀 perfexion	Ⅰ全自动化减少人为错误的可能性 Ⅱ准直器相互作用的适形性和治疗速度的最大化。具有三组不同孔径(4 mm,8 mm,16 mm)准直器的锥形头盔替换镶有 4 组不同孔径(4 mm,8 mm,14 mm,18 mm)准直器的半球形头盔,可接受来自 192 颗^{60}Co 放射源产生的不同数量的放射线照射。GK Perfexion 在治疗时附加有图像校验功能。

19.3　放射外科治疗的技术观点

伽马刀使用的^{60}Co 放射源衰变到^{60}Ni 的半衰期为 5.26 年。在这个衰变过程中同时产生两个能量分别为 1.17Mev 和 1.33Mev 的 γ 光子。Perfexion® 伽马刀利用 3 组不同尺寸型号的准直器自动地将 γ 光子能量进行适形和调强,使其能量集中照射到治疗靶向上,产生生物效应。前面提到的 U、B 和 C 型准直系统(见表 19.1)是通过 4 个带有不同尺寸孔径的头盔相互更换实现的,现已被单一动态的锥形头盔所取代。这种新的准直系统能够实现 3 组不同孔径的准直器之间相互任意切换,而且通过有策略的堵塞它们以获得适形和调强的剂量分布,根据需要优化其强度及一致性。每次当改变其中心尺寸大小都需要经过吊装准直器的复杂程序,导致服务延迟,可能会产生程序错误,现在这些现象在 Perfexion® 伽马刀中都可以避免。

19.4　患者的治疗流程

精神患者在获得专用于这项治疗的 MRI 检查后至门诊治疗。他们被建议到伽马刀中心禁食。当天,在治疗前,患者需要用消毒洗发水清洗头皮,并被告知手术的风险,同时签署理解辐射影响的知情同意书,包括即刻、延迟和持久的影响,这项治疗的目的也就是辐射对脑组织缓慢而持久的影响。这个治疗对于疾病的影响可能存在有延迟,因此,还建议患者继续常规服药。

19.5 立体定向框架的位置(安装)

根据无菌操作规范,在前额和枕区的每个立体定向框架放置的接口都要用局部麻醉霜,然后注入 5 ml 的利多卡因、布比卡因和碳酸氢钠的混合麻醉剂。有技巧地按照(安装)框架,小心包括内囊前肢,也就是大脑中央的一部分、前联合和后联合、立体定向空间的中央。伽马刀的各个硬件、立体定向框架位置的兼容性都需要审核确认。我们需要用一种塑料棍状的头盔来测量头部表面距离,也可以说是用立体定向硬件来测算伽玛计划输入射线的衰减。患者被转移到立体定向 CT 扫描,再融合到之前获得的磁共振图像。基于 CT 可以替代以往的患者头颅轮廓手工测量,计算出光束的衰减。

19.6 定位和治疗计划

伽马刀内囊前肢毁损术的定位和剂量经多年来不断地完善,判断是否腹侧内囊是最有效的位置或者大脑两侧效果不同只需要一次毁损的研究也一直在持续。现在技术使毁损灶已可视,根据磁共振纤维跟踪技术,可以观察到毁损将神经纤维打断,研究优化毁损位置可能带来的改进的效果(见图 19.2)。

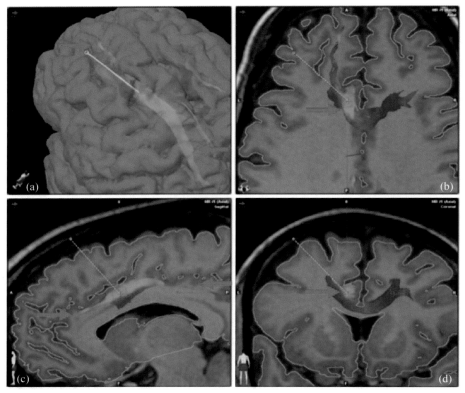

图 19.2 扣带回毁损手术靶点的纤维追踪显示纤维主要延伸到前额叶皮层,在额叶处较多。(a) 3D 透视图显示扣带束延伸到额中回皮层大部分朝向前额叶皮层;(b) 轴位 MRI 显示扣带束延伸到额中回皮层大部分朝向前额叶皮层;(c) 显示纤维沿着前额叶的内侧延伸;(d) 显示的扣带束毁损手术的精确位置。

　　由 Mindus 等最初报道的内囊前肢毁损术是在前联合前方 10 mm，联合间线上方 8 mm 和联合平面旁开 17 mm。在斯德哥尔摩，第一台伽马设备就选用了这个靶点。经 3×5 mm 准直的 179 束伽马射线精确交叉照射。根据我们对接受过伽马刀丘脑毁损术的患者的尸体解剖观察得到的经验，中心放射剂量在 160 Gy。伽马治疗计划充分利用了优化病灶形状的计算机系统，甚至使用不同尺寸的准直仪以细长的形状达到内囊的最腹侧部分，为此有人建议 4 mm 的双重等深点（见图 19.3）。

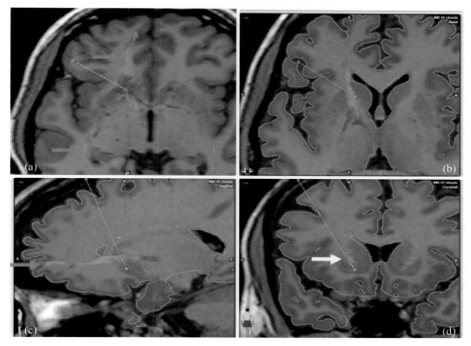

图 19.3　（a）纤维追踪的轴位 MRI 示意图。纤维来自内囊前肢最腹侧，到达伏隔核壳部，注意纤维延伸到额叶中部，但是也通过钩状束延伸到颞部和枕部（箭头）；（b）壳核中部的点在轴位的显示（箭头）；（c）壳核中部的点在失状位的显示（箭头）；（d）壳核中部的点在冠状位的显示（箭头），注意更密集的纤维朝向额叶中部和内侧。

19.7　功能毁损注意事项

　　这项应用的目标是通过锐利且明确划线的毁损来断开连接通路或是破坏核团。功能神经外科的处方剂量是按照惯例和 Leksell 的精神外科手术所运用的传统的等深点。这就意味着，100% 的剂量（极大剂量）是定义靶点，即规定等深点。当规定了最大值时，辐射剂量处方就是极大剂量。衰减距离，即接收了至少 50% 剂量的组织体积，与孔径的直径成正比。这个概念在针对三叉神经根入口区的 4 mm 区域应用有很好的体现。50% 等剂量线直径为 4 mm。当规划三叉神经痛的等深点的位置时，有赖于等剂量线来确定脑干等深点的距离。在内囊前肢毁损术的情况下，剂量分布能被定制在内囊头尾方向延长从而获得预期的额叶基底区域方向的纤维断开（见图 19.3）。

19.8　成像

　　磁共振成像变形是真实存在的,有多种原因,如机器校准差,最常见的辐射单元没有和立体定向服务相关联,患者的衣服里、牙齿、头发中存在有金属,等等。因此,如果这个图像是用于伽玛计划的,需要小心谨慎。因此,图像必须是同构的和正交的,也就是,扫描过程中不能有头架倾斜。现在的图像融合并不像最初几年那样困难,能够及时获得,患者戴着正好居中的立体定向框架,在手术开始之前立即获得一个立体定向的 CT 扫描,通过修正会防止图像变形,为伽玛刀行为手术提供了可靠的立体定向坐标。这同时也为研究患者大脑的功能和形态学图像提供了便利,包括纤维跟踪了解哪些途径会被打断。

　　CT 检查可在精神患者治疗当天更快地获取图像,减少幽闭恐惧症的问题、运动问题和可能的扭曲,是理想的成像方式。为提高融合质量,推荐 CT 增强扫描,使用 CT 和 MRI 来观察血管结构。

19.9　临床应用

　　伽玛刀放射手术的适应证,是通过毁损手术治疗并证明有效性的所有精神疾病。这也是仍需要研究的原因,因为在计算机成像技术出现之前,许多文章涉及边缘系统的毁损。举个例子,抑郁症在扣带回处毁损,像边缘白质切除术、尾核下神经束切断术、前丘脑切开术等术式,都缺乏以现代科学方法学对毁损的位置和临床效应关联的研究。最近,也有学者提出在内囊毁损点略低处进行毁损,能更好地控制强迫症状。多数文章应用伽玛刀应用于精神外科,主要是针对内囊前肢治疗强迫症,正如之前 Leksell 和 Talairach 在 1950 年建立的一样,后来在卡罗林斯卡大学、布朗大学和圣保罗大学通过假治疗随机过程进一步完善。

19.10　全球影响

　　放射外科使治疗更加舒适、避免大手术、疗效可靠和预后良好。逐渐地,患者的治疗方式不再只依赖于一个医生的传统手工技能,而是有赖于知识丰富、有数学专业知识,致力于为患者提供更可靠、更舒适体验的治疗专家组。世界范围内这种基于计算机技术的迅速增长,实现医疗自动化,而伽玛刀就是这种方法的模范,完全依靠计算机来提供治疗。这保证了精神疾病患者治疗的统一性,应该有越来越多的患者会选择伽玛刀外科手术来减轻他们的痛苦。患者的适应证和管理仍然取决于医生的专业知识,通常是在药物治疗无效或是效果不理想的情况下。随着伽玛刀满足了这种直接的社会需要,它被看作能对精神疾病患者提供希望的微创外科手术,被发达国家迅速接受,也在发展中国家逐步发展。

19.11　强迫症

　　强迫症的靶点在内囊前肢,由尾状核头内侧和壳核外侧组成。在冠状磁共振扫描下看来,定位从内囊的中点变成了伏隔核附近内囊最下部。卡罗林斯卡大学和布朗大学的研究组在多年的经验后发现，结果随靶点下降而改善。Sheehan 等建议将 50% 的 IDL 放置在内囊的最腹侧。近期由巴西团队做的一个随机试验证实，事实上这个理论可能适用，目前的研究正在验证这一假说。

伽马刀内囊前肢毁损术需要一台 4 mm 的准直仪来对准每侧的内囊前肢。计划在联合间平面前联合的前方 19～21 mm 处定位，大约就是壳核中点。T_1 和 T_2 加权的磁共振可以精确地显示出内囊前肢的壳核中点。50%的等剂量线腹侧部分达到内囊的最腹侧剂量也是大小不一，范围在 140～200 Gy，因此，在内囊基底处伏隔核壳部有 70～100 Gy。Kondziolka 等向大家展示了，用两个 4 mm 的等深点在内囊一处的毁损，尝试在内囊腹侧部位最下方延长部形成一个椭圆形的 48 mm^3 毁损。研究中使用的剂量是 140 和 150 Gy。

19.12　总结

现代伽马刀放射治疗以提供简单的治疗计划和患者的舒适体验为重要目标。作为在精神疾病患者中行毁损术的治疗工具，伽马刀是一个很好的选择，因为它是非侵入性的。起效过程缓慢，允许患者能够缓慢适应新治疗条件，康复和主治医生在一个积极合理的工作框架下密切观察患者，及时调整药物。

参考文献

[1] Moniz E. How I came to perform prefrontalleucotomy [J]. J Med (Oporto)，1949，14(355)：513 - 515.

[2] Gildenberg P L. Spiegel and Wycis—the early years [J]. Stereotact Funct Neurosurg，2001，77(1 - 4)：11 - 16.

[3] De Salles A. Evolution of radiosurgery. In：De SallesAAF，Agazaryan A，Selch M，Gorgulho AA，SlotmanB，editors. Shaped beam radiosurgery [M]. Berlin：Springer：2011.

[4] Leksell L. Stereotactic radiosurery [J]. J NeurolNeurosurg Psychiatry，1983，46：797 - 803.

[5] Holly F E. Radiosurgery equipment：physicalprinciples，precision，limitations [M]. In：De Salles AAF，Goetsch SJ，editors. Stereotactic surgery andradiosurgery. Madison：Medical Physics PublishingCorporation；1993：185 - 200.

[6] Leksell L. The stereotaxic method and radiosurgery ofthe brain [J]. Acta Chir Scand，1951，102：316.

[7] Leksell L，Herner T，Liden K. Stereotaxicradiosurgery of the brain. Report of a case [J]. KunglFysiograf Sallsk Lund Forhandl，1955，25(17)：1 - 10.

[8] Leksell L，Herner T，Leksell D，et al. Visualisation of stereotactic radiolesions bynuclear magnetic resonance [J]. J Neurol NeurosurgPsychiatry，1985，48(1)：19 - 20.

[9] Mindus P，Bergström K，Levander S E，et al. Magnetic resonanceimages related to clinical outcome afterpsychosurgical intervention in severe anxietydisorder [J]. J Neurol Neurosurg Psychiatry，1987，50(10)：1288 - 1293.

[10] De Salles A A F，Gorgulho A，Agazaryan N. Linearaccelerator radiosurgery：technical aspects [M]. In：Youmans neurologic surgery，vol. 3. 67th ed. Amsterdam：Elsevier；2011.

[11] Gorgulho A A，Ishida W，De Salles A A F. Generalimaging modalities：basic principles [M]. In：Lozano AM，Gildenberg PL，Tasker RR，editors. Text book ofstereotactic and functional

neurosurgery. Berlin: Springer: 2009.

[12] De Salles A A, Gorgulho A A, Pereira J L, et al. Intracranial stereotactic radiosurgery: concepts andtechniques [J]. Neurosurg Clin N Am, 2013,24(4):491-8.doi:10.1016/j.nec.2013.07.001.

[13] Steiner L, Leksell L, Greitz T, et al. Stereotaxic radiosurgery for cerebralarteriovenous malformations. Report of a case [J]. ActaChir Scand. 1972,138:459-464.

[14] de Lunsford D L, Flickinger J, Lindner G, et al. Stereotactic radiosurgery of the brain using the firstUnited States 201 cobalt-60 source gamma knife [J]. Neurosurgery, 1989,24(2):151-159.

[15] Lippitz B E, Mindus P, Meyerson B A, et al. Lesion topography and outcome afterthermocapsulotomy or gamma knife capsulotomy forobsessive-compulsive disorder: relevance of the righthemisphere [J]. Neurosurgery, 1999,44(3):452-8;discussion 458-460.

[16] Bhatnagar J P, Novotny J Jr, Huq M S. Dosimetriccharacteristics and quality control tests for thecollimator sectors of the Leksell Gamma Knife(®)Perfexion(TM) [J]. Med Phys. 2012,39(1): 231-236.

[17] Régis J, Tamura M, Guillot C, et al. Radiosurgery withthe world's first fully robotized Leksell Gamma KnifePerfeXion in clinical use: a 200-patient prospective, randomized, controlled comparison with the GammaKnife 4C [J]. Neurosurgery, 2009,64(2):346-355.

[18] Leksell L. Cerebral radiosurgery. I. Gammathalanotomyin two cases of intractable pain [J]. Acta Chir Scand, 1968,134(8):585-595.

[19] De Salles A A F, Asfora W T, Abe M, et al. Transposition of target information from the magneticresonance and CT-scan images to the conventional Xraystereotactic space [J]. Appl Neurophys, 1987,50:23-32.

[20] JonkerB P. Image fusion pitfalls for cranial radiosurgery [J]. Surg Neurol Int, 2013,4(3): S123-128.

[21] Hazari H, Christmas D, Matthews K. The clinicalutility of different quantitative methods for measuringtreatment resistance in major depression [J]. J AffectDisord, 2013,150(2):231-236.

[22] Cecconi J P, Lopes A C, Duran F L, et al. Gamma ventral capsulotomy fortreatment of resistant obsessive-compulsive disorder: a structural MRI pilot prospective study [J]. NeurosciLett, 2008,447 (2-3):138-142.

[23] Leksell L, Backlund E O. Radiosurgicalcapsulotomy-a closed surgical method forpsychiatric surgery [J]. Lakartidningen. 1978;75(7):546-547.

[24] Sheehan J P, Patterson G, Schlesinger D, et al. Gamma Knife surgery anterior capsulotomy forsevere and refractory obsessive-compulsive disorder [J]. J Neurosurg, 2013,119:1112-1118.

[25] Ruck C, Karlsson A, Steele D, et al. Capsulotomy forobsessive-compulsive disorder. Long-term follow-upof 25 patients [J]. Arch Gen Psych, 2008,65(8):914-922.

[26] Lopes A, Greenberg B, Noren G, et al. Treatment ofresistant obsessive-compulsive disorder with ventralcapsular/ventral striatal gamma capsulotomy: a pilotprospective study [J]. J Neuropsych Clin Neurosci, 2009,21(4):381-392.

[27] Kondziolka D, Flickinger J C, Hudak R. Resultsfollowing gamma knife radiosurgical anteriorcapsulotomies for obsessive compulsive disorder [J]. Neurosurgery, 2011,68(1):28-32.